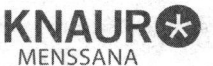

Über dieses Buch:
Dr. Thomas Rampp zeigt in seinem umfassenden Gesundheitsratgeber die wirksamsten Methoden für die Stärkung des Immunsystems. Ohne eine starke Abwehr in unserem Körper sind wir Viren in weit stärkerem Maße ausgeliefert. Das »Immunbooster-Handbuch« erklärt erstmals alle wichtigen Vorgehensweisen kompakt und übersichtlich. Dazu gehören vor allem ausreichende Bewegung, richtige Ernährung, guter Schlaf, die Bedeutung eines positiven Lebensgefühls, sinnstiftende soziale Kontakte und Phasen der Ruhe und Meditation.
Jede und jeder kann auf dieser Basis sein Leben neu beginnen und nachhaltiger und einfach gesünder gestalten. Die richtigen »Immun-Hebel« zu bedienen ist wie ein Komplettbooster für unser Abwehrsystem. Der erfahrene Arzt für Naturheilkunde erklärt unter anderem, wie man ein moderates Ausdauertraining aufbaut, welche Lebensmittel, Gewürze und Kräuter wirklich zu den Superfoods fürs Immunsystem gehören, warum Meditation, Entspannung und das richtige Atmen wichtig sind, die nicht zu überschätzende Wirkung eines guten Schlafs mit vielen Tipps zum Ein- und Durchschlafen und nicht zuletzt einige schöne Übungen zur Erzeugung eines positiven Lebensgefühls, das von Selbstliebe, Humor und Engagement für andere getragen ist. Auf diesen fundierten, ganzheitlichen Gesundheitsratgeber können wir jederzeit zurückgreifen, wenn wir mal wieder unser Immunsystem puschen wollen.

DR. MED. THOMAS RAMPP

DAS IMMUNBOOSTER-HANDBUCH

Die besten Strategien für eine starke Immunabwehr

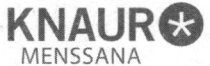

Die in diesem Buch vorgestellten Empfehlungen und Übungen wurden von Autor und Verlag sorgfältig geprüft und haben sich in der Praxis bewährt. Da jeder Mensch für sich besonders ist, können wir allerdings Ergebnisse nicht garantieren. Der Verlag und der Autor schließen jegliche Haftung für Gesundheits- und Personenschäden aus.

Besuchen Sie uns im Internet:
www.mens-sana.de

Aus Verantwortung für die Umwelt hat sich die Verlagsgruppe Droemer Knaur zu einer nachhaltigen Buchproduktion verpflichtet. Der bewusste Umgang mit unseren Ressourcen, der Schutz unseres Klimas und der Natur gehören zu unseren obersten Unternehmenszielen. Gemeinsam mit unseren Partnern und Lieferanten setzen wir uns für eine klimaneutrale Buchproduktion ein, die den Erwerb von Klimazertifikaten zur Kompensation des CO_2-Ausstoßes einschließt. Weitere Informationen finden Sie unter: www.klimaneutralerverlag.de

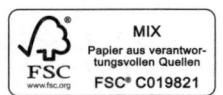

Originalausgabe Oktober 2022
Knaur MensSana
© 2022 Knaur Verlag
Ein Imprint der Verlagsgruppe
Droemer Knaur GmbH & Co. KG, München
Alle Rechte vorbehalten. Das Werk darf – auch teilweise – nur mit Genehmigung des Verlags wiedergegeben werden.
Redaktion: Martina Darga
Covergestaltung: Kristin Pang
Coverabbildung: Vector Icon Systems/Shutterstock.com
Satz: Adobe InDesign im Verlag
Druck und Bindung: Druckerei C. H. Beck, Nördlingen
Printed in Germany
ISBN 978-3-426-65906-9

2 4 5 3 1

Inhalt

Vorwort — 7

Das Immunsystem verstehen

Entwicklung und Aufbau des Immunsystems — 11
Immunsystem und Darm — 21
Teamarbeit und Training — 31
Viren, Gene und Immunsystem — 35
Im Zeitalter der Pandemien — 41
Einfluss von Emotionen — 52
Frauen, Männer und der Duft des Immunsystems — 56

Das Immunsystem stärken

Bewegung — 69
Ernährung — 82
Atmung — 107
Naturerleben und Waldbaden — 126
Aromatherapie — 132
Gesundheitliche Abhärtung — 143
Heilpflanzen — 164
Lebensfreude und Dankbarkeit — 209
Spiritualität, Beten und Achtsamkeit — 226
Entspannung und Schlaf — 242

Nachwort — 255
Danksagung — 257
Anmerkungen — 259
Zum Autor — 283

Vorwort

Das Thema Immunsystem begegnet uns Ärzten in der Medizin jeden Tag in den unterschiedlichsten Facetten. Wir sehen Kinder mit den üblichen Infekten und Kinderkrankheiten, Allergiker mit einem überschießenden Immunsystem, Patienten mit Autoimmunerkrankungen oder onkologischen Erkrankungen – und bei allen steht das Immunsystem im Mittelpunkt. Ist es in der Lage, die Eindringlinge zu bekämpfen? Zeigt es eine überschießende Reaktion? Kann es bösartige Zellen im Körper in Schach halten?

Ein verlässlich funktionierendes Immunsystem ist einer der wichtigsten Faktoren für unsere Gesundheit. Hinzu kommt, dass ohne ein leistungsfähiges und gut geschultes Immunsystem die Entwicklung der Menschheit gar nicht möglich gewesen wäre. Unsere Vorfahren mussten sich immer wieder an eine sich verändernde Umwelt und damit auch an neue Mikroorganismen in einer belebten Umgebung anpassen und mit diesen zurechtkommen. Ohne die fantastischen Fähigkeiten unseres Immunsystems wären wir Menschen schon längst ausgestorben.

Ein bekanntes Beispiel aus der Geschichte sind die von Europäern nach Amerika eingeschleppten Seuchen. Innerhalb kürzester Zeit fiel ein Großteil der Ureinwohner Grippeviren, Masern und Pocken zum Opfer. Schließlich besaßen die Ureinwohner des Doppelkontinents aufgrund ihrer jahrtausendelangen Isolierung vom Rest der Welt keine natürliche Immunität gegen die auf sie eindringenden Krankheitserreger. Kolumbus und seine Seeleute brachten aber vermutlich im Gegenzug eine Seuche nach Europa, die damals unter anderem als Franzosenkrankheit *(Morbus gallicus)* bezeichnet wurde: die Syphilis, die wiederum die Europäer unvorbereitet traf.

Durch die Globalisierung, die fast grenzenlose Mobilität und dadurch bedingt die intensive weltweite Vernetzung der Menschen kommt es immer wieder zu Erkrankungswellen, wie wir sie von Grippeerregern kennen. Auch der enge Kontakt mit der Tierwelt ist ein wichtiger Faktor. Masern und Pocken sind vermutlich irgendwann von Rindern auf den Menschen übergegangen, die Grippe von den Schweinen, und die Vogelgrippe stammt aus asiatischen Geflügelfarmen. Das menschliche Immunsystem wird also immer wieder auf neue Herausforderungen treffen, deshalb sollten wir es möglichst fit halten.

Trotz des medizinischen Fortschritts und ungeachtet aller Schutz- und Präventionsmaßnahmen, ohne unser Immunsystem geht es nicht. Deshalb möchte ich die Erfahrungen aus meiner täglichen Arbeit mit Patienten und aus Forschungsprojekten in diesem Buch zur Verfügung stellen. Vor allem möchte ich Eigenkompetenz und Wissen im Zusammenhang mit dem Immunsystem vermitteln. Der »sechste Sinn« des Menschen, das Immunsystem, soll wieder geschärft werden.

Der Mensch kann der Natur helfen und sie genießen.
Aber er muss sich der Natur anpassen.
Er kann nicht erwarten,
dass sich die Natur ihm anpasst.
ALFRED VOGEL

DAS IMMUNSYSTEM VERSTEHEN

Entwicklung und Aufbau des Immunsystems

In der Natur ist uns alles gegeben, was wir zum Schutz und zur Erhaltung der Gesundheit brauchen.
ALFRED VOGEL

Am Anfang war das Virus

Das Immunsystem ist unser biologisches Abwehrsystem. Es schützt den Körper vor Eindringlingen wie krank machenden Bakterien, Viren, Pilzen, Parasiten sowie potenziell bösartigen Zellen. Außerdem spielt es, wie wir noch sehen werden, eine entscheidende Rolle bei der Partnerwahl. Zum Immunsystem gehören neben den äußeren Barrieren, also der Haut und den Schleimhäuten, vor allem die Immunzellen selbst und ihre Botenstoffe. Unterschieden wird das Immunsystem in die angeborene oder unspezifische und die erworbene oder spezifische Abwehr.

Während der Coronapandemie wurde uns drastisch vor Augen geführt, wie belebt unsere Umgebung doch immer noch ist und dass sich unser Immunsystem mit den unterschiedlichsten Erregern beschäftigen muss, so wie es in der Entwicklungsgeschichte der Menschheit schon immer der Fall war. Denn eines ist klar: Am Anfang war das Virus. Viren spielen seit jeher eine wichtige Rolle für die Evolution und hatten und haben auch eine gute Seite.

Letztlich stammen wir alle irgendwie von Viren ab. Bis zur Hälfte unseres Erbgutes besteht aus mehr oder weniger verstümmelten Virengenen, die man heute noch nachweisen kann. Einige davon sind 100 Millionen Jahre alt. Den »schlauen Viren« steht eine gigantische Menge an genetischer Information zur Verfügung. Manche Viren lassen sich sogar aus dem Erbgut wiederherstellen. In einem abenteuerlichen Experiment führte der französische Virologe Thierry Heidmann einen Versuch durch, in dem er 2006 aus Virusresten im menschlichen Erbgut, die etwa 50 Millionen Jahre alt waren, ein intaktes Virusgenom – das Erbgut eines Virus – erzeugte und damit vermehrungsfähige Viren, die er »Phoenix« nannte. Niemand konnte sicher vorhersagen, was für Eigenschaften das rekonstruierte Virus haben würde. Zum Glück ist alles gut gegangen. Heidmanns Versuch zeigte jedenfalls, dass die verstümmelten Viren in unserem Erbgut einst wirkliche Viren waren.

Aber warum haben wir Viren in unserem Erbgut und zu welchem Zweck? Es mag paradox klingen, aber die Viren in unserem Erbgut schützen uns vor Viren von außen. Viren in einer Zelle lassen andere Viren nicht hinein. Viren machen also nicht nur krank, wie die klassische Virologie lehrt, sie bieten neues Erbgut, also neue Information, und eben auch Schutz.

Vor 4,5 Milliarden Jahren entstand die Erde, und seit 3,8 Milliarden Jahren, der »Morgenstunde des Lebens«, gibt es die RNS-Welt, die Welt der *Ribonukleinsäuren*. Für die Entdeckung dieser vermehrungsfähigen RNS, der *Ribozyme,* gab es sogar einen Nobelpreis. Die Entdecker solcher RNS um 1950 nannten das Molekül ein *Viroid*.[1]

Um die Komplexität und Genialität dieses Systems, das sich über Jahrtausende entwickelt hat, zu verstehen, schaut man sich am besten die Entwicklung dieses Wunderwerks der Natur im Rahmen der Entstehung neuen Lebens vor, während und nach der Geburt an.

Die Entstehung des Immunsystems

Die Entwicklung des Immunsystems des Fetus beginnt bereits in den frühen Schwangerschaftswochen. Der erste Kontakt mit Krankheitserregern findet aber im Regelfall erst während und nach der Geburt statt. Fehlentwicklungen des Immunsystems in der vorgeburtlichen und frühen nachgeburtlichen Phase bringen lebenslange gesundheitliche Defizite mit sich. Das wichtigste und daher oberste Prinzip unseres Immunsystems ist die zweifelsfreie Unterscheidung zwischen fremden und damit potenziell gefährlichen *(Alloantigene)* und körpereigenen und damit ungefährlichen Stoffen *(Autoantigene)*. Pathogene Mikroorganismen oder Allergene, also Auslöser von allergischen Reaktionen, werden mit einer Immunantwort bekämpft. Körpereigene Zellen lösen dagegen keine Immunreaktion aus, es besteht sogenannte Immuntoleranz.

Das Immunsystem hat vielfältige Schutzaufgaben zu erfüllen. Dafür stehen ihm verschiedene Zelllinien weißer Blutkörperchen *(Leukozyten)* mit unterschiedlichen Aufgaben zur Verfügung. Dazu zählen unter anderem »omnipotente« Fresszellen, die sogenannten *Makrophagen*, ebenso die *Granulozyten*, die Teil der angeborenen Abwehr sind, und die *Lymphozyten*, die unserer erworbenen Immunabwehr angehören.

> **Wichtige Zellen des Immunsystems**
> **Leukozyten** sind die weißen Blutkörperchen. Sie umfassen unter anderem:
> - **Makrophagen** – omnipotente Fresszellen
> - **Granulozyten** – Teil der angeborenen Abwehr
> - **Lymphozyten** – Teil der erworbenen Abwehr

> Für die Immunabwehr wichtig sind drei Arten von Lymphozyten:
> - **B-Zellen** – produzieren Abwehrstoffe, die sogenannten Antikörper (erworbene, spezifische Abwehr)
> - **T-Zellen** – T-Zellen erkennen Antigene über einen spezifischen Rezeptor
> - **NK-Zellen** (natürliche Killerzellen) – zerstören infizierte Zellen oder Tumorzellen

Die Akteure in unserem Immunsystem werden entweder in direktem Kontakt mit den Zellen oder über lösliche Vermittlersubstanzen aktiv. Zu den Vermittlersubstanzen, den sogenannten *Zytokinen*, gehören *Interleukine* und *Chemokine*. Die Interleukine können bestimmte Immunzellpopulationen aktivieren oder auch inaktivieren, während die Chemokine die Immunzellen an den Ort der Infektion locken.[2]

Das lässt uns schon erahnen, wie fein verwoben und aufeinander abgestimmt dieses Netzwerk ist und was eine Störung des fein ausbalancierten Regelwerks bedeutet.

Die Entwicklung des Immunsystems des Fetus beginnt bei den Stammzellen. Als Stammzellen bezeichnet man Zellen, die keine oder nur geringe Differenzierung aufweisen und damit noch nicht auf ihre Funktion im späteren Organismus festgelegt sind. Aus den Stammzellen können durch Teilung weitere Stammzellen entstehen oder über mehrere Zwischenstufen durch Differenzierung spezialisierte Zellen hervorgehen, wie die verschiedenen Zellen des Immunsystems.

In unserem Zusammenhang ist es wichtig, zwischen B-Zellen und T-Zellen zu unterscheiden. Beide sind Lymphozyten, wirken aber auf unterschiedliche Weise. Lymphozyten sind die kleinsten Vertreter der weißen Blutkörperchen, der Leukozyten, und die wichtigsten Träger der gezielten Immunabwehr. Es gibt drei verschiedene Zelltypen. Die B- und die T-Lymphozyten haben ihre Namen aufgrund der unterschiedlichen Reifungsorte: das Knochenmark (englisch *bone marrow*) für die B-Lymphozyten und der Thymus (T) für die T-Lymphozyten. Die natürlichen Killerzellen (NK-Zellen) heißen so aufgrund ihrer Aufgabe, infizierte Zellen oder Tumorzellen zu erkennen und direkt zu zerstören.

Die B-Zellen produzieren Abwehrstoffe, die sogenannten Antikörper. Diese richten sich jeweils spezifisch gegen ein als körperfremd erkanntes Antigen. Die T-Zellen erkennen Antigene, also körperfremde Strukturen, wenn sie von antigenpräsentierenden Zellen (u. a. Makrophagen) auf ihrer Oberfläche präsentiert werden. Sie sorgen dann dafür, dass die entsprechenden kranken oder veränderten Zellen entfernt werden. Ab der siebten Woche der Schwangerschaft wandern T-Vorläuferlymphozyten in den Thymus.

Der Thymus (Bries) ist ein primäres lymphatisches Organ und liegt im Brustkorb hinter dem Brustbein. Er spielt für das menschliche Immunsystem eine bedeutende Rolle. In diesem kleinen Organ lernt ein Teil der weißen Blutkörperchen (die T-Lymphozyten oder T-Zellen), fremde Zellen zu erkennen und anzugreifen. Dafür werden die Immunzellen hier so geprägt, dass sie körpereigene Oberflächenstrukturen von zum Beispiel Bakterien oder Viren von körperfremden Antigenen unterscheiden können. Dies ist wichtig, um zu verhindern, dass die Immunzellen den eigenen Körper angreifen und sogenannte Autoimmunkrankheiten entstehen.

Bis unser Immunsystem reibungslos funktioniert, muss es also eine harte Schule durchlaufen. Für das entsprechende Training der T-Zellen wird ein aus anderem Zusammenhang bekannter Mechanismus ausgeliehen, nämlich der der sogenannten Autophagie. Bei diesem Vorgang werden Zellbestandteile zerlegt und recycelt. Dieser Mechanismus findet in der schon erwähnten Thymusdrüse, in einer Art »T-Zell-Schule« statt. Das Ziel ist es, die dadurch entstehenden Zellbruchstücke für heranreifende T-Zellen wie an der Tafel in der Schule sichtbar zu machen. So wird den T-Zellen ein immunologisches Spiegelbild aller Proteine des Organismus präsentiert. T-Zellen, die auf diese Strukturen reagieren, werden vernichtet, bevor sie die Blutzirkulation erreichen, und somit wird ein Angriff auf körpereigene Proteine verhindert.[3]

Die B-Zellklone unterliegen einer vergleichbaren Selektion im Knochenmark. Nach etwa einem Drittel der Schwangerschaft sind B- und T-Lymphozyten im Blut und in der Milz des Fetus nachweisbar.[4]

Angeborenes und erworbenes Immunsystem

Prinzipiell unterscheidet man beim Immunsystem einen angeborenen und einen erworbenen Anteil. Als eine Art unspezifische »Allzweckwaffen« tragen die Granulozyten und Makrophagen des angeborenen – oder auch unspezifischen – Immunsystems Rezeptoren auf ihrer Zelloberfläche, und diese erkennen bestimmte molekulare Muster von Mikroorganismen. Bei Kontakt »fressen« die Immunzellen die Mikroorganismen entweder auf oder gehen mit chemischen Waffen, wie zum Beispiel mit Enzymen, gegen die Eindringlinge vor.

Der Unterschied zwischen dem Immunsystem eines Neugeborenen und dem eines Erwachsenen besteht nicht ausschließlich in der fehlenden »Erfahrung« des erworbenen – oder spezifischen – Immunsystems mit körperfremden Antigenen.

Auch das angeborene Immunsystem ist zum Zeitpunkt der Geburt nicht voll entwickelt. Daher ist die Bezeichnung »angeborenes Immunsystem« vielleicht etwas zu optimistisch formuliert.[5] Die Unterschiede sind weniger quantitativer als qualitativer Natur. Im Vergleich zu Erwachsenen finden sich im Blut von Neugeborenen sogar mehr Granulozyten. Wissenschaftler vermuten, dass es sich dabei um einen Schutzmechanismus des angeborenen Immunsystems handelt, mit den plötzlichen Anforderungen einer belebten Umwelt möglichst erfolgreich klarzukommen.[6] Diese Immunzellen haben aber – insbesondere bei Frühgeborenen – eine schlechtere Bindungsfähigkeit, eine eingeschränkte Reaktion auf »Lockstoffe« und reagieren insgesamt weniger ausgeprägt auf Entzündungsreize. Daher gelangen sie langsamer zum Ort der Infektion und können Bakterien schlechter bekämpfen. Auch andere Zellen wie die Makrophagen sind bei Neugeborenen zwar vorhanden, aber noch nicht in vollem Umfang einsatzfähig.[7]

Bei einer Erstinfektion mit einem unbekannten Krankheitserreger sind die Zellen des angeborenen Immunsystems sofort einsatzbereit. Sie halten die Krankheitserreger so lange in Schach, bis die Antigen-spezifischen Zellen des erworbenen Immunsystems in ausreichender Zahl zur Verfügung stehen.

Die Zellen des erworbenen Immunsystems, die Lymphozyten, erkennen Krankheitserreger an ihren individuellen Strukturen, den Antigenen. Um im Bedarfsfall ein breites Spektrum an Eindringlingen bekämpfen zu können, hält der Körper zahlreiche Lymphozyten mit jeweils unterschiedlichen Rezeptoren für verschiedene Antigene bereit. Der jeweilige Lymphozyt vermehrt sich allerdings erst, wenn sich sein Rezeptor an das Antigen bindet. Nun braucht aber jede Zellteilung einige Stunden, und so dauert es mehrere Tage, bis eine ausreichende Anzahl Antigen-spezifischer Lymphozyten zur Bekämpfung des Erregers zur Verfügung steht. Dies ist der Grund dafür, dass unser Immunsystem bei einer Erstinfektion mit einem unbekannten Erreger erst verzögert antwortet.

Beim Neugeborenen ist dies aufgrund des fehlenden »Trainings« die Regel, denn für sie ist jede neue Infektion eine Erstinfektion. Mit der Geburt ändern sich die Anforderungen an das Immunsystem radikal. Ab sofort ist jedes fremde Antigen eine potenzielle Gefahr. Das Immunsystem muss sich an diese neuen Anforderungen anpassen, und dafür benötigt es Zeit.

Jeder kennt das Beispiel, dass Kinder, die auf einem Bauernhof aufwachsen, weniger Allergien entwickeln, vermutlich weil das Immunsystem gut beschäftigt und trainiert wird. Dieses Training fällt weg, wenn es keine Kontakte und damit keine Möglichkeiten gibt, sich mit anderen Erkrankungen anzustecken. Dem Immunsystem wird dann irgendwann langweilig, und es besteht die Gefahr, dass eine schlummernde Autoimmunerkrankung aktiviert wird. Vielleicht wird auf diese Weise sogar die Entstehung von Autoimmunkrankheiten wie Typ-1-Diabetes begünstigt.

Während der Coronapandemie veränderten sich für die meisten Menschen die Lebensumstände, Kontakte wurden radikal eingeschränkt. In dieser Zeit stieg die Zahl der an Typ-1-Diabetes Erkrankten deutlich an. So wurden in den ersten 18 Monaten der Pandemie in Deutschland 5162 Kinder und Jugendliche mit neu diagnostiziertem Typ-1-Diabetes registriert, was möglicherweise durch so ein autoimmunes Geschehen erklärt werden könnte. Die Forscher sind momentan noch etwas zurückhaltend mit der Interpretation, haben aber durchaus im Blick, dass die veränderten Umstände für Kinder, wie geschlossene Kitas, äußerst eingeschränkte Kontakte und kaum Infektionen, ursächlich für diese Diabetes-Welle bei Kindern sein könnten.

Die Mutter prägt das kindliche Immunsystem

Die Entwicklung des fetalen Immunsystems wird maßgeblich durch seine Umgebung bestimmt und damit durch die Lebensweise und das Verhalten der Mutter. Wichtige mütterliche Faktoren sind zum Beispiel Ernährung, Stress, Rauchen und Alkoholkonsum. Schon kleine »Kursänderungen« können langfristige Folgen haben und die Entwicklung chronischer (Autoimmun-)Erkrankungen wie Typ-1-Diabetes, Adipositas, Asthma und Allergien beeinflussen. So ist bekannt, dass eine Mangelernährung während der Schwangerschaft, beispielsweise ein Mangel an Zink und Vitamin A, das Infektionsrisiko des Kindes später auf lange Sicht hin erhöht. Oder Alkoholkonsum der werdenden Mutter kann umfangreiche Störungen im angeborenen wie erworbenen Immunsystem des Kindes hervorrufen. Daher sollten Schwangere unbedingt auf eine gesunde Lebensweise achten, um potenzielle Krankheiten und Langzeitfolgen für das Kind auszuschließen.

Auch der Geburtsmodus spielt für die Entwicklung des Immunsystems eine Rolle, denn während der Wehen werden im Fetus Stresshormone ausgeschüttet, die vor allem das angeborene Immunsystem prägen.[8]

Nach der Geburt

Zumindest in den ersten Lebensmonaten wird die Abwehr des Säuglings von mütterlichen Antikörpern unterstützt, die während der Schwangerschaft die Plazentaschranke überwunden haben. Doch mit diesem »Nestschutz« ist es aufgrund der begrenzten Halbwertszeit der Antikörper nach spätestens sechs Monaten vorbei. Ein weiterer Schutz für das kindliche Immunsystem ist die Muttermilch, die unter anderem keimabtötende Peptide und Antikörper enthält. In einer afrikanischen Studie sank die Sterblichkeit der Neugeborenen um 22%, wenn die Mütter direkt nach der Geburt mit dem Stillen begannen.[9]

Säuglinge und Kleinkinder erkranken aufgrund der noch »schwachen Konstitution« ihres Immunsystems deutlich häufiger an Infekten als ihre älteren Geschwister oder Eltern. Spitzenreiter sind die Atemwegsinfekte – durchschnittlich schnupfen und husten Kinder in den ersten vier Jahren achtmal jährlich. Den Kontakt des Säuglings mit Mikroorganismen durch übertriebene hygienische Maßnahmen zu minimieren, wäre aber immunologisch betrachtet geradezu eine Todsünde. Die Auseinandersetzung mit Krankheitserregern ist für die Entwicklung des Immunsystems unverzichtbar. Nur so können beispielsweise Gedächtniszellen gebildet werden, die bei einer Zweitinfektion die Bereitschaft und Effektivität des erworbenen Immunsystems erhöhen, und nur so kann auch eine adäquate Kolonisation des Darms mit Mikroorganismen gelingen.

Zur Vermeidung von Nahrungsmittelallergien wurde jahrzehntelang empfohlen, dass stillende Mütter auf Nahrungsmittel verzichten, die Allergien hervorrufen könnten, wie etwa Kuhmilch oder Erdnüsse. Auf diese Weise sollte eine Allergen-Exposition über die Muttermilch in den ersten Lebensmonaten umgangen werden. Neuere Untersuchungen lassen jedoch vermuten, dass eine frühe Exposition bei manchen Allergenen das Risiko sogar senken kann.[10]

Immunsystem und Darm

Nicht der Arzt heilt, sondern die Natur:
Der Arzt kann nur ihr getreuer Diener und Helfer sein,
er wird von ihr, niemals aber die Natur von ihm lernen.
HIPPOKRATES VON KOS

Das Mikrobiom

Die Mikrobiota bezeichnet die Gesamtheit aller Mikroorganismen, also Bakterien, Pilze, Viren & Co. Das Mikrobiom umfasst die Mikrobiota einschließlich ihrer Gene, Stoffwechselprodukte und Umweltbedingungen. Die beiden Begriffe werden fälschlicherweise oft synonym verwendet.

Auch wenn wir als Wirtsorganismus Mensch mit etwa 99 % den deutlich größten Teil der Biomasse, also des Gewichts dieser Gemeinschaft bilden, so ist die Anzahl der auf und im menschlichen Körper lebenden Bakterien sogar höher als die Anzahl der Zellen im menschlichen Körper. Zahlenmäßig umfasst das Mikrobiom nach heutigen Schätzungen etwa 39 Billionen Mikroorganismen, wohingegen die Zellzahl eines erwachsenen »Standardmenschen« etwa 30 Billionen beträgt. Die meisten dieser Bakterien besiedeln den Magen-Darm-Trakt, aber sie finden sich auch auf der Haut und auf den Schleimhäuten.

In vielen Fällen erfüllen die Bakterien für den Menschen wichtige Aufgaben, etwa bei der Herstellung von Vitaminen und der Verdrängung von Krankheitserregern. Sie beeinflussen das Immunsystem und werden leider oft durch Medikamente beeinträchtigt. Dass wir billionenfach besiedelt sind, ist keine wirklich neue Erkenntnis. Schon 1917 hatte der Arzt Alfred Nissle sich intensiv mit der Darmflora beschäftigt. Das Mikrobiom leistet einen wichtigen Beitrag zu unserer Gesundheit, allerdings sind die Zusammensetzung und die genaue Funktion immer noch nicht lückenlos erforscht.

Ähnlich wie ein tropischer Regenwald ist auch das Mikrobiom ein komplexes Ökosystem. Nur durch ein perfektes Zusammenspiel der verschiedenen Organismen funktioniert es. All die Alliierten in uns und auf uns sind mikroskopisch kleine Verbündete, die uns immer begleiten, uns unterstützen und oft auch gegen Feinde verteidigen. Daher werden harmlose Mitglieder des Mikrobioms häufig »Kommensale« genannt, abgeleitet vom lateinischen *cum mensa,* »den Tisch teilen«. Sie sind für uns unsichtbar, aber wir bilden dennoch eine symbiotische Gemeinschaft mit ihnen, und beide können nicht ohneeinander, denn nur gemeinsam sind wir stark.

Durch die dichte Besetzung der Lebensräume auf der Darmwand ist kein Platz für krank machende Erreger. Die »guten« Bakterien verteidigen uns sozusagen gegen die »bösen«. Außerdem trainieren sie unser Immunsystem. Dieser Effekt wird *Kolonisationsresistenz* genannt. Dabei konkurrieren die ansässigen Bakterien mit Krankheitserregern, den Pathogenen, um Nährstoffe und spezifische Nischen. Studien haben gezeigt, dass die sich entwickelnde Darmflora entscheidend zur Ausbildung unseres Immunsystems beiträgt. Mäuse, die komplett ohne Bakterienflora im Darm aufwachsen, also keimfrei sind, besitzen später beispielsweise nur ein stark unterentwickeltes Immunsystem.

Kommt es zu Störungen durch innere oder äußere Faktoren, können sich auch Krankheitserreger hinzugesellen. Pathogene siedeln sich vor allem dann an, wenn das Mikrobiom aus dem Gleichgewicht gebracht ist. Eine Behandlung mit Antibiotika beispielsweise ist dazu gedacht, in erster Linie krank machende Bakterien abzutöten, richtet sich aber teilweise auch gegen die vorhandenen »guten« Bakterien. Auch bei vielen menschlichen Erkrankungen wie Adipositas, Diabetes und entzündlichen

Darmerkrankungen kann man häufig eine Dysbalance des Mikrobioms beobachten. Solche Erkrankungen können auf eine Störung des Mikrobioms folgen, sie können aber auch durch die damit zusammenhängende Lebensweise selbst der Auslöser für ein Ungleichgewicht im Mikrobiom sein.

Tatsächlich liefert heute die Untersuchung der Mikroflora eines Menschen wichtige Hinweise auf seinen Gesundheitszustand. Ausgebildete Ärzte und Therapeuten können zwischen einer gesunden und gestörten Gemeinschaft von Mikroorganismen im Mund, auf der Haut oder im Genitalbereich unterscheiden und aufgrund dessen wichtige Erkenntnisse über Krankheitszusammenhänge und -ursachen gewinnen.

Das Mikrobiom und virale Infekte

Auf der Suche nach einfachen, aber wirkungsvollen Behandlungen einer Coronainfektion war natürlich auch das Mikrobiom ein wichtiges Forschungsfeld. So wurde eine Untersuchung mit knapp 300 Patienten vorgenommen. Sie alle waren jung (im Mittel unter 40 Jahren), nur leicht an Corona erkrankt und überwiegend nicht vorerkrankt. Eine Gruppe bekam die Probiotika – Probiotika sind Zubereitungen, die lebensfähige Mikroorganismen enthalten, zum Beispiel Milchsäurebakterien und Hefen. Die andere Gruppe erhielt ein Placebo. Die Ergebnisse waren durchaus eindrucksvoll: In der Probiotika-Gruppe dauerten die klinischen Symptome weniger lange. Bei denjenigen, die zu Beginn Lungeninfiltrationen – also eine röntgenologisch sichtbare Verschattung bzw. Verdichtung eines Lungenareals – aufwiesen, bildeten diese sich rascher zurück, außerdem fiel die Viruslast rascher ab. Nicht zeigen konnte die Studie, ob schwere Verläufe mit Klinikaufenthalt oder sogar Todesfälle durch Probiotika hätten verhindert werden können. Denn keiner der Patienten kam in ein Krankenhaus, ebenso niemand aus der Placebo-Gruppe. Die Daten der Untersuchung können aber ein Hinweis darauf sein, dass die Gabe von Probiotika die Infektionsverläufe positiv beeinflusst.

In der Untersuchung wurde auch der Frage nachgegangen, ob es messbare Veränderungen im Mikrobiom gibt – die Probiotika häufig zugeschrieben werden. Dies war nicht der Fall. Dagegen wurde eine vermehrte Antikörperbildung gegen das Spikeprotein des Coronavirus gefunden. Auch wenn Probiotika das Mikrobiom nicht signifikant verändern, stimulieren sie aber vielleicht das Immunsystem. Der genaue Mechanismus ist noch völlig unklar. Wir wissen, dass das COVID-Virus nicht nur in die Lunge, sondern auch in den Darm wandert. Hier könnten Probiotika über eine Stimulierung des darmassoziierten Abwehrsystems die Bildung von Antikörpern beeinflussen, was aber bisher erst eine Theorie ist und noch weiterer Forschungsarbeiten bedarf.

Diese »Darm-Lungen-Achse« beschreibt die Interaktion zwischen dem Mikrobiom des Darms und der Lungenschleimhaut. Ob diese Achse für die Ergebnisse eine entscheidende Rolle spielt, müssen weitere Studien zeigen.

Unser Bronchialsystem zusammen mit der Lunge, aber auch unser Magen-Darm-System hat riesige Oberflächen, wie unsere Haut, nur ein Vielfaches davon. Hier findet der Kontakt zur Außenwelt statt. Deshalb verfügen diese Oberflächen über verschiedene Schutzmechanismen, etwa die Säureblockade im Magen durch den sauren pH, eine Schleimschicht, die Erreger daran hindert, in den Körper einzuwandern, sowie eine Epithelschicht, die den Darm abdichtet. Des Weiteren gibt es Studien zu dem nicht-pathogenen Darmkeim E. Coli Nissle, welcher dazu in der Lage ist, die Bildung von körpereigenen Antibiotika, den *β-Defensine*, im Darm zu stimulieren.[1]

Defensine sind ein Bestandteil des unspezifischen Immunsystems. Ihre hohe Konzentration in der Muttermilch spielt eine wichtige Rolle für den immunologischen Schutz nach der Geburt. Sie wirken antimikrobiell, das heißt, sie können Mikroben, wie Bakterien, Viren oder Pilze, vernichten. Darüber hinaus spielen sie eine Rolle bei Entzündungsprozessen, der Wundheilung und der Regulation der spezifischen Immunantwort sowie der Aufrechterhaltung der mikrobiellen Ausgewogenheit, der *Homöostase*, an den Grenzflächen Haut, Schleimhäute und Lunge. Der Sinn all dieser Schutzmaßnahmen ist, dass ein direkter Kontakt zum Immunsystem möglichst vermieden wird. Die Grenzflächen sollen schnell und unkompliziert von potenziell gefährlichen Eindringlingen befreit werden, ohne dass dazu ständig Entzündungsprozesse ablaufen müssen.[2]

Sparring im Darm

Obwohl nach der Geburt Eindringliche jeglicher Art allgegenwärtig sind, darf nicht jedes neue Fremdantigen vom Immunsystem des Säuglings angegriffen werden. Insbesondere muss es die Besiedlung des Darms mit fremden Mikroorganismen tolerieren, das heißt, dass in dieser Zeit die in der Darmschleimhaut vorkommenden Immunzellen gegenüber fremden Antigenen eine erhöhte Toleranz zeigen. In den ersten drei Lebensjahren ist die Zusammensetzung der Mikrobiota, auch Darmflora genannt, noch sehr variabel. Erst danach stabilisiert sich diese Lebensgemeinschaft und wird zum Mikrobiom, welches unter anderem das Immunsystem, den Stoffwechsel und das Hormonsystem beeinflusst.[3]

Die Zusammensetzung des gastrointestinalen Mikrobioms, also des Mikrobioms im Magen-Darm-Trakt, hängt von zahlreichen Faktoren ab. Es gilt: Wer zuerst kommt, siedelt zuerst.

So wird bei einer vaginalen Geburt Haut des Säuglings zunächst von der Vaginalflora der Mutter bedeckt, bei durch Kaiserschnitt geborenen Säuglingen sind es (mütterliche) Hautkeime und Umgebungskeime. Diese Unterschiede beeinflussen auch die Besiedelung des Darms. Weiter beeinflusst die Ernährung des Säuglings – also das Stillen, die Formulamilch und der Zeitpunkt der Zufütterung – die Artenzusammensetzung seines späteren gastrointestinalen Mikrobioms.[4]

Seit Langem ist bekannt, dass das aus etwa 100 Trillionen (10 hoch 14) Organismen bestehende Mikrobiom uns beim Verdauen der Nahrung hilft, Vitamine bereitstellt und die Ansiedlung pathogener Keime verhindert. Neuere Forschungen belegen zusätzlich eine wichtige Funktion als »Trainer und Sparringspartner« des Immunsystems. Steril gehaltene Tiere, die keine Mikroorganismen beherbergen, weisen weitreichende Änderungen des angeborenen und erworbenen Immunsystems auf. Solche Tiere zeigen eine erhöhte Neigung zu entzündlichen Darmerkrankungen, Asthma und Nahrungsmittelallergien.[5]

Epidemiologische Studien am Menschen belegen, dass in einer ländlichen, bäuerlichen Umgebung aufgewachsene Kinder insgesamt ein geringeres Risiko für allergische Erkrankungen tragen, möglicherweise aufgrund einer größeren Vielfalt ihres gastrointestinalen Mikrobioms. Für einen solchen Zusammenhang spricht auch, dass eine Antibiotika-Therapie in den ersten Lebensmonaten die Empfindlichkeit für eine ganze Reihe chronischer Erkrankungen wie Allergien, Asthma, Adipositas und entzündliche Darmerkrankungen erhöht. Aufgrund ihrer veränderten Mikrobiom-Komposition haben auch Kinder, die per Kaiserschnitt geboren wurden, ein erhöhtes Risiko.

Eine Studie aus dem Jahr 2014 kommt zu der Erkenntnis, dass Familien ein stabiles und unverwechselbares Mikrobiom teilen, das bei Wohnungswechseln sogar mit umzieht. Nach cirka 24 Stunden war ein neu bezogener Wohnraum von der vorigen Wohnung bezüglich der mikrobiologischen Besiedlung nicht mehr zu unterscheiden. Pro Familie waren 2000 bis 20 000 unterschiedliche Bakterienarten nachweisbar.[6]

Bis dato werden das gastrointestinale Mikrobiom und seine überragende Bedeutung für das Training des Immunsystems intensiv erforscht. Ebenso stellen sich Wissenschaftler die Frage, wie die Änderungen des frühkindlichen Immunsystems über Jahrzehnte erhalten bleiben und welche Rolle epigenetische Mechanismen dabei spielen könnten. Die Epigenetik befasst sich mit dem Einfluss der Umwelt auf Gene und untersucht, unter welchen Bedingungen die Aktivität ausgewählter Gene an- oder ausgeschaltet wird und welche Mechanismen dafür verantwortlich sind. Letztendlich ist es die Suche nach Möglichkeiten, das Immunsystem in der frühen Lebensphase so zu beeinflussen, dass das Langzeiterkrankungsrisiko sinkt.

Wenn man nun weiß, wie komplex und vielschichtig dieses Wunderwerk Immunsystem sich über die Jahrtausende entwickelt hat und wie es sich heute noch in jeder Schwangerschaft, bei jedem Neugeborenen, Kleinkind, jedem Jugendlichen entwickelt, dann entsteht vielleicht etwas mehr Demut und Ehrfurcht vor diesem kostbaren Geschenk der Natur.

Der sechste Sinn

Aufgrund der vielfältigen Aufgaben, der Leistungsfähigkeit und Komplexität des Immunsystems spricht man in Wissenschaftskreisen häufig vom »sechsten Sinn« oder sogar »siebten Sinn« des Menschen. Diese beziehen sich auf intuitive Fähigkeiten, wobei der sechste Sinn die Wahrnehmung im Jetzt und der siebte Sinn eine Vorahnung beschreibt. Gemeint ist unter anderem das (ungute) Bauchgefühl, das vor Menschen oder Situationen zu warnen scheint und durchaus eine sinnvolle und manchmal sogar lebensverlängernde Ergänzung ist zum Sehen, Hören, Riechen, Schmecken und Tasten, den klassischen fünf Sinnen des Menschen, mit denen wir sonst Eindrücke und Reize aus der Umwelt wahrnehmen.[7] Wie aber hängen Immunsystem, Mikrobiom und Bauchgefühl zusammen?

Die simple Vorstellung, der Darm sei ein reines Verdauungsorgan, ist heutzutage obsolet. Schließlich weiß man zum Beispiel, dass ein großer Teil unseres Immunsystems im Darm lokalisiert ist und der Darm darüber hinaus über ein eigenes Nervensystem verfügt.[8]

Das sogenannte enterische Nervensystem (ENS) durchzieht den gesamten Verdauungstrakt. Es handelt sich um ein komplexes Geflecht aus 100 bis 150 Millionen Nervenzellen. Da das ENS strukturell wie funktionell dem Gehirn ähnlich ist und vergleichbar komplexe Leistungen erbringt, wird es auch häufig als *little brain of the gut* oder im Deutschen als Bauchgehirn bezeichnet.[9]

Eine intensive Kommunikation zwischen enterischem Nerven- und enterischem Immunsystem ist auch die Voraussetzung für lokale Neuro-Immun-Interaktionen, die beim Eindringen von Antigenen verschiedene Prozesse zur Abwehr von Noxen – im weiten Sinne sind dies schädigende Einflüsse – initiieren. Sogar eine eigene Forschungsdisziplin ist deswegen entstanden, die Neurogastroenterologie. Sie untersucht die Interaktionen und Störungen zwischen Gehirn, Rückenmark und dem »Bauchhirn«. Mit dem Begriff Darm-Hirn-Achse wird die Verbindung beschrieben, die zwischen dem Verdauungstrakt und dem Gehirn, genauer gesagt, dem zentralen Nervensystem (ZNS) besteht. Zwischen »Kopfhirn« und »Darmhirn« besteht ein reger Austausch, und die beiden Nervensysteme können sich gegenseitig beeinflussen. Allgemein bekannt ist, dass psychische Faktoren wie Stress und

Ärger im wahrsten Sinne des Wortes auf den Magen schlagen und zu Verdauungsbeschwerden führen können. So können akute Stress- und Angstsituationen zu Bauchschmerzen, Appetitlosigkeit, Übelkeit oder gar Durchfall führen. Dauerstress kann hingegen Verstopfung und Magengeschwüre hervorrufen. Das »Kopfhirn« schickt also ganz offensichtlich Signale in den Bauch, die dort zu verschiedenen Veränderungen führen.

Neu ist in diesem Zusammenhang die Erkenntnis, dass der Darm in dieser Kommunikation alles andere als ein reiner »Befehlsempfänger« ist, sondern auch Signale in Richtung Hirn verschickt. Eine zentrale Rolle spielt dabei der sogenannte Vagusnerv, der die Funktion fast aller inneren Organe reguliert. Er ist quasi die »Datenautobahn« zwischen Kopf und Bauch. Die Nervenverbindungen zwischen Darm und Hirn bestehen zu 90 % aus aufsteigenden Nervenfasern, die folglich Signale aus dem Bauch zum Gehirn leiten. Nur 10 % der Nervenfasern geben Informationen in die andere Richtung weiter. An der Kommunikation zwischen Darm und Kopfhirn wirken neben den Nervenverbindungen auch Botenstoffe wie zum Beispiel Neurotransmitter oder Hormone sowie kurzkettige Fettsäuren mit. Auf diese Weise kann der Zustand des Darms auch das seelische Wohlbefinden beeinflussen. Die Darmflora ist entscheidend in die Kommunikation zwischen Bauch und Kopf eingebunden. Laktobazillen und Bifidobakterien, die zu den darmfreundlichen Bakterien zählen, produzieren Substanzen, mit denen sie »mitreden« können. Beispiele hierfür sind der Botenstoff GABA (Gamma-Amino-Buttersäure) und das Serotonin, das gerne als das »Glückshormon« bezeichnet wird. Serotonin wird nicht nur im Gehirn, sondern zu etwa 90 % im Darm gebildet. Damit der Körper das »Glückshormon« mit appetitzügelnder Wirkung herstellen kann, braucht er die Aminosäure Tryptophan, und diese wird von den darmfreundlichen Bidifobakterien produziert. Auf diese Weise kann offenbar der Serotoninspiegel im Darm beeinflusst werden. Denn ohne diese fleißigen Helfer im Darm ist der menschliche Organismus nicht in der Lage, Tryptophan zu synthetisieren, und muss die essenzielle Aminosäure über die Nahrung aufnehmen. Die Zusammensetzung der Darmflora wirkt sich folglich auf unsere Psyche und unsere Emotionen aus. In Forscherkreisen wird hierfür der Begriff »Mikrobiom-Darm-Hirn-Achse« benutzt, auch bezeichnet man die Darmbakterien, die mit dem Gehirn »sprechen«, als »Psychobiom«.

Die Tatsache, dass die Verbindung zwischen Hirn und Darm in beide Richtungen funktioniert, ist für viele westliche Mediziner relativ neu. In den Ländern Asiens hingegen wird der Darm schon seit jeher als Sitz der Seele und als Zentrum psychischer Kraft gesehen. Seit den 1990er-Jahren wird außerdem der Einfluss von Stress auf Erkrankungen des Verdauungssystems intensiv untersucht.[10]

Als schädlich hat sich insbesondere Dauerstress, von dem sich Körper und Geist nicht erholen können, erwiesen. Dauerstress schädigt auch die Darmflora, indem sich schlechte Keime ungehindert ausbreiten können. Diese wiederum können unsere Psyche negativ beeinflussen.

Teamarbeit und Training

*Das Geheimnis des Erfolgs
besteht darin, anzufangen.*

MARK TWAIN

Psychoneuroimmunologie

Für das Verständnis des Immunsystems wegweisend waren die Versuche des amerikanischen Psychologen Robert Ader im Jahr 1974. Diese gelten auch als die Geburtsstunde der Psychoneuroimmunologie (PNI).

Zu viele Süßigkeiten sind bekanntermaßen ungesund. Dass aber schon kleinste Mengen Süßstoff tödlich sein können – wie Robert Ader herausfand –, war dann doch ungewöhnlich. Allein durch den Geschmack von Süßstoff (Saccharin) lässt sich das Immunsystem von Ratten so sehr schwächen, dass die Tiere beim kleinsten Infekt sterben. Die verheerende Wirkung des eigentlich harmlosen Süßungsmittels entstand aufgrund einer vorangegangenen klassischen Konditionierung: Durch die gleichzeitige Injektion des Immunsupressivums *Cyclophosphamid* hatten die Ratten »gelernt«, das Trinken einer Süßstofflösung mit einer Schwächung des Immunsystems zu assoziieren. Es muss also eine Verbindung zwischen dem Gehirn und dem Immunsystem existieren, schlussfolgerte der Wissenschaftler und widersprach somit komplett der bis dahin herrschenden Lehrmeinung.[1]

Das interdisziplinäre Forschungsgebiet der PNI beschäftigt sich mit den Wechselwirkungen zwischen Psyche, Nervensystem und Immunsystem. Noch vor gut 40 Jahren war die gängige Lehrmeinung, dass unser Immunsystem autonom, das heißt völlig unabhängig arbeitet. Mittlerweile hat sich die

Erkenntnis unter Wissenschaftlern weitgehend durchgesetzt, dass das Immunsystem kein Einzelgänger ist, sondern sozusagen im Team arbeitet und eben wie ein sechster oder siebter Sinn vor Krankheit und Fehlentscheidungen warnt oder diese ausbügelt.[2]

Nerven- und Immunzellen sind funktional vernetzt. Sie besitzen eine gemeinsame Sprache zur Verständigung und können auch auf nicht stoffliche Einflussfaktoren, beispielsweise psychische, reagieren. Oft sind an diesem Zusammenspiel Hormone beteiligt. Der Übergang zum verwandten Gebiet der Psychoneuroendokrinologie ist deshalb fließend.[3]

Um das Immunsystem bestmöglich zu unterstützen, sollte insbesondere auf eine gesunde, vitamin- und vitalstoffreiche Ernährung, eine ausgewogene Darmflora und Bewegung an der frischen Luft geachtet werden. Auch ein guter Umgang mit Stress ist im Sinne der Psychoneuroimmunologie für ein gesundes Immunsystem dringend erforderlich. Im Rahmen der Coronapandemie und der damit verbundenen langfristigen Kontaktbeschränkungen durch Abstand, Mund-Nasen-Schutz, Lockdowns, Ausgangssperren, forcierte Hygienemaßnahmen, reduziertes Freizeit- und Sportangebot usw. hatte unser Immunsystem wenig Gelegenheit, seine Fähigkeiten im Alltag zu trainieren. Man sah das auch bei den Kindern, bei denen an sich banale Infekte zu schweren Verläufen zum Teil mit Krankenhauseinweisungen führten.

Infekte – Training für das Immunsystem

Sie sind lästig und kommen immer zur Unzeit, aber ihre gute Seite ist, dass sie dem Immunsystem nützen.

Das körpereigene Abwehrsystem muss regelmäßig mit Krankheitserregern in Kontakt kommen, damit der Mensch nicht seine Immunkompetenz verliert. Das lässt sich mit dem

Betriebssystem unseres Computers vergleichen, welches auch immer wieder upgedatet werden muss, damit eine optimale Arbeitsleistung gewährleistet ist. Übermäßige Angst vor einer Ansteckung mit Erkältungserregern ist nach Angaben des Berufsverbandes Deutscher Internisten daher unbegründet und kann sogar mehr schaden als nutzen. Leichte Infektionen können dem Immunsystem helfen, auf dem »neuesten Stand« zu bleiben. Dies gilt besonders für Infektionen, gegen die der Körper nach einer Erkrankung immer nur kurzzeitig immun ist.

Erreger, die sich häufig und schnell verändern, werden nämlich nach einiger Zeit vom Immunsystem schlechter oder gar nicht mehr erkannt. Dies konnte man ja beim Coronavirus eindrücklich beobachten. Um dessen rasante Weiterentwicklung durch immer neue Mutationen zu beschreiben, wurde in kürzester Zeit fast das vollständige griechische Alphabet zur Namensgebung der einzelnen Virusmutationen herangezogen. Bei fehlendem Kontakt mit banalen Erkältungsviren kann sich das Infektionsrisiko um das Sechsfache erhöhen, wie in mehreren Studien gezeigt werden konnte.

Eine gelegentliche Erkältung hat also auch ihr Gutes. Wenn der Körper auf ihm unbekannte Keime trifft, dauert es länger, bis eine effektive Immunabwehr aufgebaut ist. Eine Erkältung kann dann schwerer verlaufen und länger dauern. Auch in der Erkältungszeit besteht also für gesunde Menschen kein Grund, andere Menschen zu meiden. Ausgenommen sind natürlich pandemische Infektionsgeschehen mit potenziell gefährlichen Erregern oder tatsächliche Seuchen wie Ebola oder Westnilfieber mit einer Infektionssterblichkeit von 70–80 %, die in Westeuropa aber zum Glück nicht verbreitet sind.

Durch die tägliche Berichterstattung in den öffentlich-rechtlichen Medien wurden wir während der Coronapandemie mit einem Crashkurs in Virologie, Epidemiologie, Infektiologie und Immunologie zwangsweitergebildet. Was leider wenig bis gar keine Erwähnung in den einschlägigen Medien fand, war die Tatsache, dass wir Menschen ein hervorragend funktionierendes Immunsystem haben, das uns seit Jahrtausenden das Überleben auf der Erde gesichert hat. Diese wunderbare Gabe können wir pflegen und stärken, ja sogar lebenslang trainieren.

Viren, Gene und Immunsystem

Reichtum ist viel. Zufriedenheit ist mehr.
Gesundheit ist alles!
ASIATISCHE WEISHEIT

Teile ehemaliger Viren steuern das Immunsystem

Viren sind Piraten. Sie kapern Zellen und nutzen sie für ihre Vermehrung. Einige, die Retroviren, bauen sich sogar in das Erbmaterial ihrer Wirtszellen ein. Manche bleiben dann in den Zellen stecken, und wenn es sich zufällig um Eizellen oder Samenzellen handelt, dann werden sie von Generation zu Generation weitervererbt. Nach Millionen Jahren sind auf diese Weise schätzungsweise 100 000 Retroviren zu einem Teil des Menschen geworden.[1]

Virale Gensequenzen finden sich in Hülle und Fülle auch im Erbgut des Menschen, wie das Humangenomprojekt, ein internationales Forschungsprojekt, gezeigt hat. Die virale Symbiose ist eine weitaus wichtigere Komponente der Evolutionsbiologie als bisher gedacht. Im stetigen kreativen Prozess der Evolution, in dem Gene und Genome immer wieder variiert und kombiniert werden, spielen die unscheinbaren Viren offenbar eine bedeutsame Rolle.

> ### Gene und Genom
> Die spiralförmige DNA ist die Trägerin der Erbinformationen. Ein **Gen** ist ein Abschnitt auf der DNA, der die Information zur Herstellung einer RNA enthält. DNA steht für Desoxyribonukleinsäure, RNA für Ribonukleinsäure. Nukleinsäuren sind Makromoleküle und dienen den Zellen vor allem als Informa-

> tionsspeicher. Die meisten RNAs fungieren als Bauplan für Eiweise. Die Gene bestimmen die Merkmale eines Lebewesens. Die Gesamtheit der vererbbaren Informationen einer Zelle bezeichnet man als **Genom** oder Erbgut.

Es gibt die Beobachtung, dass ehemalige Viren im Erbgut bei Infektionen als genetische Schalter funktionieren. Sie sind also nicht mehr infektiös, sondern helfen bei der Virenabwehr. Diese Viren gehören zum Interferon-Netzwerk menschlicher Immunzellen. Das Eiweiß Interferon ist ein Botenstoff, der die Abwehr gegen Viren antreibt und koordiniert. Um herauszufinden, wie wichtig die Ex-Viren für die Virusabwehr sind, haben Forscher versucht, die Viren auszuschalten. Dazu benutzten sie die Gentechnik-Methode Crispr-Cas 9, mittels derer das Erbgut der Immunzellen nach Wunsch verändert werden kann. So wurden ehemalige Viren aus dem Erbmaterial der Zellen herausgeschnitten, und tatsächlich wurde die Immunantwort der Zellen dadurch massiv beeinträchtigt.

Die gesamte Abwehrreaktion gegen Viren konnte nicht mehr wie üblich ablaufen. Das heißt im Klartext, ohne ehemalige Viren ist das Immunsystem des Menschen nicht arbeitsfähig.

Von Viren fremdgesteuert

Eine wenig überraschende Entdeckung war vor Kurzem, dass auch das Coronavirus, ein RNA-Virus – also ein Virus, dessen Erbgut aus Ribonukleinsäure besteht –, Teile seines Erbguts in unsere DNA integrieren kann. Das belegen Gensequenzen, das heißt Abfolgen genetischer Bausteine, des Virus in der DNA von Zellkulturen und in Geweben von COVID-19-Patienten. Noch ist nicht abschließend klar, welche Konsequenzen die viralen Genabschnitte in unserem Erbgut haben können. Bei den Zellen, die den viralen Angriff überleben, könnte die ehemals virale DNA aber erhalten bleiben.

Es gilt zwar als ausgeschlossen, dass aus den eingebauten DNA-Abschnitten neue Viren entstehen. Möglich wäre aber, dass einige virale Proteine aus ihren in unser Genom integrierten Bauanleitungen gebildet werden. Die bisher verfügbaren klinischen Daten deuten darauf hin, dass dieser Prozess wohl nur in geringem Umfang stattfindet.

Denkbar wäre jedoch, dass diese von unseren eigenen Zellen produzierten Virenproteine wie eine Art interne Impfung wirken und unserem Immunsystem dabei helfen, den Erreger zu erkennen und zu bekämpfen, mutmaßen Forscher. Zudem könnte die Präsenz der viralen Genabschnitte im menschlichen Genom und die damit zusammenhängende Produktion von Virusproteinen erklären, warum der PCR-Test bei einigen genesenen COVID-Patienten weiterhin positiv ausfällt.[2]

Viren und das Genom des Menschen – eine alte Beziehung neu bewertet

Die Anfälligkeit gegenüber Virusinfekten variiert zwischen einzelnen Menschen erfahrungsgemäß ganz erheblich. Das geht sogar so weit, dass manche Leute für längere Zeit Viren ausgesetzt sein können und sich aber dennoch nicht infizieren. Die Frage, welcher Mechanismus, welche Besonderheit dahintersteckt, versuchten italienische Forscher im Scientific Institute for research, hospitalization and health care E. Medea (IRCCS) an der Universität Mailand und am Politecnico di Milano aufzuklären.

Schon lange war bekannt, dass der Genetik eine entscheidende Rolle bei der Anfälligkeit für virale Infektionen zukommt. Menschen mit einem starken Immunsystem werden selten krank. Wenn es sie doch erwischt, dann ist die Krankheit oft kürzer oder weniger heftig. Zum Beispiel bekommen sie abends Fieber und sind am folgenden Tag schon wieder deutlich fitter.

Wer ständig mit Halsschmerzen, Husten, Schnupfen und sonstigen Symptomen der Erkältung zu kämpfen hat, gilt als infektanfällig. Sicher ist man nie vor Infekten. Die Leistungsfähigkeit des Immunsystems variiert individuell erheblich. Zum einen spielt die genetische Veranlagung eine Rolle, zum anderen können Umwelteinflüsse und persönlicher Lebensstil einen erheblichen Einfluss auf die Abwehrkräfte ausüben. Auch die Bakterienzusammensetzung im Darm, die intestinale Mikrobiota, beeinflusst, wie wir gesehen haben, das Immunsystem. Bislang war nur ein kleiner Teil der genetischen Faktoren, die vor viralen Infekten Schutz bieten, erforscht worden. Deshalb analysierten die Wissenschaftler die Genome von 52 Bevölkerungsgruppen, die in verschiedenen Teilen der Welt leben und zahlreichen unterschiedlichen Viren ausgesetzt sind.

Viren gehören, zusammen mit Kriegen und Hungersnöten, schon seit Jahrhunderten zu den wichtigsten Herausforderungen für die Menschheit. Bekannt ist, dass Viren, sobald sie den chemischen Code infiziert haben, aus dem sämtliches genetisches Material besteht, in uns wohnen und gewissermaßen einen Datensatz in sich tragen, der zeitlich weit zurückzuverfolgen ist. Als 2003 die Kartierung des menschlichen Genoms zum Abschluss kam, waren die Wissenschaftler mit einer überaus verblüffenden Tatsache konfrontiert: Unser Körper ist mit den Scherben sogenannter endogener Retroviren regelrecht übersät.

> Als **endogene Retroviren,** kurz ERV, werden Retroviren bezeichnet, die ihre Erbinformation durch DNA-Integration über die Keimbahn bei Mensch oder Tier »vererben«. Etwa 5–8 % des menschlichen Genoms bestehen aus ERVs.

Aber welche Rolle hat diese virale DNA (Desoxyribonukleinsäure) in unserer Evolution gespielt?

Es begann die Suche im menschlichen Genom nach Anzeichen natürlicher Auslese, also sozusagen der Evolution günstiger genetischer Mutationen aus den vergangenen 200 000 Jahren. Die Studie betrachtete insbesondere Mutationen in den Chromosomen, die sogenannten Einzelnukleotid-Polymorphismen. Chromosomen brechen im Verlauf der Zeit zufällig und rekombinieren sich. Auf diese Weise werden neue Varianten des Chromosoms erschaffen. Wenn eine vorteilhafte Mutation entsteht, wird die Anzahl der Kopien dieses Chromosoms in der Bevölkerung schnell zunehmen, da diese Individuen dadurch besser an ihre Umwelt angepasst sind und somit eine höhere Wahrscheinlichkeit auf Überleben und Fortpflanzung haben. So setzen sich ganz automatisch die vorteilhaften Merkmale durch. Darwin nannte dies »Survival of the Fittest«. Damit meint er, dass der am besten Angepasste überlebt und nicht etwa der Stärkste. Die Forscher verfolgten nun die Frage, ob die hohe Häufigkeit von Viren an Orten mit günstigen Klimabedingungen, wie zum Beispiel in den warmen, feuchten Gebieten Afrikas, sich in einer erhöhten Anzahl dieser genetischen Mutationen äußert.

Durch die Verknüpfung der Anzahl der verschiedenen Mutationen mit Viren konnten die Forscher unter anderem feststellen, dass über 400 verschiedene Mutationen in 139 Genen das Risiko eines Menschen, sich Viren einzufangen, beeinflussen. Wie schon erwartet, waren viele dieser Gene selektiert und mehr genetische Mutationen durch Populationen hindurch verbreitet worden, die von vielen verschiedenen Viren infiziert waren. Eine auf diesen Erkenntnissen aufbauende Hochrechnung ergab, dass viele dieser Gene unsere Anfälligkeit für Viren beeinflussen.[3]

Viren spielen mit unserem Immunsystem herum. Sie

dringen darin ein und manipulieren es. Dieses Verhalten ist typisch für Viren.

Der Mensch ist also ein Holobiont – ein Organismus, in dem unterschiedliche Lebensformen zusammenarbeiten. Das ist mehr als eine Symbiose, eine biologische Gemeinschaft, denn neben dem bakteriellen Mikrobiom sind auch Viren ein Teil von uns. Das Konzept des Holobionten stammt aus der Evolutionsbiologie und bezeichnet einen Metaorganismus, der aus einem komplexen Netzwerk aus verschiedenen Lebewesen zusammengesetzt ist. Darunter fallen unter anderem Bakterien sowie Viren und Pilze. Der menschliche Körper beheimatet somit unterschiedliche Mikroorganismen, die in ihrer Gesamtheit wie zuvor erklärt als Mikrobiota bezeichnet werden.[4]

Im Zeitalter der Pandemien

*Die einzige Art, gegen die Pest zu kämpfen,
ist die Ehrlichkeit.*

ALBERT CAMUS

Pocken, Pest und Cholera

Befinden wir uns in einem »Jahrhundert der Pandemien«?

Namhafte Medizinhistoriker sehen die Zeit von der Spanischen Grippe 1918 bis in unsere Corona-geprägte Gegenwart als Kontinuum. Ein Blick in die Geschichte zeigt, dass es schon im 18. und 19. Jahrhundert und sogar noch davor Pocken-, Pest- und Choleraepidemien gab. Am bekanntesten ist der »Schwarze Tod«, der um das Jahr 1347 nach Mitteleuropa gelangte, vermutlich auf Schiffen aus dem Vorderen Orient. Erst nachdem mehrere Hunderttausend Menschen gestorben waren, wurde klar, dass die Ausbreitung der Seuche durch die Isolation der Kranken eingedämmt werden konnte. 1377 erließ die Stadt Ragusa (heute Dubrovnik) ein Gesetz, wonach es Schiffen verboten war, in den Hafen einzulaufen, wenn diese aus einem von der Pest betroffenen Gebiet kamen. Die Besatzung sollte zuerst 30 Tage auf einer nahe gelegenen Insel verbringen. Etwa zu dieser Zeit führten auch andere europäische Städte derartige Quarantänemaßnahmen ein, zum Beispiel Venedig, wobei sie die Dauer der Isolation teils auf 40 Tage verlängerten. Daher kommt auch der Begriff »Quarantäne«, denn *quaranta* ist das italienische Wort für 40. Schätzungsweise ein Drittel der europäischen Bevölkerung starb zwischen 1347 und 1353 an der Pest, das entspricht in etwa 20 und 50 Millionen Toten.

Erst 1894 wurde der Pesterreger von dem Schweizer Arzt

Alexandre Yersin entdeckt. Heute weiß man, dass es sich bei der Pest um eine bakterielle Infektionskrankheit handelt, die im Mittelalter vor allem durch Ratten und andere Nagetiere auf Flöhe und dann Menschen übertragen wurde. Da die hygienischen Zustände damals schlecht und sowohl Flöhe als auch Ratten alltäglich waren, konnte sich die Krankheit gut ausbreiten.[1]

Ein entscheidender Unterschied zu unserer Situation liegt in der Geschwindigkeit, mit der sich Krankheitserreger mit pandemischem Potenzial heutzutage verbreiten. In der frühen Neuzeit bis zur industriellen Revolution und dem Aufkommen dampfgetriebener Maschinen geschah dies in einem recht gemächlichen Tempo von einem Kontinent zum anderen. In den 1880er-Jahren gab es immer schnellere Züge, ausgedehntere Eisenbahnnetze und Ozeandampfer, was die »Globalisierung« der Welt rasant vorantrieb. Aus epidemiologischer und immunologischer Sicht war die Welt dadurch viel kleiner geworden. In den Jahren 1889/90 konnte man sehen, wie sich die sogenannte Russische Grippe innerhalb weniger Wochen von St. Petersburg über andere europäische Hauptstädte nach New York ausbreitete. Die russische Grippepandemie von 1889 bis 1892 fiel mit der Verlegung des transatlantischen Telegrafenkabels zwischen den Vereinigten Staaten und England zusammen – somit konnten die damaligen Massenmedien die aktuellsten telegrafischen Kommunikationstechnologien nutzen. Das Ergebnis war eine veränderte, modernere gesellschaftliche Realität, in der sich Informationen über neue Krankheitserreger schneller verbreiteten als die Viren selbst, wodurch biopolitische Diskurse und die Fähigkeit, Pandemien mit rationalen wissenschaftlichen Methoden zu bewältigen, sich massiv wandelten.

Die neuen globalen epidemiologischen und immunologischen Realitäten machten der Eerste Weltkrieg und die beispiellose Bewegung von Menschen, Material und Tieren zwischen Nordamerika und Europa sowie der weltweite Ausbruch der Spanischen Grippe in mehreren internationalen Städten gleichzeitig mehr als deutlich.[2]

Heutzutage wird ein Begriff, der sich bereits in der medizinischen Fachliteratur der 1960er-Jahre findet, verwendet: *emerging infectious diseases* (EIDS), »neu auftretende Infektionskrankheiten«. Dieser beschreibt das Auftauchen neuartiger Krankheitserreger mit epidemischem und/oder pandemischem Potenzial. In einem Bericht des amerikanischen Institute of Medicine aus dem Jahr 1992 werden EIDS als bisher unbekannte Erkrankungen menschlicher Populationen definiert, deren »Auftreten auf die Einführung eines neuen Erregers, auf das Erkennen einer bestehenden Krankheit, die bisher unentdeckt geblieben ist, oder auf eine Veränderung in der Umwelt, die eine epidemiologische ›Brücke‹ bildet, zurückzuführen sein kann«.[3]

An der Wende zum 20. Jahrhundert gab es Ideen zur Ökologie von Krankheiten vor allem bezogen auf die bakteriologische Epidemiologie.[4] Wegweisend war hier unter anderen René Dubos, dessen Buch *The Bacterial Cell* dazu plädiert, Krankheiten als das Ergebnis vorübergehender biologischer Ungleichgewichte und eine Störung des natürlichen Gleichgewichts zu betrachten, und nicht als etwas, das nach dem bakteriologischen Paradigma »ein Keim, eine Kur« ausgerottet werden könnte oder sollte.[5]

In den 1950er-Jahren wurden jedoch die sozialökologischen Ideen von Forschern wie Dubos, das heißt die Theorie einer grundlegenden Verbindung des Menschen zur belebten Natur und der Symbiose von Erde und Mensch vom angstbesetzten, politisch und psychologisch aufgeheizten Klima des Kalten Krieges und des Wettrüstens verdrängt.[6]

In erster Linie war es die Angst vor Biowaffen, aber auch die Angst vor Krankheiten wie Malaria und Pocken, die immer noch regional präsent waren und die man unbedingt ausrotten wollte. Das Ausrottungsparadigma von Alexander Langmuir und anderen Zeitgenossen wurde hierbei als epidemiologisches Paradigma zur Durchsetzung der Autorität der US Centers for Disease Control (CDC) bei der Überwachung und Kontrolle von Krankheiten benutzt. Infolgedessen wurden die krankheitsökologischen Ideen, die sowohl soziale Faktoren als auch darwinistische Sichtweisen beinhalteten, fast vollständig aus dem medizinischen Mainstream verdrängt.[7]

Um diese eher krankheits- und naturökologische Sichtweise wurden auch schon im 19. Jahrhundert erbitterte Diskussionen geführt. »Die Mikrobe ist nichts, das Milieu ist alles!«, dieser Satz geht vermutlich auf Antoine Béchamp (französischer Arzt, Chemiker und Pharmazeut, 1816–1908) zurück, der als erbitterter Gegenspieler von Louis Pasteur (französischer Chemiker, Physiker und Biochemiker, 1822–1895) galt und der wiederum ein Kontrahent von Robert Koch (deutscher Mediziner und Mikrobiologe, 1843–1910) war. Pasteur setzte einzig auf den Erreger, Béchamp hingegen auf den Wirt als Hauptursache für die Entstehung von Krankheit.[8] Unter Medizinhistorikern wird kolportiert, dass Pasteur auf dem Sterbebett seinem Widersacher recht gegeben haben soll.

Schaut man sich die heutige Diskussion um SARS-CoV-2 und die Coronainfektionen an, so werden die letzten hundert Jahre Infektiologie und Immunologie zumindest teilweise ad absurdum geführt. Was können wir aber aus der Coronapandemie und den erbittert geführten Debatten im 19. Jahrhundert lernen?[9]

Der Kampf gegen Infektionskrankheiten im 20. Jahrhundert war eindeutig vom Paradigma der Ausrottung beherrscht – dieses gibt es seit den Anfängen der Bakteriologie in den 1880er-Jahren. Es war sehr hilfreich, wenn es darum ging, Forschungsgelder zu akquirieren und politische Agenden im Bereich der globalen Gesundheit zu gestalten und auch durchzusetzen. Die Rolle sozialer und ökologischer Bedingungen bei der Entstehung und dem Wiederauftreten von Krankheitserregern und der durch sie verursachten Krankheitslast und auch Todesfälle wurde zumindest am Rande immer mitdiskutiert. Es lässt sich sogar eine direkte Linie ziehen von den Ideen des deutschen Arztes Rudolf Virchow (1821–1902), der die Medizin vorrangig als Sozialwissenschaft betrachtete, zu Denkern wie René Dubos, der in den 1950er-Jahren argumentierte, dass die völlige Freiheit von Krankheiten eine Fata Morgana sei und dass die Natur zu einem unvorhersehbaren Zeitpunkt und auf eine unvorhersehbare Weise zurückschlagen werde.[10]

»Nach der Pandemie ist vor der Pandemie«

Dieser Ausspruch bedeutet, dass wir die Erfahrungen, die wir mit der vergangenen Pandemie gemacht haben, für die nächste möglicherweise anstehende Pandemie nutzen, beispielsweise Labortechnologien, Hygieneregeln oder Quarantänemaßnahmen. Es ist schwierig bis unmöglich, die nächste Epidemie oder Pandemie im Voraus zu erkennen oder neue Erreger, wenn sie einmal aufgetreten sind, rechtzeitig zu identifizieren. Dies zeigte sich etwa 1976, als es wiederholt nicht gelang, den bakteriellen Erreger der Legionärskrankheit zu identifizieren, oder 2002, als man fälschlicherweise annahm, dass die als SARS bekannt gewordene Krankheit auf ein Vogelgrippevirus zurückzuführen sei. Letztendlich mussten Mikrobiologen über den Tellerrand schauen, um diese Rätsel durch Versuch und Irrtum zu lösen.

Das neuartige Coronavirus ähnelt dem auf der ganzen Welt verbreiteten SARS-Virus, das bereits 2002 und 2003 eine Pandemie auslöste. Beide Infektionskrankheiten haben ihren Ursprung in China. Durch das SARS-Virus starben weltweit ungefähr 800 Menschen. Wir erinnern uns, dass erstmals im November 2002 in der südchinesischen Provinz Guangdong das »schwere akute Atemwegssyndrom« SARS *(Severe Respiratory Syndrome)* beobachtet wurde. Im Frühjahr 2003 stufte die Weltgesundheitsorganisation (WHO) SARS als weltweite Bedrohung ein. Verbreitet hatte sich das Virus in anderen Ländern über Passagiere von Interkontinentalflügen. Schon damals erließ die chinesische Regierung bei Ausbruch der SARS-Epidemie Beschränkungen für die örtliche Presse und zensierte Berichte über die Krankheit. Erst am 10. Februar 2003 informierte China die WHO über die Vorkommnisse und meldete 305 Infektionen und fünf Todesfälle. Der Erreger ist mit bekannten Erkältungsviren verwandt und stammt außerdem aus derselben Virusfamilie wie das neuartige Coronavirus. Von der Provinz Guangdong verbreitete sich SARS binnen weniger Wochen über nahezu alle Kontinente und forderte laut Weltgesundheitsorganisation innerhalb eines halben Jahres 774 Menschenleben, davon 45 außerhalb Asiens. Wie die neue Coronainfektion beginnt auch SARS ähnlich einer schweren Erkältung: Atembeschwerden, über 38 Grad hohes Fieber, Kopfschmerzen, Hals- und Muskelschmerzen, im späteren Verlauf möglicherweise Lungenentzündung. Auch der SARS-Erreger war ein zuvor unbekanntes Virus aus einer Virenfamilie, die ein Viertel bis ein Drittel aller Erkältungskrankheiten verursacht. Die Inkubationszeit des SARS-Virus beträgt etwa zwei bis sieben Tage. Da es sich um eine Tröpfcheninfektion handelt, ist nur bei einem direkten und nahen Kontakt zu einem Erkrankten mit Ansteckung zu rechnen. Ursprünglich wurde angenommen, dass das Virus an der Luft nicht sehr resistent sei. Doch Fachleuten zufolge überlebt es bis zu 24 Stunden außerhalb des menschlichen Körpers. Wie zur Coronapandemie wurde auch damals in Windeseile ein Test zum Nachweis entwickelt. Bereits zwei Tage nach der Identifizierung gelang es dem

Bernhard-Nocht-Institut, einen diagnostischen Test zu entwickeln, der inzwischen weltweit eingesetzt wird. Behandlungsmaßnahmen gab es erst einmal jedoch noch nicht – eine ähnliche Situation also wie bei der Coronapandemie. Warum das Virus so plötzlich auftrat, ist noch nicht bekannt. Forscher vermuten, dass ein bei Tieren harmloses Virus durch die Übertragung auf Menschen und die darauffolgende Mutation so gefährlich geworden sei. Coronaviren wurden zuvor unter anderem in Hühnern, Mäusen, Rindern, Schweinen, Hunden und Katzen gefunden. Die Forschenden im »SARS«-Verbund konnten zeigen, dass SARS-CoV-1 während der ersten SARS-Epidemie in den Jahren 2002 und 2003 mit hoher Wahrscheinlichkeit seinen Ursprung in Fledermäusen hatte. Sie untersuchten hierzu Fledermausarten aus Asien, Europa, Süd- sowie Mittelamerika. Diese Fledermäuse trugen eine Vielzahl bislang unbekannter Coronaviren in sich und gelten seither als wichtiges tierisches »Reservoir« dieser Viren.[11]

Auch das neuartige Coronavirus SARS-CoV-2 weist bisherigen Erkenntnissen nach eine hohe Ähnlichkeit zu Fledermaus-Coronaviren auf. Ihre Erbsubstanz besteht aus Ribonukleinsäure (RNA), einer chemischen Abart der bei Pflanzen und Tieren üblichen DNA (Desoxyribonukleinsäure). Auch die Erreger von Grippe und Aids sind RNA-Viren. Im Sommer 2003 ging die Zahl der Neuinfizierten weltweit beständig zurück. Es gab nur noch Einzelfälle, die schnell erkannt werden konnten. Zu diesen wenigen letzten Infektionen kam es in China und auf den Philippinen. Nach langer Wartezeit und zahlreichen Tests erklärte die WHO am 19. Mai 2004 das Ende der Pandemie, da sie auch in China besiegt sei.[12]

2012 trat ein zweites, bislang unbekanntes Coronavirus auf, das MERS-Coronavirus. MERS steht für *Middle Eastern Respiratory Syndrome* oder »Atemwegssyndrom aus dem Mittleren Osten« und wurde als Bezeichnung gewählt, weil der

Erreger zunächst vor allem in Ländern der arabischen Halbinsel auftrat. Auch das MERS-Coronavirus kann schwere, nicht selten tödliche Erkrankungen auslösen. Wie schon bei SARS kam es auch bei MERS zu Übertragungen von Mensch zu Mensch sowie größeren Krankheitsausbrüchen und etwa 850 Todesopfern.

Coronaviren, die SARS auslösen, sind nicht erst seit 2002 als Begleiter des Menschen in Erscheinung getreten, sondern uralt. So hat es vor 20 000 Jahren eine SARS-Epidemie gegeben, die noch heute im Erbgut des Menschen nachweisbar ist. Wie viele Menschen das Coronavirus während der steinzeitlichen Epidemie dahinraffte und woher das Virus kam, lässt sich allerdings nicht mehr rekonstruieren

Ein Forscherteam aus mehreren renommierten Universitäten führte das Projekt mit Daten aus dem *1000 Genome Project* durch. Diese Datenbank ist der größte öffentlich zugängliche Katalog der Varianten des menschlichen Genoms.

Die Forscher fanden denselben für Coronaviren typischen Mechanismus, der auch heute bei einer COVID-Erkrankung gesehen wird. Das zeigt, dass die Menschen damals eine SARS-Epidemie aufgrund eines Coronavirus erlebt haben mussten. Vermutlich war es die genetische Anpassung der damaligen Menschen an das Coronavirus, welche die Schwere der Erkrankung schließlich abmilderte.

Coevolution von Mensch und Virus

Viren sind bedeutende Triebfedern der menschlichen Entwicklung, weil sie stetig genetische Anpassungen erzwingen. Umgekehrt sorgt auch der Mensch dafür, dass Viren sich verändern. Eigentlich sind beide, Virus und Wirt, nicht voneinander zu trennen, denn sie entwickeln sich in Coevolution gemeinsam. In seltenen Fällen ist auch eine Übertragung des

Virus auf Haus- oder Nutztiere möglich, man bezeichnet dies als *Spill-over-Effekt*.[13]

Ein gewöhnlich Pasteur zugeschriebenes Sprichwort in der medizinischen Forschung besagt, dass »das Glück den vorbereiteten Geist begünstigt«. Deshalb ist es für Wissenschaftler und andere Experten so immens wichtig, sich vor Hybris zu hüten und das zu kultivieren, was Dubos als »Wachsamkeit gegenüber dem Unerwarteten« bezeichnete.

Zu glauben, dass allein »die« Wissenschaft die Wahrheit und das Licht kennt, ist eine grandiose Fehleinschätzung. Wissenschaft ist immer nur die beste Form unseres Nichtwissens, bei unserer Suche nach Erkenntnis und Wissen.

Es ist also unsinnig, blind der Wissenschaft zu folgen, so wie das von Verantwortlichen in der Pandemie gerne und oft propagiert wurde. Wissenschaft ist nicht in Stein gemeißelt und darf nicht die alleinige Autorität in solch einer Ausnahmesituation darstellen.

Selbst drei Jahre nach Beginn der Coronaviruspandemie gibt es keinen Konsens darüber, inwieweit die Genesung von der Infektion vor weiteren Erkrankungen schützt oder ob es neue Varianten geben wird, die sich der Immunität aufgrund der derzeit angebotenen Impfstoffe entziehen können. Auch können wir im Januar 2022 noch nicht sicher sagen, ob das Coronavirus zunehmend und dauerhaft an Virulenz verliert und sich dann zu einer endemischen Infektion entwickelt, ähnlich wie bei der saisonalen Grippe.

In Zeiten der Pandemiekrise spielten die Medien eine zentrale Rolle bei der Übersetzung wissenschaftlicher Fachbegriffe in den Laiendiskurs und bei der Förderung oder Verhinderung des öffentlichen Verständnisses von Wissenschaft. Ganz zentrale Mittel in diesem Prozess sind das Narrativ und die Metapher.

Als Narrativ wird seit den 1990er-Jahren eine sinnstiftende Erzählung bezeichnet, die Einfluss hat auf die Art, wie die Umwelt wahrgenommen wird. Narrative wirken als institutionalisierte und sozial bewährte und regulierende Grundüberzeugungen innerhalb einer Gesellschaft. Im politischen Kontext kann das Narrativ jedoch eine dem Propagandabegriff ähnliche Bedeutung erhalten, gemäß dem Standpunkt: Was der Gegner verbreite, sei »nur« ein Narrativ, es stimme also nicht wirklich. Von den eigenen Aussagen hingegen wird behauptet, sie seien faktisch wie in Stein gemeißelt.

Metaphern sind nicht nur rhetorische Ausschmückungen, sondern sie erschaffen oder konstituieren für uns soziale, kulturelle und psychologische Realitäten, indem sie uns auffordern, auf bestimmte Weise auf die Umwelt zu reagieren. Bei dieser Pandemie wurden wir beispielsweise immer wieder aufgefordert, »die Kurve abzuflachen«, »sich und andere zu schützen« oder Impfstoffe als »Silberkugeln« zu betrachten, die den »Krieg« gegen das Virus zu einem raschen Ende bringen würden. Einzig der »Piks« würde die Wiederherstellung eines normalen sozialen Lebens ermöglichen. Metaphern können zwar dazu beitragen, den sozialen Zusammenhalt zu stärken und unser Verhalten zu lenken, aber in dem Maße, in dem sie komplexe wissenschaftliche und soziale Realitäten vereinfachen oder verzerren, sind sie ein zweischneidiges Schwert.

Schnell werden Medien auch zu »Sensationsmaschinen«, die – oft aus kommerziellen Gründen – zuweilen Fehlinformationen und Übertreibungen verbreiten. So wurde beispielsweise in den 1980er-Jahren HIV anfangs noch als »Schwulenpest« bezeichnet, weil frühere epidemiologische Studien darauf hindeuteten, dass Homosexuelle ein höheres Risiko hatten, sich anzustecken und die Krankheit weiterzugeben. In anderen Fällen verbreiteten die Medien einfach Angstgeschichten, also Geschichten, die durch die Ungewissheit über den mikrobiellen Erreger und die Verunsicherung über die möglichen Toten unter älteren und besonders vulnerablen Bevölkerungsgruppen motiviert waren.

Dieser Prozess wird heute durch das Internet und die sozialen Medien befeuert und ist damit weitaus unberechenbarer geworden. Emotionale Reaktionsweisen wie Hysterie, Angst und Panik können dadurch verstärkt werden – und diese haben eine wesentliche Auswirkung auf unser Immunsystem.

Einfluss von Emotionen

*Gib jedem Tag die Chance,
der schönste deines Lebens zu werden.*
MARK TWAIN

Emotionale Ausnahmezustände

Unter den Emotionen hemmt insbesondere Angst zentrale Immunfunktionen wie unsere natürlichen Killerzellen und die T-Lymphozyten, die wichtig für die Abwehr von Viren sind. Durch die Art und Weise, wie Risikokommunikation große Teile der Bevölkerung in Angst versetzt, kann das Immunsystem in seiner Funktion massiv geschwächt werden. Dies ist besonders der Fall, wenn der emotionale Ausnahmezustand über lange Zeit besteht. Die Ausschüttung von Stresshormonen wirkt sich direkt auf das Immunsystem aus. Bei chronischem Stress ist unter anderem der Cortisolspiegel im Blut dauerhaft erhöht, was dazu führt, dass die Zahl der Abwehrzellen im Blut sinkt, die natürlichen Killerzellen weniger aktiv sind und sich die Produktion antiviraler Botenstoffe verringert. Außerdem verlieren die Immunzellen die Fähigkeit, sich zu vermehren, um Krankheitserreger abzutöten. Auch die Menge an Antikörpern in unserem Speichel verringert sich.

Psychisch immunfit bleiben

Die Natur hat dem Menschen sehr viel mitgegeben, damit er gegen Viren gut gewappnet ist. Neben Ernährung und Bewegung sind gesunde Beziehungen, Entspannung und guter Schlaf besonders wirksam für ein intaktes Immunsystem.

Durch Abstandsregeln, Lockdowns, Homeoffice, Schulschließungen, Ausgangssperren, reduzierte Sportangebote und andere Maßnahmen war es sehr schwierig, positive psychosoziale Bedingungen aufrechtzuerhalten, die uns Menschen helfen, ein Gegengewicht zu Angst und Panik zu schaffen. Wichtig ist außerdem, aktiv zu versuchen, selbstwirksam zu werden und sich nicht passiv dem Diktat der Politik und der »öffentlichen Meinung« zu unterwerfen.

Wer bereits eine ausgeprägte Angstreaktion im Rahmen der COVID-19-Krise entwickelt hat, sollte über eine psychologische Beratung nachdenken. Häufig betroffen sind körperlich Vorerkrankte, die durch das Virus auf der Intensivstation landen können, aber nicht zu vernachlässigen sind auch psychisch Vorerkrankte. Menschen, die schon länger depressiv, ängstlich oder traumatisiert sind, können dem Dauerstresstest Corona möglicherweise nicht standhalten und brechen zusammen, was immer auch mit einer Verminderung des Immunschutzes verbunden ist.

Natürlich können Panik und Hysterie angesichts einer potenziell tödlichen Krankheit, die sich rasch von Mensch zu Mensch ausbreitet und für die es keine sichere Aussicht auf Prävention oder Heilung gibt, durchaus rationale Reaktionen sein. Aufgabe von Medien, Wissenschaft und Politik ist es, dabei zu helfen und dafür Sorge zu tragen, dass die Menschen diese Emotionen adäquat regulieren können.

Einordnen und abwägen

Zwischen 1940 und 2004 haben Forscher 335 neu auftretende Infektionskrankheiten identifiziert. Der Höhepunkt lag im Jahr 1980, also etwa zur Zeit der Entdeckung von Aids. Seither scheint sich der Prozess sogar zu beschleunigen. So waren die frühen »Nullerjahre« von einer Reihe an Ausbrüchen der

Vogelgrippe H5N1 geprägt. Im Jahr 2009 folgte das Auftauchen eines neuartigen H1N1-Schweinegrippevirus in Mexiko. Obwohl das H1N1-Schweinegrippevirus bei Weitem nicht so schwerwiegend war wie die Spanische Grippe von 1918 oder die Grippepandemien von 1957 und 1968, verbreitete es sich rasch weltweit und wurde zur ersten Pandemie des 21. Jahrhunderts.

Derzeit sind vier Arten von Coronaviren bekannt, die weltweit verbreitet sind und ganzjährig den Menschen befallen können: NL63, OC43, 229E und HKU1. Eine Infektion mit diesen Viren verursacht in der Regel milde Atemwegserkrankungen. Etwa 30 % aller Patienten mit Erkältungen, die beim Arzt vorstellig werden, könnten von einer Coronavirusinfektion betroffen sein. Schwere Krankheitsverläufe sind selten und werden hauptsächlich bei Kleinkindern, älteren Menschen und immungeschwächten Patienten beobachtet.

Wie bereits erwähnt, lassen wissenschaftliche Studien aus den letzten Jahren vermuten, dass die Coronaviren, die den Menschen infizieren, wahrscheinlich vor vielen Jahren von Tieren auf den Menschen übertragen wurden und seitdem ständig in der Bevölkerung zirkulieren. Dass Fledermäuse Coronaviren transportieren können, ist prinzipiell nichts Besonderes. Rund 3000 Coronavirenarten werden von Fledermäusen transportiert, aber nur ein kleiner Teil von ihnen ist für den Menschen als Bedrohung anzusehen. Viele weitere Coronaviren warten auf ihre Entdeckung, man geht von Tausenden aus. Gerade haben Forscher in Großbritannien bei Fledermäusen eine neue Art von Coronaviren entdeckt. Die Erreger gehören zu den Sarbecoviren und damit zur gleichen Untergattung wie SARS und SARS-CoV-2. Es ist der erste Nachweis solcher Viren in Großbritannien und der erste in der »Kleinen Hufeisennase«. Anders als SARS-CoV-2 fehlt dem neuen Fledermaus-Coronavirus aber die Fähigkeit, Menschen zu infizieren.[1]

Wir müssen also kritisch abwägen, ob es sich um ein reales Phänomen handelt oder lediglich um ein Artefakt der modernen wissenschaftlichen Technologien. Etwa zwei Drittel der neu auftretenden Krankheitserreger beim Menschen sind zoonotisch, können also zwischen Tieren und Menschen übertragen werden, und etwa 70 % davon stammen von Wildtieren wie Fledermäusen, Nagetieren und wilden Wasservögeln. Die ungebremst fortschreitende Globalisierung in Verbindung mit der schier unersättlichen Nachfrage nach billigem tierischem Eiweiß und der monotonen Landwirtschaft am Rande der Regenwälder macht diese Ausbrüche wahrscheinlicher. Infektionskrankheiten sind Teil eines ökologischen Netzes, das seinerseits von wirtschaftlichen, sozialen und ökologischen Faktoren beeinflusst wird. Pandemien werden daher wahrscheinlicher, je mehr unsere Welt aus dem Gleichgewicht mit der Natur gerät.[2]

Frauen, Männer und der Duft des Immunsystems

*Ich habe beschlossen, glücklich zu sein –
denn es ist förderlich für die Gesundheit.*
VOLTAIRE

Immunsystem und Partnerwahl

Ist beschnuppern wichtiger als futtern, um die Art zu erhalten? Der Volksmund weiß: »Liebe geht durch den Magen.« Doch in Wahrheit spielt bei der Wahl des Partners der Körpergeruch die entscheidende Rolle. Das menschliche Riechorgan verfügt über fünf Millionen Riechzellen. Mit traumwandlerischer Sicherheit und besser als mithilfe einer Partnerbörse erkennen Menschen am Geruch, ob das Erbgut des Gegenübers mit dem eigenen »matched« und wie stark dessen Immunsystem ist. Wir verfügen sozusagen über ein ganz feines Näschen für das Immunsystem eines potenziellen Geschlechtspartners. In ganz kurzer Zeit überprüft unser System, ob wir unser Gegenüber gut riechen können und ob es sich bezüglich der immungenetischen Ausstattung um einen geeigneten oder eher ungeeigneten Partner handelt. Schließlich soll der mögliche Nachwuchs die optimale genetische Ausstattung erhalten – für die Abwehr von Krankheiten und damit auch für den Erhalt der Art.[1]

Der Schnüffeltest

Ein legendäres Experiment wurde mit Studentinnen durch »Schnüffeltests« an getragenen T-Shirts von männlichen

Testpersonen durchgeführt, danach sollten diese eine fiktive Partnerwahl vornehmen. Instinktiv bevorzugten die jungen Frauen jeweils den Geruch derjenigen Männer, deren Immungene sich deutlich von ihren eigenen unterschieden.[2]

Im Blickpunkt steht dabei der MHC-Komplex, der *Major Histocompatibility Complex*, der sowohl beim Menschen als auch bei anderen Wirbeltieren und selbst beispielsweise bei kleinen Fischen wie Stichlingen für das Erkennen von Krankheitserregern unentbehrlich ist. Er umfasst eine Kette eng miteinander gekoppelter Gene, welche die genetische Information für die sogenannten MHC-Antigene enthalten. Dieser Teil des Immunsystems produziert die MHC-Moleküle, die dafür zuständig sind, den T-Zellen Bruchstücke von körpereigenen und körperfremden Eiweißen zu zeigen. Das Immunsystem erkennt daran, welche Eindringlinge in den Körper gelangen und ob körpereigene Zellen bereits beschädigt sind. Diese Information ist der zentrale Schlüssel dafür, dass bestimmte Immunzellen aktiviert werden oder eben nicht aktiviert werden. Dabei unterscheiden Menschen sich je nach genetischer Ausstattung in der Anzahl der möglichen MHC-Molekül-Varianten. Je mehr unterschiedliche MHC-Moleküle ein Mensch produzieren kann, desto mehr verschiedene Krankheitserreger kann sein Immunsystem theoretisch erkennen und bei Bedarf unschädlich machen.[3]

Große und kleine Unterschiede

Beim Menschen gibt es Aberhunderte dieser MHC-Varianten, die auch *Allele* (griech. *allos*, »andere«) genannt werden. Ein Allel ist eine Genvariante, welche die Ausprägung eines Merkmals bestimmt. Hinsichtlich der Erkennung und Abwehr von Krankheiten durch das Immunsystem ist es essenziell, dass der Nachwuchs von Partnern gezeugt wird, die sich genetisch in ihren MHC-Allelen deutlich voneinander unterscheiden, damit die Immunabwehr auf eine breitere Basis gestellt werden kann.[4]

Eine zu große genetische Vielfalt hinsichtlich des MHC-Komplexes ist aber wohl auch nicht optimal. Je vielgestaltiger die Zahl der MHC-Moleküle ist, desto mehr autoaggressive T-Zelllinien können potenziell entstehen. Diese Immunzellen greifen körpereigenes Gewebe an und können im schlimmsten Fall Autoimmunerkrankungen auslösen. Daher müssen die gefährlichen T-Zelllinien vom Immunsystem aufwendig erkannt und abgeschaltet werden, was wiederum die Immunabwehr schwächt. Ein zu großer genetischer Unterschied von zwei Sexualpartnern ist demnach genauso schlecht wie ein zu kleiner. Offensichtlich gibt es hier ein Optimum: Der gesunde Mittelweg scheint der Goldstandard zu sein.[5]

Wie aber finden potenzielle Geschlechtspartner diesen Goldstandard heraus? Dieser Frage gingen Evolutionsbiologen am Tiermodell nach. Sie nahmen an, dass auch Stichlinge ebenso wie Menschen eine Duftspur hinterlassen, die ihre MHC-Allele verraten. In einem Strömungskanal konnten Stichlingsweibchen sich für einen favorisierten Geruch zwischen zwei unterschiedlichen Männchen entscheiden. Dabei zeigte sich, dass Stichlingsweibchen den Geruch derjenigen Männchen bevorzugen, die beim Nachwuchs eine optimale Ergänzung der eigenen genetischen Ausstattung erwarten ließen. Die Weibchen mit geringer eigener MHC-Allel-Vielfalt bevorzugten Männchen mit hoher Allel-Vielfalt und umgekehrt. Es gelang den Wissenschaftlern sogar, mit isolierten Duftstoffen eine höhere oder geringere MHC-Allel-Zahl vorzutäuschen und damit die Attraktivität von Stichlingsmännchen zu verändern. Sechs unterschiedliche MHC-Allele zu besitzen, schien der optimale und von den Weibchen bezüglich des Nachwuchses angestrebte Wert zu sein.[6]

Stellt dieser Wert aber nun hinsichtlich der Abwehr von Krankheiten wirklich das Nonplusultra dar? Um diese Frage zu klären, wurden mehr als 100 parasitenfreie, im Labor erbrütete Stichlinge, die von sechs genetisch unterschiedlichen Elternpaaren stammten, kontrolliert den drei häufigsten Parasitenarten ausgesetzt. Es zeigte sich, dass die Tiere mit einer mittleren Anzahl von MHC-Molekülen tatsächlich den geringsten Parasitenbefall und die höchste Vitalität aufwiesen. Eine größere oder geringere Anzahl von MHC-Allelen senkte dagegen die Fitness deutlich. Im Rückschluss auf den Menschen gehen die Forscher davon aus, dass es ein genetisches Optimum hinsichtlich der Partnerwahl gibt, das sich von dem Modell einer maximal möglichen genetischen Vielfalt deutlich unterscheidet.

Aufgenommen werden die Duftstoffe vermutlich von speziellen Nervenzellen. An Mäusen konnten Wissenschaftler des Max-Planck-Instituts für Immunbiologie in Freiburg bereits Geruchsrezeptoren in der Nase nachweisen, welche die Peptide binden können, die von den MHC-Molekülen freigesetzt werden und mit dem Urin als Duftmarke nach außen gelangen. Beim Menschen könnten solche Rezeptoren auch existieren, obwohl sie gar nicht zwingend erforderlich sind, da das normale Riechepithel, ein Gewebe in der Nasenschleimhaut, das auf die Sinneswahrnehmung von Gerüchen spezialisiert ist, die Peptide vermutlich auch erkennen kann. In einer früheren Studie konnte nachgewiesen werden, dass die genetische MHC-Ausstattung mit einer Vorliebe für bestimmte Parfümduftnoten korreliert – das Parfüm zur perfekten Partnerwahl.[7]

Perfekter Partner dank verschwitzter Shirts

Die Rolle von Pheromonen bei Anziehung und Partnerwahl wurde in den letzten Jahren intensiv erforscht und vermarktet. So werden Pheromon-Parfüms für den zusätzlichen Anziehungskick angeboten, rund um die vermeintlichen Sexuallockstoffe ist gar ein eigenes Dating-Format entstanden: Pheromon-Partys.

> Das Konzept: Jeder Gast bringt ein T-Shirt mit, in dem er drei Nächte geschlafen hat – und die anderen Gäste dürfen sich durch die T-Shirts schnuppern. Wer sich gut riechen kann, bekommt die Chance, sich zu treffen.
>
> Diese Art »Pheromon-Tinder« basiert also auf dem Gedanken, dass Menschen wie Tiere Pheromone durch den Schweiß abgeben können. Als geruchlich besonders anziehend sollen Menschen auf uns wirken, deren Immunsystem sich in einigen Abschnitten von dem unseren unterscheidet – eine gute Voraussetzung für gesunden Nachwuchs.
>
> Aber können wir tatsächlich das Immunsystem anderer Menschen erschnuppern? Darüber wird unter Wissenschaftlern noch sehr kontrovers diskutiert.

Sich gut riechen können

Forscher haben einen synthetischen Duftstoff entwickelt, der den individuellen Körpergeruch des Trägers oder der Trägerin verstärkt, wodurch die Suche nach dem biologisch perfekten Partner erleichtert werden könnte. Wer den richtigen Partner sucht, kann neben Dating-Plattformen jetzt auch auf wissenschaftliche Hilfe hoffen, denn der Eigengeruch spielt bei der Partnerwahl eine entscheidende Rolle. Aus dem Tierreich ist dies schon lange bekannt. Die Erkenntnis, dass dies auch auf Menschen zutrifft, ist hingegen relativ neu.

Die Partnerwahl über die Nase geschieht unterbewusst. Die Immungene und der damit verbundene Geruch sind bei jedem verschieden. Beim Menschen kommen viele Hundert verschiedene Formen der sogenannten HLA-Immungene vor, die für das Immunsystem zur Unterscheidung von körpereigenen und körperfremden Strukturen sehr wichtig sind. Nun besitzt aber jeder Mensch nur eine begrenzte Zahl von Varianten, und diese bestimmen den typischen Körpergeruch.

Wissenschaftler haben im Labor diese Gerüche entschlüsselt und sie künstlich nachgebildet. Am Ende stand wieder ein Test mit rund 30 Studentinnen. Man bot ihnen jeweils zwei verschiedene Duftmischungen an, und sie bevorzugten der Studie zufolge diejenige, die ihrem eigenen Körpergeruch am ähnlichsten war. Allerdings gaben sie an, den präferierten Duft nicht an anderen Menschen oder einem potenziellen Partner riechen zu wollen. Praktisch bedeutet das, dass auch herkömmliche Parfüms danach ausgewählt werden, ob sie den Körpergeruch des Trägers unterstützen. An anderen hingegen kann man sein eigenes Parfüm nicht gut riechen.[8]

Was ist dran am Männerschnupfen?

Tatsache ist, dass Männer häufiger und schwerer als Frauen auch an banalen Infekten erkranken. Wissenschaftler machen Unterschiede im Immunsystem dafür verantwortlich, die unter anderem von Hormonen und genetischer Disposition beeinflusst werden. Aber auch der Lebensstil spielt natürlich eine wichtige Rolle, denn neben der Biologie gibt es einige andere Ursachen für die erhöhte Infektanfälligkeit von Männern, die bekanntermaßen häufiger ein geringeres Bewusstsein für die eigene Gesundheit entwickeln als Frauen.

Ist eine Erkältung im Anflug, und leidet der Mann, sollte Frau sich nicht gleich genervt abwenden, denn wissenschaftlich belegt machen Infekte Männern tatsächlich mehr zu schaffen als ihrem weiblichen Gegenüber. Männer erkranken also im Vergleich zu Frauen häufiger und schwerer an Infekten und sprechen auch nachweislich auf klassische Impfungen nicht so gut an. Zahlreiche Studien belegen diese erhöhte Anfälligkeit von Männern für Infektionen mit Bakterien, Viren, Parasiten und auch für eine Blutvergiftung, die als Folge von Infektionen auftreten kann. So erkranken beispielsweise 1,3-

mal mehr Männer als Frauen an einer saisonalen »Grippe«. Mit Tuberkulosebakterien sind je nach Region weltweit bis zu dreimal mehr Männer infiziert als Frauen, und sie erkranken schwerer an Meningokokken, Pneumokokken und Infektionen mit Hepatitisviren. Bei Keuchhusten und Diphtherie sind dagegen im Durchschnitt häufiger Frauen betroffen.

Obwohl man schon lange von der unterschiedlichen Reaktion auf Krankheitserreger bei Mann und Frau weiß, existieren nur wenige Untersuchungen, welche diesem Phänomen auf den Grund gehen. Das Immunsystem spielt hier natürlich die entscheidende Rolle, und dieses wird von Hormonen und Genen beeinflusst.[9]

Aber steckt vielleicht noch etwas anderes hinter dem Männerschnupfen? Handelt es sich etwa um ein soziokulturelles Phänomen? Stellen Männer psychologisch betrachtet ihr Leiden nur mehr zur Schau in einem Akt der Regression, dem Rückfall in kindliches Verhalten? Ein einfacher Schnupfen reicht scheinbar aus, um das Kind im Manne zum Vorschein zu bringen: Er will zurück auf den Mutterschoß und getröstet werden. Es geht darum, Zuwendung und Beistand zu bekommen, also etwas Positives aus der Erkrankung zu ziehen. Dieses Phänomen nennt man in der Medizin »sekundären Krankheitsgewinn«.

Den Grund für dieses Verhalten sehen Mediziner in der Sozialisation von Männern. Welcher Junge hat als Kind nicht den altbekannten Spruch zu hören bekommen: »Ein Indianer kennt keinen Schmerz!« Der Glaubenssatz, der dahintersteckt, wirkt sich im Erwachsenenalter nachhaltig auf das Verhalten von Männern bei gesundheitlichen Problemen aus. Entweder verdrängen sie Krankheiten oder benehmen sich schlichtweg irrational.

Hieran lässt sich auch erkennen, dass Lebensstil, Erziehung, Geschlechterrolle und Tradition einen großen Einfluss auf Gesundheit und Krankheit der Menschen haben.[10]

Autoimmunerkrankungen – der Preis für eine bessere Immunabwehr

Im Blut von Frauen findet man mehr Immunglobuline, insbesondere IgM-Antikörper, und auch T-Helferzellen als bei Männern.

> **Immunglobuline** (Antikörper) sind lebenswichtige Eiweiße, die im Blut zirkulieren und vielfältige Aufgaben erfüllen. Sie sind ein wesentlicher Bestandteil unseres Immunsystems. Zu den wichtigsten Aufgaben gehört das Abfangen von in den Körper eingedrungenen Viren, Bakterien und deren Stoffwechselprodukten sowie von Stoffen, die während einer Entzündung im Körper oder bei der Zerstörung von Zellen entstehen.

Doch die weibliche Immunstärke hat auch einen Nachteil: Sie kann zu Autoimmunkrankheiten führen, bei denen Immunzellen oder Antikörper eigenes Körpergewebe angreifen. So sind etwa 80 % der Patienten mit Hashimoto, Lupus oder Sjögren-Syndrom Frauen. Ebenso sind Frauen von Rheumatoider Arthritis oder Multipler Sklerose zwei- bis dreimal häufiger betroffen als Männer.

Das Immunsystem der Frau ist unglaublich anpassungsfähig und flexibel. Abhängig vom Hormonstatus, der im Rahmen des Zyklus enorm schwanken kann, geht es mal mehr in Richtung Abwehr oder Toleranz. Im Rahmen einer Schwangerschaft müssen Mutter und Kind gut vor einer Infektion geschützt werden. Aber die Immunabwehr muss sich auch tolerant verhalten, schließlich beherbergt der mütterliche Körper über neun Monate ein Kind, welches die mütterlichen Immunzellen eigentlich als fremd erkennen und angreifen müssten, weil es zur Hälfte mit väterlichen Merkmalen ausgestattet ist.

Das weibliche Sexualhormon Östrogen bietet einen

Schutzeffekt vor Infektionen und wirkt stärkend auf Immunzellen. Bei Frauen vor der Menopause setzen die Eierstöcke im Zyklus schwankend große Mengen Östrogen und Progesteron frei. Auch Männer produzieren Östrogene und Progesteron, jedoch in deutlich geringeren Mengen. Bei ihnen dominiert das in den Hoden gebildete männliche Sexualhormon Testosteron. Immunzellen tragen Rezeptoren für sämtliche Sexualhormone auf ihrer Oberfläche. Lagert sich Östrogen an die Immunzellen an, die Antikörper produzieren, also die B-Zellen, werden diese aktiver. Ebenso erhöhen Östrogene die Arbeitsgeschwindigkeit der Thymusdrüse, wodurch mehr T-Zellen ins Blut gelangen. Testosteron dagegen hemmt die T-Zellen-Aktivierung. Je höher die Testosteronspiegel von Männern waren, desto schwächer fiel jedoch deren Antikörperantwort auf eine Grippeimpfung aus – ganz nach dem Motto dicker Bizeps und trotzdem verschnupft im Bett.[11]

Frauen und Männer – unterschiedliche Immunsysteme

Die Geschlechter unterscheiden sich bezüglich ihrer Hormone, ihrer Anatomie und ganz grundlegend natürlich auch in ihrer genetischen Ausstattung. Frauen haben in jeder Körperzelle (also auch in jeder Immunzelle) zwei, Männer nur ein X-Chromosom. Während der Entwicklung wird in den Zellen des weiblichen Embryos jeweils eines der beiden X-Chromosomen inaktiviert. Allerdings ist dieses Abschalten nicht immer ganz vollständig. Man geht davon aus, dass etwa 15 % der Gene auf dem zweiten X-Chromosom offenbar aktiv bleiben und Frauen daher vom jeweiligen Genprodukt doppelt so viel in ihren Körperzellen haben wie Männer. Auf dem X-Chromosom liegen etwa 1000 Gene, die direkt oder indirekt etwas mit der Immunabwehr zu tun haben. Dazu zählen zum Beispiel Gene, welche die Information für die sogenannten *Toll-like-Rezeptoren* (TLR) tragen. Die Toll-like-Rezeptoren gehören zur angeborenen Immunabwehr und sind gewissermaßen körpereigene Alarmglocken, die das Immunsystem vorwarnen, wenn eine Erkältung im Anmarsch ist. Das Sexualhormon Östrogen hat einen Schutzeffekt vor Infektionen und wirkt stärkend auf alle Immunzellen. Davon hat die Frau nun mal deutlich mehr als der Mann, der bekanntlich über mehr Testosteron verfügt – das sogar für eine Reduzierung der Toll-like-Rezeptoren sorgt. Es konnte gezeigt werden, dass die Abwehrreaktion bei Frauen offenbar schneller und besser in Gang kommt, weil ihre Immunzellen schlichtweg mehr dieser Alarmglocken auf ihrer Oberfläche tragen.[12]

Wie gut unser Immunsystem funktioniert und uns vor Infekten schützt, hängt von vielen Einflüssen ab. Das Alter, aber auch die Jahreszeit oder sogar die Tageszeit entscheiden darüber, wie das Immunsystem mit potenziellen Krankheitserregern klarkommt. Umweltfaktoren, Ernährung, das Mikrobiom, Stress und die individuelle Infektionshistorie sind ebenfalls von großer Bedeutung.

Vor allem mit zunehmendem Alter verändert sich das Immunsystem, es arbeitet weniger effektiv. Das liegt zum einen daran, dass die Zahl der Abwehrzellen im Alter abnimmt.[13] Eine entscheidende Rolle spielen hierbei die T-Zellen, die wie eingangs schon beschrieben im Thymus hergestellt und ausgebildet werden.

Der Thymus bildet sich aber nach der Pubertät kontinuierlich zurück, und im gleichen Maße nimmt auch die Menge der im Thymus gebildeten Abwehrzellen im Laufe des Alterns ab.[14]

Trotz der vielfältigen Einflüsse und interindividuellen Unterschiede ist die Geschlechtervarianz ein noch größerer, nicht zu unterschätzender Einflussfaktor. Natürlich gibt es wie immer auch Unschärfen, denn ein Mann, der gut auf sich achtet, sich gut ernährt, hat infolgedessen womöglich seltener und weniger heftig mit Infekten zu tun als eine Frau, die ein »immunologisches Lotterleben« führt.

Möglicherweise verläuft die Antikörperantwort bei Männern auch anders als bei Frauen. Es gibt Hinweise darauf, dass Männer viel früher, nämlich schon an Tag eins nach dem Kontakt mit einem Krankheitserreger, einen Antikörperpeak zeigen, Frauen dagegen erst an Tag drei. Dies konnte im Rahmen der Grippeschutzimpfung gezeigt werden. Frauen reagierten in diesem Zusammenhang insgesamt zwar besser auf Grippeimpfungen, sie litten aber auch stärker und länger unter Nebenwirkungen.[15] Und dass der berüchtigte Männerschnupfen, oder im schlimmsten Fall sogar die Männergrippe, nicht bloß ein Mythos ist, konnte wie gezeigt in Studien belegt werden.[16]

DAS IMMUNSYSTEM STÄRKEN

Bewegung

*Eine Reise von tausend Meilen
beginnt mit einem kleinen Schritt.*

LAOTSE

Sport – Chancen und Risiken

Die positive Wirkung von körperlicher Bewegung und moderatem Ausdauertraining als Bestandteil der Prävention von degenerativen Herz-Kreislauf-Erkrankungen, zur Förderung der körperlichen und geistigen Entwicklung und zur Rezidivprophylaxe bei onkologischen Erkrankungen ist unbestritten und in zahlreichen wissenschaftlichen Untersuchungen hinreichend belegt. Bis Mitte der 70er-Jahre standen das Herz-Kreislauf-System und die Lunge im Mittelpunkt der sportmedizinischen Forschung. Danach verlagerten sich die Schwerpunkte auf die Beurteilung des Einflusses von Bewegung und Sport auf Stoffwechselprozesse und -erkrankungen. Darauf folgten Forschungsbemühungen im Zusammenhang mit onkologischen Erkrankungen und Alterungsprozessen. Viele dieser Erkenntnisse aus der Grundlagenforschung ermöglichen es uns heute, die in Theorie und Praxis gewonnenen Erkenntnisse neu zu definieren, weiterzuentwickeln und auf den Gesamtorganismus einschließlich des Immunsystems zu übertragen.

Häufige Infektionskrankheiten wie Erkältungen, Entzündungen des Rachenraumes oder Mandelentzündungen kommen bei Sportlern wesentlich seltener vor als bei gänzlich Untrainierten. Darüber hinaus wurde in einer internationalen Studie nachgewiesen, dass intensive sportliche Belastung dreimal pro Woche das Risiko für krankheitsbedingte Ausfalltage signifikant senkt.[1]

Das Immunsystem befindet sich im ganzen Körper

Es gibt nicht einen einzelnen Ort im Körper, an dem sich das Immunsystem befindet. Es ist überall verteilt, und viele Organe arbeiten Hand in Hand mit unterschiedlichen Aufgaben und Mechanismen an einer erfolgreichen Krankheitsabwehr. Erstaunlicherweise erfüllt jede zehnte Zelle des Körpers eine Rolle im Zusammenhang mit dem Immunsystem. Zusammengenommen wiegen die Zellen des Immunsystems eines Erwachsenen bis zu drei Kilogramm und sind damit schwerer als beispielsweise Herz, Lunge, Leber oder Nieren. Deswegen wird das Immunsystem auch zu den sogenannten großen Organen des Körpers gerechnet.

Wenn wir uns sportlich betätigen, löst diese akute Belastung deutliche Veränderungen des Blutbildes aus. Der Körper schüttet dabei Hormone wie zum Beispiel Adrenalin aus, die dann wiederum das Immunsystem aktivieren. Aber auch verschiedene Zellen vermehren sich schon nach wenigen Sekunden und werden deutlich aktiver, so etwa die natürlichen Killerzellen, die bei der Abwehr von Tumorzellen und virusinfizierten Zellen eine wichtige Rolle spielen.[2]

Sport und Entzündungen

In einer Studie mit 13 000 Teilnehmern belegte der amerikanische Forscher Ford, dass regelmäßiges Training entzündungshemmend wirkt.

Eine Vielzahl von Hormonen (z. B. Cortisol) und Botenstoffen des Immunsystems (Interleukine) sind daran beteiligt. Wie überall macht auch beim Sport die Dosis das Gift. Mit anderen Worten, zu viele und zu intensive sportliche Betätigungen können das Gegenteil bewirken und das Immunsystem schädigen. Bekannt unter Sportlern ist der sogenannte Open-Window-Effekt: In der Phase nach sehr intensiven sportlichen Belastungen ist der Körper anfälliger für Infekte und empfänglicher für Krankheitserreger. Der Grund liegt darin, dass die Anzahl der Abwehrzellen in dieser immunologischen Lücke unter das Ausgangsniveau fällt.[3]

Daher treten beispielsweise auch nach langen Ausdauerwettkämpfen vermehrt Atemwegsinfekte auf. Nach einem 56-km-Langstreckenlauf konnte sogar ein direkter Zusammenhang zwischen den Laufzeiten (= Intensität der Belastung) und der Infektionsrate beobachtet werden.[4]

Besonders ungünstig ist es, wenn bei bereits bestehenden Infekten intensives Training oder sogar Wettkämpfe durchgeführt werden.

Es lassen sich sogar Zusammenhänge zwischen körperlicher Belastung, Herzmuskelentzündungen und plötzlichem Herztod feststellen. Daher ist es umso wichtiger, bei Infektionen mit Zeichen von Fieber, Lymphknotenschwellung, allgemeiner Abgeschlagenheit und Krankheitsgefühl völlig auf Sport zu verzichten. Hingegen kann bei leichteren Erkrankungen wie Schnupfen ohne Fieber niedrig dosiertes, eher regeneratives Training im Einzelfall vertretbar sein.

Übertrainingssyndrom und ein Eiweiß, das krank macht

Unser Körper kann und sollte durchaus etwas leisten. Doch immer dann, wenn er zu viel Leistung erbringen muss, wenn also eine körperliche oder auch psychische Überbelastung entsteht, stellen sich Stresssymptome ein.

Eine Studie von Schumann u.a. bestätigte dies bei körperlich gestressten Sportlern mit dem sogenannten Übertrainingssyndrom (OTS, Overtraining Syndrome). Dazu wurde bei 27 Patienten mit hoher Trainingsintensität und unerklärlichem Leistungsabfall bei gleichzeitiger Erschöpfung und undefinierbaren Krankheitssymptomen der Kynureninspiegel im Blut untersucht. Kynurenin ist eine Eiweißstruktur, die

Immunreaktionen unterdrückt und Entzündungsprozesse reguliert, um nach längeren belastenden Phasen das ursprüngliche Gleichgewicht des Immunsystems wiederherzustellen.

Als Kontrollgruppe wurden 109 Blutproben gesunder Freizeitsportler genommen. Es zeigten sich signifikant (um 43 %) höhere Kynureninwerte bei der Sportlergruppe mit Übertrainingssyndrom im Vergleich zur Kontrollgruppe. Der Kynureninspiegel der Kontrollgruppe veränderte sich kaum.

Diese Studie zeigt, dass körperlicher Stress in Form eines Übertrainings bei unzureichender Regeneration zu einem chronischen Entzündungszustand führt, der eine Gegenregulation des Immunsystems durch erhöhten Kynureninspiegel zur Folge hat. Dadurch wird wiederum die Bildung des »Glückshormons« Serotonin gestört – Stresssymptome gehen häufig mit niedrigen Serotoninspiegeln einher –, was die unspezifischen Symptome, depressiven Zustände und Müdigkeit der Sportler im Verdacht auf Übertraining erklärt. Auch hier zeigt sich wiederum eindrucksvoll, dass viel nicht immer viel hilft.[5]

Sport und das Immunsystem – Risikofaktoren
- Der »Open-Window-Effekt« verstärkt kurzfristig das Infektionsrisiko nach dem Sport.
- Übertraining kann zu vorübergehender Immunschwächung führen.
- Ausreichend Schlaf und Regeneration sowie Trainingssteuerung sind wichtig für ein gesundes Immunsystem.

Ausdauersport – maßvolle Belastung

Sportlich aktive Menschen leben heutzutage durchschnittlich fünf Jahre länger. Die krankheitsfreie Zeit erhöht sich sogar um bis zu acht Jahre. Zahlreiche Studien beweisen, wie günstig moderates Ausdauertraining die Funktionalität des Immunsystems beeinflusst. Besonders Menschen mit Infektanfälligkeit kann eine entsprechende Trainingstherapie uneingeschränkt empfohlen werden. Auch altersbedingte immunologische Defizite und das Risiko, an Krebs zu erkranken, werden verringert. Epidemiologische Untersuchungen fanden überdies bereits bei nur mäßig Ausdauertrainierten eine im Vergleich zu Untrainierten deutlich reduzierte Rate an Atemwegsinfekten.[6]

Die optimale Wirkung für den Laufsport liegt bei Trainingsumfängen zwischen 15 bis 25 Kilometern pro Woche, verteilt auf drei bis vier Trainingseinheiten. Dieses Maß an körperlicher Belastung lässt sich auch auf andere Ausdauersportarten übertragen.

Damit Sie in Ihren Trainingseinheiten eine Über- oder Unterbelastung vermeiden, sollten Sie sich innerhalb Ihrer persönlichen Herzfrequenzbereiche bewegen. Durch ein Training mit Pulskontrolle sind Sie in der Lage, Ihr Training individuell auf Ihre persönlichen Herzfrequenzbereiche abgestimmt zu gestalten und zu steuern.

Vorteile eines Trainings mit Pulskontrolle

- Sie trainieren mit der richtigen Intensität.
- Gesundheitliche Risiken durch Überbelastung werden minimiert.
- Ineffektives Training durch Unterbelastung wird vermieden.
- Die Trainingsleistung kann durch Pulskontrolle objektiviert werden.
- Trainingsfortschritte können dokumentiert werden.
- Trainingsziele werden dadurch eher erreicht.
- Die Beachtung der Herzfrequenz bewahrt vor zu viel Ehrgeiz.
- Bei zu wenig Ehrgeiz kann die Kontrolle der Herzfrequenz anspornen.

Ermittlung des Ruhepulses

Zur Ermittlung des Ruhepulses haben Sie folgende Möglichkeiten: Sie können mit einem Finger an der Daumenseite des Handgelenks den Puls messen oder auch seitlich am Hals, an der Halsschlagader. Ermittelt werden immer die Pulsschläge pro Minute. Oder Sie nutzen eine Pulsuhr. Gemessen wird im Liegen, am besten morgens vor dem Aufstehen oder nach mindestens zehn Minuten Ruhe. Sie sollten darauf achten, entspannt zu sein und sich nicht zu bewegen, denn schon kleine Bewegungen oder innere Anspannung können den Ruhepuls signifikant ansteigen lassen.

Ermittlung der maximalen Herzfrequenz – ein Selbsttest

Die beste Methode zur Feststellung der individuellen Herzfrequenzbereiche ist ein sportmedizinischer Leistungstest in Form einer Leistungsdiagnose mit Bestimmung der Laktatkonzentration unter standardisierten Bedingungen. Von Vorteil hierbei ist überdies, dass ein erfahrener Sportmediziner Sie berät und der Test unter ärztlicher Betreuung stattfindet. Dies ist wichtig für Einsteiger mit Risikofaktoren wie Herz- Kreislauf-Erkrankungen, starkem Übergewicht oder anderen Erkrankungen. Wenn Sie gesund und körperlich fit sind und schon längere Zeit trainieren, können Sie Ihre maximale Herzfrequenz mit dem folgenden Test auch selbst bestimmen:

Selbsttest

Laufen Sie sich 10 Minuten locker ein.
Laufen Sie anschließend 3 × 3 Minuten im gesteigerten Tempo. Die erste der drei Minuten gemütlich, die zweite, sodass Sie schon fast außer Atem kommen, und die dritte Minute »volle Pulle«. Nach jeder Dreiminutenbelastung traben Sie 2 Minuten. Am Schluss laufen Sie sich 10 Minuten aus.

Die Herzfrequenzen, die Sie bei der »Volle-Pulle-Phase« gegen Ende messen, stellen Sie in einen Vergleich. Die höchste gemessene Herzfrequenz ist Ihr Maximalpuls. Das Einfachste ist, bei diesem Selbsttest einen Pulsmesser zu tragen. Wenn Sie keinen besitzen, bleiben Sie nach den schnellen 3 Minuten sofort stehen, suchen Ihren Puls an der Halsschlagader oder dem Handgelenk und zählen 15 Sekunden lang die Pulsschläge. Multiplizieren Sie diesen Wert mit 4, erhalten Sie Ihre maximale Herzfrequenz. (Wenn Sie eine ganze Minute lang zählen, sinkt der Puls in dieser Zeit je nach Trainingszustand schon deutlich ab, was den Wert eventuell verfälschen würde.)

Den optimalen Herzfrequenzbereich berechnen
Sportwissenschaftler berechnen den optimalen Herzfrequenzbereich eines Menschen mit der sogenannten Karvonen-Formel:

$$HF_{train} = (HF_{max} - RP) \times Faktor + RP$$

Die optimale Trainingsherzfrequenz (HF_{train}) ist also die Differenz der maximalen Herzfrequenz (HF_{max}) und des Ruhepulses (RP).

Der Faktor bestimmt dabei die Intensität der Trainingseinheit:
Faktor 0,5: für Untrainierte
Faktor 0,6: für moderates Training
Faktor 0,8: intensives Ausdauertraining

Die Belastungsintensität sollte eher niedrig im *aeroben* Bereich gewählt werden. Das Wort *aerob* kommt aus dem Griechischen und bedeutet »Luft«. *Anaerob* ist das Gegenteil und bedeutet somit »ohne Luft«: Wenn wir also beim Sport aus der Puste kommen, befinden wir uns im anaeroben Bereich. Es herrscht Sauerstoffmangel. Die Herzfrequenz kann als grobe Orientierung für die Bestimmung der anaeroben Schwelle dienen. Beim aeroben Training liegt sie etwa bei einem Wert von 70–80 % der maximalen Herzfrequenz. Bei 80–90 % der maximalen Herzfrequenz trainieren Sie hingegen schon in der anaeroben Zone.

Übersicht: aerobes und anaerobes Ausdauertraining

	aerob	anaerob
Art der Energiegewinnung	mit Sauerstoff	ohne Sauerstoff
verbrannte Nährstoffe	Fette und Kohlehydrate	Kohlehydrate
Trainingsbelastung	niedrig	hoch
Pulsbereich	unterer Pulsbereich, 70–80 % der max. Herzfrequenz	oberer Pulsbereich, 80–90 % der max. Herzfrequenz
beteiligte Muskelfasern	S-Fasern (rote Muskelfasern)	F-Fasern (weiße Muskelfasern)
typische Sportarten	leichter Ausdauersport: Laufen, Schwimmen, Radfahren, etc.	Sprints, Krafttraining, Leistungssport, etc.
Trainingsziel	Fettverbrennung/ Gewichtsreduktion, Ausdauer steigern	Leistungssteigerung, Muskelaufbau
Trainingsdauer und -intensität	längere Trainingsdauer bei niedriger Intensität	kürzere Trainingsdauer bei hoher Intensität

Diese Trainingssteuerung ist wichtig, denn durch variable Belastung kann individuell auf Verletzungen, Überlastungen oder eine schlechte Tagesform reagiert werden. Im Idealfall sollte der Großteil des Trainings mit niedriger Intensität durchgeführt werden. Etwa 65–70 % der Gesamttrainingszeit dafür sind ein guter Maßstab. Damit entfallen lediglich 30 % der Trainingszeit auf mittlere oder starke Belastungsphasen. Diese sollten so geplant sein, dass, wenn überhaupt, nur 5 % der Zeit tatsächlich bei sehr hoher Belastung für das Herz und den Körper trainiert wird.

Notwendige Regenerationszeiten müssen eingehalten werden, bei intensiverem Training sind mindestens 48 Stunden erforderlich.

Hoch intensive oder erschöpfende Belastungen und Leistungssport scheinen sich eher ungünstig auf die Funktionalität des Immunsystems auszuwirken. Daher sollte versucht werden, durch angepasste Trainingsgestaltung die negativen Auswirkungen in Grenzen zu halten. Hier sind besonders eine Regelmäßigkeit (ausreichende Grundlagenausdauer) und die Beachtung von Regenerationszeiten von Bedeutung.

Zu den stärkenden Sportarten, die sich in ihrer Intensität individuell anpassen lassen, gehören beispielsweise Joggen, Wandern, Spazierengehen, Nordic Walking, Radfahren, Schwimmen, Klettern, Bouldern, Yoga, Aerobic, moderates Krafttraining, Skilanglauf und Mountainbiking.

Wichtig ist also, dass Sie sich selbst nicht überfordern. Der Trainingsumfang sollte deshalb in Maßen statt in Massen gewählt werden, nur so wird das Immunsystem auf lange Sicht anpassungs- und widerstandsfähiger.[7]

Sport und das Immunsystem – Zusammenfassung

- Sport stärkt das Immunsystem, wobei niedrige und moderate Belastung besser ist als hoch intensive Sportarten bzw. Sporteinheiten.
- Es kommt insgesamt zu einer Erhöhung der weißen Blutkörperchen während des Sports, insbesondere aber zur Erhöhung der natürlichen Killerzellen und Lymphozyten.
- Sporttreibende sind statistisch seltener krank als Untrainierte.
- Es kommt zu einer verbesserten Körperzusammensetzung (Fett vs. Muskeln) sowie zu einer Reduktion entzündlicher Vorgänge im Körper.
- Regelmäßige Sporteinheiten gelten als Prävention bezüglich Tumorerkrankungen.
- Trainierte haben eine um fünf Jahre höhere Lebenserwartung und sind sogar acht Jahre länger »krankheitsfrei« als Untrainierte.
- Sport dient unter anderem der Vorbeugung vor Dickdarmkrebs, Brustkrebs, Gebärmutterkrebs, Lungenkrebs, Prostatakarzinomen und Eierstockkrebs.

Exkurs: »Sport ist Mord«

»No Sports« oder »Sport ist Mord« – das vielzitierte Urteil stammt angeblich vom britischen Premierminister Winston Churchill (1874–1965). Der schillernde Politiker führte Großbritannien siegreich durch den Zweiten Weltkrieg. Als ihn ein Reporter fragte, wie er sein hohes Alter erreicht habe, soll Churchill die berühmten Worte gesagt haben. Es ist aber nicht sicher, ob der passionierte Whiskey-Trinker und Zigarrenraucher das von Sportmuffeln gerne angeführte Argument überhaupt von sich gegeben hat. Schließlich war Churchill vor allem in seiner Jugend als Fechter und Polospieler aktiv, auch das Reiten liebte er über alle Maßen. Die Sogwirkung beschrieb er in seiner Autobiografie: »Keine Stunde, die man im Sattel verbringt, ist verloren.«[8] Später widmete er sich schwerpunktmäßig der Politik, bis er mit 91 Jahren starb. Wohl weil er an hohem Blutdruck litt und zwei Schlaganfälle überlebte, argumentieren fortan Sportmuffel mit dem angeblich sportfreien Lebensstil des Politikers gegen körperliche Bewegung.

Seit wann und mit welcher Bedeutung existiert eigentlich das Wort »Sport«? Im Englischen gibt es das Wort *disport*, was so viel bedeutet wie »Zerstreuung«, »Vergnügen« (lateinisch *deportare*, »sich vergnügen«). Der Sport früherer Jahrhunderte war in der Regel höheren Gesellschaftsschichten vorbehalten, da sie die Einzigen waren, die die entsprechende Muße dafür hatten. Im 17. Jahrhundert standen dem Sport der oberen Zehntausend, wie Jagen, Reiten und Fischen, die Spiele der unteren Schichten gegenüber. Dies waren dann in etwa Wettlaufen, Boxen und Ringen. Heutzutage wird der Begriff »Sport« für alle Arten der körperlichen Betätigung verwendet und hat die ursprünglich im Deutschen vorhandenen Begriffe wie zum Beispiel das seit dem 16. Jahrhundert gebrauchte Wort »Leibesübungen« oder den im 20. Jahrhundert geschaffenen Begriff »Leibeserziehung« abgelöst. Protagonisten der damaligen Zeit, wie Turnvater Jahn, die sich als erklärte Gegner des britischen Sportgedankens verstanden, warben stattdessen für ein deutsches Turnen.

Während für die einen Sport ein großes Vergnügen ist, treiben es andere zu weit und setzen tatsächlich manchmal ihr Leben aufs Spiel. Bekanntlich ist ja schon der erste Marathonläufer am Ziel tot zusammengebrochen. Frank Mooren vom Institut für Sportmedizin der Universität Gießen spricht hier sogar von einem »Marathon-Paradox«: Während das Training für einen solchen Lauf positive Effekte auf Herz, Bänder und das Immunsystem hat, gilt das für den Marathonlauf selbst nicht. Das Gesunde am Marathon ist also lediglich die Vorbereitung darauf.[9]

Churchills angeblicher Spruch gegen den Sport scheint nur im deutschsprachigen Raum populär. Man findet ihn auf keiner einzigen englischen Internetseite, und auch im *Oxford Dictionary of Quotations* sind diese Worte nicht auffindbar. Vielleicht sind diese Worte also nur eine Erfindung deutscher Sportgegner.[10] Glaubt man wiederum einer anderen unbestätigten Anekdote, so war *no sport* nur die halbe Wahrheit und erfuhr in dem Nachsatz *but exercises* eine Fortsetzung, die dem ganzen Zitat eine vollkommen andere Bedeutung gibt.

Schon einfache Bewegung im Alltag und an der frischen Luft stärkt das Immunsystem. Denn nicht nur beim Sport werden die Körperzellen aktiviert und das Immunsystem angekurbelt, sondern auch schon bei Alltagstätigkeiten wie dem Treppensteigen – die zudem Stress abbauen. Wer sich zusätzlich im Freien bewegt, tut seinem Körper noch mehr Gutes, denn durch die Sonne tankt er das für die Abwehrkräfte wichtige Vitamin D. Die frische Luft kurbelt außerdem die Durchblutung an, was zusätzlich die körpereigene Abwehr unterstützt.

Durch die Coronapandemie haben wir eine Vielzahl von neuen Daten erhalten, die ebenfalls unterstreichen, wie wichtig (Alltags-)Bewegung für unser Immunsystem und damit für unsere Gesundheit ist. Dass ausreichend Bewegung auch speziell vor einem schweren Coronaverlauf schützen kann, darauf deutet eine Studie hin, die 2021 im *British Journal of Sports Medicine* erschien. Sie bezieht sich auf Daten von 50 000 Coronapatienten und kommt zu dem Schluss: Wer sich kaum bewegt, hat ein höheres Risiko, ins Krankenhaus eingewiesen zu werden, als Menschen, die sich mindestens 150 Minuten pro Woche bewegen. 150 Minuten Bewegung lassen sich leicht in den Alltag integrieren. Es reicht, wenn man zum Beispiel etwas mehr als 20 Minuten pro Tag spazieren geht. Parken Sie beispielsweise Ihr Auto in einiger Entfernung vom Arbeitsplatz und gehen dann zu Fuß zum Arbeitsplatz, oder fahren Sie gleich mit dem Fahrrad zur Arbeit. Steigen Sie Treppen, statt den Fahrstuhl zu benutzen, machen Sie am Schreibtisch Kniebeugen – es gibt vielfältige Möglichkeiten, Bewegung in den Alltag einzubauen.

Übrigens sollten Sie auch regelmäßig intensiv lüften, um die Infektionsgefahr zu verringern, und zwar in allen Räumen, ob Büro, Schlafzimmer, Wohnzimmer, Küche oder Bad, und im Auto. Beim fachgerechten Lüften öffnen Sie die Fenster drei- bis viermal täglich für mindestens fünf Minuten – in der kälteren Jahreszeit bis zu zehn Minuten, in den wärmeren Monaten bis zu 30 Minuten. Eine solche Stoßlüftung ist wesentlich effektiver, als die Fenster dauerhaft gekippt zu lassen.

Ernährung

*Eure Nahrungsmittel sollen eure Heilmittel sein und
eure Heilmittel sollen eure Nahrungsmittel sein.*

HIPPOKRATES

Das Problem mit unserer verarmten Darmflora

Wie bereits zuvor beschrieben, besteht ein enger Zusammenhang zwischen Mikrobiom/Mikrobiota, Immunsystem und Gesundheit. Hierbei spielt auch die Vielfältigkeit unserer Darmflora eine wichtige Rolle. Doch diese hat dramatisch abgenommen, wie Studien und Untersuchungen von uralten Kotresten gezeigt haben. Die Bandbreite des Mikrobioms ist heutzutage um etwa 40 % reduziert. Was bedeutet das für unser Immunsystem, für unsere Gesundheit, für unsere Ernährung? Macht uns das anfälliger für Krankheiten, und was können wir dagegen tun?[1]

Als Marker für ein stabiles Mikrobiom beim Gesunden gilt die Vielfältigkeit, die Diversität, der Bakterien. Auch Stoffwechselprozesse wie die Fermentation von Ballaststoffen sind Merkmal eines gesunden mikrobiellen Ökosystems. Protektive Bakterien bauen Kohlenhydrate ab und produzieren kurzkettige Fettsäuren, vor allem Butyrat. Sie stabilisieren die Darmbarriere und regulieren somit das Immunsystem. Schädliche Bakterien bilden hingegen Lipopolysaccharide, fördern Entzündungen, bauen Proteine ab und setzen Toxine frei.

Die Ernährung prägt die Zusammensetzung der Bakterien. So kann man davon ausgehen, dass die Art und Menge an Ballaststoffen die Zusammensetzung des Mikrobioms wesentlich beeinflusst, vor allem bei langfristigen Ernährungsmustern. Denn während kurzfristige Ernährungsumstellungen die Darmmikrobiota schnell, aber reversibel verändern, können sich längerfristige Änderungen auf das Genom und die Stoffwechselaktivitäten der Mikrobiota auswirken.[2]

Studien zeigen, dass sich das Darmmikrobiom älterer Menschen von jenem junger unterscheidet und dass signifikante Zusammenhänge zwischen Ernährung, Mikrobiom und Gesundheitszustand bestehen. So führte eine zwölfmonatige Mittelmeer-Diät bei älteren Menschen aus fünf europäischen Ländern zu Veränderungen des Mikrobioms mit vielfältigen positiven Folgen: Die Entzündungswerte verringerten sich, die kognitiven Leistungen wurden besser, und die Gebrechlichkeit nahm ab.[3]

Auf der Suche nach der besten Ernährung

Für den griechischen Arzt Hippokrates war klar: Nur wer sich gesund ernährt, kann sich auch gesund erhalten.

Im wissenschaftlichen Zeitalter ist die Suche nach der gesündesten Ernährung keineswegs leichter geworden. Zwar ist immer besser erforscht, wie die einzelnen Nährstoffe im Körper wirken, aber das Gesamtbild wurde dadurch nur komplizierter: Wie viele Kohlenhydrate sind angemessen? Wie viele Mahlzeiten sollen wir zu uns nehmen? Sind viele kleine oder wenige große Mahlzeiten gesünder? Ist ein reichhaltiges Abendessen akzeptabel oder glattweg ungesund? Abschließende allgemeingültige, wissenschaftlich gesicherte Antworten auf diese vielen Fragen gibt es bis heute nicht.

Kein Wunder, dass es bei der Frage nach der gesündesten Ernährung so viele Wortmeldungen gibt. Wir stellen im Folgenden die beiden aktuellsten und fundiertesten Konzepte der Ernährungsmedizin vor: die vollwertige Ernährung, einschließlich der Mittelmeerkost (mediterrane Vollwerternährung) und die Planetary Health Diet.

Die vollwertige Ernährung

Die ersten wissenschaftlich fundierten Ernährungsempfehlungen kamen vom amerikanischen Landwirtschaftsministerium (USDA). Die regelmäßigen Aktualisierungen sind inzwischen viele Hundert Seiten lang – das meiste davon findet sich wenig später auch in den Richtlinien der Deutschen Gesellschaft für Ernährung (DGE) wieder. Allerdings gibt es begriffliche Unterschiede: Während die auf wissenschaftlicher Grundlage empfohlene Ernährung von der USDA als *balanced diet* (ausgewogene Kost) bezeichnet wird, nennt die DGE ihre Empfehlung inzwischen vollwertige Ernährung.

Hier kommt es leicht zu Verwechslungen: Die Deutsche Gesellschaft für Ernährung liegt mit der vollwertigen Ernährung sprachlich sehr nahe bei der ursprünglich von Prof. Kollath in den 1970er-Jahren propagierten Vollwerternährung, die damals mit ihrer Betonung von Frischkost, Vollkorn und Gemüse eine Außenseitermethode war.

Inzwischen liegen Vollwerternährung und vollwertige Ernährung inhaltlich näher beieinander, denn auch die DGE propagiert heute eine stark auf Gemüse, Obst und Vollgetreide basierende Kost. Der größte Unterschied besteht darin, dass die Vollwerternährung stärker die Herstellung und Verarbeitung der Lebensmittel betont. So fordert sie zum Beispiel eine überwiegend ökologische und sozial gerechte Produktion sowie umweltfreundliche Verarbeitung, Vermarktung und Verpackung. Auch verzichtet die Vollwerternährung, soweit es geht, auf Zusatzstoffe und die industrielle Bearbeitung von Lebensmitteln.

Die mediterrane Ernährung

Während die Empfehlungen zur vollwertigen Ernährung auf Basis wissenschaftlicher Annahmen über die Wirkung einzelner Nahrungsbestandteile entwickelt wurden, gingen die

Befürworter der mediterranen Ernährung, der Mittelmeerkost, einen ganz anderen Weg. Sie beobachteten in den 1950er-Jahren, dass die Bevölkerung von Kreta, die sich damals noch stark nach der traditionellen Ernährungsart des Mittelmeerraums richtete, im Vergleich mit anderen europäischen Ländern und den USA die längste Lebenserwartung und die geringste Rate an Herz-Kreislauf-Erkrankungen hatte. Die traditionellen Ernährungsgewohnheiten des Mittelmeerraums, schlossen die Wissenschaftler, stellen womöglich die in einem jahrhundertealten Experiment bestätigte gesündeste Art der Ernährung dar.

In den 16 Anrainerstaaten des Mittelmeers wird unterschiedlich gegessen, aber manche Gewohnheiten überschneiden sich stark und sind vor allem in der traditionellen Ernährung Griechenlands und Süditaliens zu finden:
- täglicher Verzehr von Früchten, Gemüse, nicht geschältem Getreide und Milchprodukten
- Olivenöl als hauptsächliches Koch- und Speisefett
- moderater Verzehr von Geflügelfleisch, Nüssen, Kartoffeln und Eiern
- häufiger Verzehr von Fisch
- seltener Verzehr von rotem Fleisch
- täglicher moderater Genuss von Wein
- frische Zubereitung der Mahlzeiten und der Verzicht auf industriell vorgefertigte Nahrung

Dass die mediterrane Ernährung sich in der Praxis bewährt, zeigen große Studien. So wurde bei Patienten mit metabolischem Syndrom das Risiko für eine Herzgefäßerkrankung durch Wechsel auf eine Mittelmeerkost um 35 % gesenkt. Unter einem metabolischen Syndrom versteht man eine Kombination unterschiedlicher Risikofakoren: Übergewicht bzw. zu viel Bauchfett (stammbetonte Adipositas), erhöhte Blutzuckerwerte, erhöhte Blutfettwerte und erhöhte Blutdruckwerte.

Auch nach einem Herzinfarkt kann die Umstellung helfen, weitere Gefäßkomplikationen zu verhindern. Schon nach drei Monaten lassen sich bei einer Umstellung auf mediterrane Ernährung ein niedrigerer Blutdruck und eine Besserung der Blutfette beobachten. Kein Wunder, dass inzwischen einzelne Komponenten der Mittelmeerkost auch Eingang in die Empfehlungen zur vollwertigen Ernährung gefunden haben, insbesondere die Pflanzenöle und der reichliche Verzehr von Obst und Gemüse. Außerdem schmeckt die Mittelmeerkost auch noch gut und ist ausgesprochen leicht zuzubereiten.[4]

Die mediterrane Vollwerternährung

In unserer Klinik empfehlen wir deshalb unseren Patienten seit über 20 Jahren eine nachhaltige, mediterrane Vollwerternährung mit großem Erfolg und großer Akzeptanz. Diese verbindet die Vorteile von Vollwerternährung und mediterraner Ernährung mit Umweltverträglichkeit und Umweltbewusstsein.

Eine Studie hat deutlich gezeigt, dass ein hoher Konsum von Ballaststoffen lebensverlängernd wirkt und vor Herz-, Lungen- und Infektionskrankheiten schützt. Weitere Studien beweisen, dass sich die mediterrane Vollwertkost außerdem positiv auf die Volkskrankheit Bluthochdruck auswirkt.[5]

Auf dem Speiseplan stehen überwiegend Gemüse und Vollkorngetreide, gedünstet oder leicht angebraten in Olivenöl. Fisch wird ein- bis zweimal, Fleisch nur einmal pro Woche empfohlen. Auf Wurstwaren, Fertiggerichte und raffinierte Fette wie Margarine wird verzichtet. Butter ist in Maßen erlaubt.[6]

Planetary Health Diet – regional, saisonal und nachhaltig

Für die Erde und die Gesundheit – ist das die Leitlinie für den perfekten Ernährungsplan? Unser Speiseplan steht auf verschiedenen Ebenen mit den Problemen unseres Planeten in Verbindung. Fachleute glauben, mit der *Planetary Health Diet* eine Ernährungsweise kreiert zu haben, welche die globalen Probleme lösen könnte, von Schadstoffemissionen und Klimawandel bis hin zu Krankheiten. Die Fleischliebhaber unter den Lesern können sich entspannen, genauso wie die Veganer, denn der Ernährungsplan der Planetary Health Diet lässt Spielraum für individuelle Gewichtungen – obwohl natürlich die Verfechter des ökologischen Fußabdrucks postulieren, dass Vegetarismus und noch besser Veganismus die beste Lösung wäre. Gemüse spielt in jedem Fall bei dieser Ernährungsweise eine zentrale Rolle.

Die Besonderheit der Planetary Health Diet besteht darin, dass sie versucht, gleichermaßen die Gesundheit des Menschen und die unseres Planeten in den Fokus zu rücken. Ein internationales Team aus 37 Forschern hat mit diesem zugegebenermaßen hohen Anspruch versucht, einen speziellen Speiseplan zu entwerfen, und das Ergebnis im Januar 2019 in der Fachzeitschrift *The Lancet* veröffentlicht.[7]

Wichtig war ihnen die Frage: Wie lassen sich zukünftig bei anhaltendem Bevölkerungswachstum weitere Milliarden von Menschen ernähren?

Die Experten des Gremiums, der »EAT-Lancet-Kommission«, kommen aus den verschiedensten Bereichen, aus der Politik, aus der Agrarwissenschaft, der Gesundheit, dem Umweltschutz. Das Ziel ihrer zweijährigen Forschungsarbeit war es, eine gesunde und nachhaltige Strategie zu entwickeln, wie sich auch im Jahr 2050 die Weltbevölkerung ernähren lässt, die laut aktueller Prognosen dann auf mindestens zehn Milliarden anwachsen wird. Dabei soll die Erde nach Möglichkeit nicht bis über ihre Grenzen ausgebeutet werden, und globale Probleme wie Zivilisationskrankheiten, Hungersnöte und die Erderwärmung sollen nicht die Oberhand gewinnen.

Im Klartext heißt das: Die Menschheit muss insgesamt den Verzehr von rotem Fleisch und Zucker drastisch reduzieren, genauer gesagt um die Hälfte. Auf der anderen Seite muss der Gemüseanteil unserer Nahrung enorm ansteigen. Auch Obst, Nüsse und Hülsenfrüchte sollten in größeren Mengen verzehrt werden.

So lautet der Plan der Planetary Health Diet im Detail:
- Gemüse: 300 Gramm (200–600 Gramm)
- Milchprodukte (Vollmilch oder aus dieser Menge hergestellte Produkte): 250 Gramm (0–500 Gramm)
- Vollkorngetreide (Reis, Weizen, Mais oder andere): 232 Gramm
- Obst: 200 Gramm (100–300 Gramm)
- Hülsenfrüchte: 75 Gramm (0–100 Gramm)
- Nüsse: 50 Gramm (0–75 Gramm)
- stärkehaltiges Gemüse (Kartoffeln, Maniok): 50 Gramm (0–100 Gramm)
- ungesättigte Fette: 40 Gramm (20–80 Gramm)
- Zucker (alle Süßungsmittel): 31 Gramm (0–31 Gramm)
- Geflügel: 29 Gramm (0–58 Gramm)
- Fisch: 28 Gramm (0–100 Gramm
- rotes Fleisch (Rind, Lamm, Schwein): 14 Gramm (0–28 Gramm)
- Eier: 13 Gramm (0–25 Gramm)
- gesättigte Fette: 11,8 Gramm (0–11,8 Gramm)

Bei diesen Angaben handelt es sich selbstredend um tägliche Durchschnittswerte, denn aus 28 Gramm Fisch und 13 Gramm Ei lässt sich schließlich kaum eine anständige Mahlzeit zubereiten. Es sind Richtwerte, die bei der Zusammenstellung der Lebensmittel auf dem Teller helfen können. Insbesondere die insgesamt 300 bis 900 Gramm Obst und Gemüse und die geringe Menge an Fleisch sind markante Fixpunkte.

Die Werte in Klammern bedeuten, dass hier eine Spannbreite vorgesehen ist, die es erlaubt, die Planetary Health Diet für jeden Menschen flexibel umzusetzen. So ist zum Beispiel eine individuelle Interpretation dieses Modells möglich, bei der überhaupt keine tierischen Produkte verzehrt werden, aber auch eine für Flexitarier akzeptable Variante ist denkbar, die zum Beispiel alle zwei Wochen mal ein kleineres Steak essen wollen.[8]

Vergleich der Lebensmittelmengen der Planetary Health Diet und der Vollwerternährung[9]:

Planetary Health Diet, EAT-Lancet-Kommission (Willett u. a. 2019)	Vollwertige Ernährung, Deutsche Gesellschaft für Ernährung (DGE) (Oberritter u. a., 2013, Leitzmann 2003)
Lebensmittelgruppe und Menge (g/Tag) (bei einer Energiezufuhr von 2500 kcal/Tag)	**Lebensmittelgruppe und Orientierungswert** (g/Tag) (bei einer Energiezufuhr von 1600–2400 kcal/Tag)
Getreide 232 (0–60 % der Gesamtenergie	Getreide(-produkte) 200–300
Kartoffeln 50 (0–100)	Kartoffeln, Nudeln, Reis 150–250
Gemüse 300 (200–600)	Gemüse und Salat, inkl. Hülsenfrüchten ≥ 400
Hülsenfrüchte 100	

Obst 200 (100–300)	Obst ≥ 250
Nüsse 25	davon: Nüsse 25
Rind-, Lamm- oder Schweinefleisch 14 (0–28)	Fleisch, Wurst 43–86
Geflügel 29 (0–58)	
Fisch 28 (0–100)	Fisch 21–31
Eier 13 (0–25)	Eier < 25
Milch (Vollmilch oder daraus hergestellte Produkte) 250 (0–500)	Milch(-produkte)
	Käse 200–250 50–60
ungesättigte Fettsäuren (Öle) 40 (20–80	Öle 10–15
gesättigte Fettsäuren* (Palmöl, Schmalz) 11,8 (0–11,8)	Butter, Margarine 15–30
alle Süßungsmittel (inklusive Zucker) 31 (0–31)	Getränke rund 1,5 l/Tag, bevorzugt Wasser

*Milchfett schon in Milch enthalten

Immunbooster-Bowl »Planetary Health Style«

Zutaten

400 g Dinkel	1 Birne oder süßlicher Apfel
400 g Steckrübe (eine kleine)	100 g Walnusskerne
Salz	3 EL Walnussöl
100 g Grünkohl	2 EL Apfelessig, naturtrüb
½ Rotkohl	1 TL scharfer Senf
1 kleine Stange Lauch oder Frühlingszwiebel	2 TL Honig
	150 g Joghurt (3,5 % Fett)
100 g Feldsalat oder Salat der Saison	1 Knoblauchzehe (oder mehr)
	5 Stiele Schnittlauch

Zubereitung

1. Dinkel in einem Sieb unter fließendem Wasser abspülen und mit der doppelten Menge Wasser und 1 Prise Salz in einem Topf zum Kochen bringen. 10 Minuten bei starker Hitze garen.
2. Steckrübe schälen und in kleine Würfel schneiden. Nach Ablauf der 10 Minuten zum Dinkel geben und aufkochen. Beides 40 Minuten bei mittlerer Hitze garen.
3. Grünkohl, Rotkohl und Lauch putzen, waschen und in feine Streifen schneiden. Feldsalat putzen und waschen. Birne waschen, entkernen, vierteln und quer in Scheiben schneiden.
4. Walnusskerne in einer Pfanne ohne Fett bei mittlerer Hitze 3–4 Minuten rösten, bis sie duften. Herausnehmen, abkühlen lassen und grob hacken. Für das Dressing Öl, Essig, Senf und Honig gut vermischen und mit Salz abschmecken.
5. Knoblauch schälen, Schnittlauch waschen, trocken schütteln und beides zusammen fein hacken. Unter den Joghurt rühren und mit Kräutersalz abschmecken.
6. Dinkel und Steckrübe abgießen und abtropfen lassen. Dann auf vier Schalen verteilen. Kohl, Salat und Lauch dazugeben und mit Birnenwürfel und Walnüssen bestreuen, danach mit Dressing beträufeln. Dazu den Joghurt-Dip servieren.

> **Walnüsse**
> Mit ihrem Reichtum an Ellagsäure stärken Walnüsse die Abwehrkräfte.
> Ellagsäure ist eine natürlich vorkommende Substanz. Medizinisch wird sie bedeutsam zur Vorbeugung bei Krebs und zur Behandlung von viralen und bakteriellen Infektionen. Die besten Ellagsäurequellen in der Nahrung sind Erdbeeren, Himbeeren, Brombeeren und Walnüsse.

Powerfood für das Immunsystem

Der Versuch, sich erst dann »gesund« zu essen, wenn man bereits an Fieber und Schnupfnase leidet, funktioniert nicht gut. Besser ist es allemal, bereits im Vorhinein durch eine ausgewogene Ernährung und ein starkes Immunsystem gegen Virus und Co. gewappnet zu sein. Das Immunsystem lässt sich tatsächlich über die Nahrung und darin enthaltene Nahrungskomponenten stärken, wenn auch nur indirekt. Die bekanntesten Vertreter sind dabei wohl die beiden Antioxidantien Vitamin C und Vitamin E. Aber auch zum Beispiel Zink und Selen sowie hochwertiges Eiweiß und Fett aus der Nahrung sind wichtig für das Immunsystem.

»Immun-Taskforce« Pflanzenstoffe

Eher unbekannt, jedoch nicht minder wichtig für eine gut eingespielte »Immun-Taskforce« sind einzelne Vertreter sekundärer Pflanzeninhaltsstoffe. Unter diesem Begriff sammeln sich die unterschiedlichsten Substanzen mit teils komplizierten Namen wie Polyphenole, Flavonoide, Anthocyane, Phytoöstrogene u.v.m.

Bisher sind ca. 30 000 verschiedene sekundäre Pflanzenstoffe bekannt. Ihr Wirkungsspektrum ist breit gefächert.

Viele davon unterstützen das Immunsystem und helfen bei der Abwehr gegen Viren und Bakterien. Wie die Bezeichnung bereits verrät, sind diese sekundären Pflanzenstoffe allesamt ausschließlich in pflanzlichen Nahrungsmitteln wie Obst, Gemüse, Hülsenfrüchten, Getreide, Nüssen und Pflanzensamen enthalten. Auch Grün- und Schwarztee sowie Kaffee enthalten Vertreter der sekundären Pflanzenstoffe.

Sekundäre Pflanzenstoffe für das Immunsystem

Carotinoide: Diese gelben, orangen und roten Farbstoffe kommen in hohen Mengen unter anderem in Karotten, Grünkohl sowie Kürbis vor. Carotinoide unterstützen das Immunsystem, wirken antioxidativ und können im Körper in Vitamin A umgewandelt werden.

Glukosinolate: Diese leicht scharfen Stoffe sind typisch für Kohl- und Krautarten, Rettich, Kresse sowie Senf. In der Pflanze werden sie als Abwehrstoffe gegen Krankheitserreger gebildet. Auch im menschlichen Körper üben sie Schutzfunktionen aus, indem sie positiv auf das Immunsystem wirken.

Flavonoide: Diese roten, hellgelben, blauen und violetten Farbstoffe sind zum Beispiel in Äpfeln, Birnen, Zwiebeln, Grünkohl, Soja sowie Schwarz- und Grüntee enthalten und unterstützen ebenfalls das Immunsystem.

Phytoöstrogene: Diese Pflanzenhormone ähneln strukturell dem weiblichen Geschlechtshormon Östrogen. Sie sind zum Beispiel in Getreide, Hülsenfrüchten (Sojabohnen) sowie Leinsamen enthalten. Auch sie stärken das Immunsystem.

Was sind Superfoods?

Als »Superfoods« werden in der Regel exotische Lebensmittel wie etwa Chiasamen, Gojibeeren oder Matcha bezeichnet, die besonders reich an ernährungsphysiologisch wertvollen Inhaltsstoffen sein sollen. Aber häufig ist die genaue Menge an diesen Inhaltsstoffen gar nicht bekannt. Laut der Europäischen Behörde für Lebensmittelsicherheit (EFSA) sind die gesundheitsbezogenen Aussagen vieler exotischer Superfoods wissenschaftlich nicht ausreichend belegt und dürfen auch nicht beworben werden. Eine fachliche oder rechtliche Definition für den Begriff Superfood gibt es bisher nicht. Ob Gemüse, Obst, Nüsse oder Getreide, pflanzliche Lebensmittel, die traditionell in Deutschland kultiviert werden, sind ebenfalls wahre Powerpakete und liefern zahlreiche gesundheitsfördernde Nährstoffe. Sie sollten täglich auf dem Speiseplan stehen.

Heimisch versus exotisch

Die folgende Tabelle vergleicht heimische Lebensmittel mit exotischen Superfoods hinsichtlich ausgewählter gesundheitsfördernder Nährstoffe.

D-A-CH-Referenzwerte für die Nährstoffzufuhr sind Schätzwerte sowie Richtwerte für eine vollwertige Ernährung und gelten als Empfehlungen. Sie werden von der Deutschen Gesellschaft für Ernährung (DGE), der Österreichischen Gesellschaft für Ernährung (ÖGE) und der Schweizerischen Gesellschaft für Ernährungsforschung (SGE) und der Schweizerischen Vereinigung für Ernährung (SVE) herausgegeben. Sie bilden die wissenschaftliche Grundlage für eine vollwertige Ernährung in der Praxis.

Tagesbedarf (DACH) eines Erwachsenen an bestimmten Nährstoffen	Diese Nährstoffmenge ist beispielsweise enthalten in	Entsprechende Nährstoffmenge in exotischen Superfoods
1,5 g Omega-3-Fettsäuren	½ TL Leinöl oder 1½ EL Rapsöl oder 15 g Walnüssen oder 7,5 g Leinsamen	7 g Chiasamen*
1000 mg Kalzium	200 ml Milch plus 2 Scheiben Käse oder 1,5 l kalziumreiches Mineralwasser (>350mgCa/l) plus 250 g Grünkohl	350 g Moringapulver**
12,5 mg Eisen	150 g Rehfleisch plus 100 g Pfifferlinge oder 150 g Vollkornnudeln (roh) plus 90 g Linsen (roh)	150 g Chiasamen*
100 mg Vitamin C	60 g schwarze Johannisbeeren oder 90 g Meerrettich oder 130 g Rosenkohl (gegart)	500 g Aroniabeere frisch
30 g Ballaststoffe	50 g Haferflocken plus 200 g Roggenvollkornbrot plus 15 g Leinsamen plus 150 g Erbsen (Konserve)	90 g Chiasamen*
Reich an Flavonoiden wie Anthocyanen	Rotkohl, Heidelbeere, Traube, Holunder, Johannisbeere	Acai

*Verzehrsempfehlung: maximal 15 g Chiasamen/Tag
**Verzehrsempfehlung laut Herstellerangaben: 5–10 g Moringapulver/Tag

Regional – eine gute Wahl

Lebensmittel, die aus der eigenen Region stammen, haben viele Vorteile. Sie können voll ausgereift geerntet werden und gelangen aufgrund der kürzeren Transportzeit frischer in den Handel als Lebensmittel, die Tausende von Kilometern zurücklegen. Frisches, reifes Gemüse und Obst sind besonders reich an Vitaminen wie Vitamin C und Folsäure. Ebenso sind Mineralstoffe wie Magnesium und Kalium in vielen Gemüsesorten und Kräutern in großen Mengen enthalten. Pflanzliche Lebensmittel enthalten auch zahlreiche Antioxidantien und sekundäre Pflanzenstoffe, also Farbstoffe wie Flavonoide, Duft- und Geschmacksstoffe, Bitterstoffe oder Pflanzenhormone, die sehr wichtig für die Stoffwechselprozesse im Körper sind. Je bunter und abwechslungsreicher die Auswahl an Gemüse und Obst ist, desto mehr können Sie von der Vielfalt dieser wertvollen Pflanzeninhaltsstoffe profitieren. Am besten wählen Sie heimische Gemüse- und Obstsorten, die gerade Saison haben. Weil regional und saisonal erzeugte Lebensmittel reifer und frischer geerntet werden, schmecken sie meist auch besser, man denke an Erdbeeren. Regionale Saisonware ist in der Regel weniger schadstoffbelastet. Die kurzen Transportwege regionaler Lebensmittel sind ökologisch vorteilhaft. Wer regionale Lebensmittel kauft, unterstützt zudem die heimische Landwirtschaft. Eine besonders umweltbewusste Produktionsweise liegt heimischen Biolebensmitteln zugrunde.

Hingegen sind exotische Superfoods selten frisch verfügbar. Meist sind sie zu Pulver oder Püree weiterverarbeitet, zum Teil auch gesüßt oder aromatisiert. Laut der Zeitschrift *Ökotest* 4/2016 sind sie oft stark schadstoffbelastet, etwa mit Schimmelgiften, Keimen, Pestiziden, Mineralölen oder Schwermetallen. Zudem ist ihre genaue Herkunft häufig unklar. Auch soziale Gesichtspunkte sprechen gegen exotische Superfoods. Wenn diese Lebensmittel in westliche Länder exportiert werden, fehlen sie der Bevölkerung vor Ort als Grundnahrungsmittel, ein Beispiel dafür ist Quinoa.

Superfoods werden mit einer erhöhten Nährstoffdichte im Vergleich zu »normalen« Lebensmitteln beworben. Bei Chiasamen wird beispielsweise der hohe Kalziumgehalt hervorgehoben. Bezieht man den Gehalt aber auf die von der EFSA empfohlene Tageshöchstmenge für Chiasamen von 15 g, enthalten diese nur noch gut 96 mg Kalzium, während 250 ml Milch ganze 300 mg Kalzium enthalten.

Als »neue« Lebensmittel haben sie auch immer ein gewisses Allergiepotenzial, und Wechselwirkungen mit Medikamenten können nicht ausgeschlossen werden. Es ist nicht sinnvoll, sich für eine ausgewogene Ernährung auf einzelne Superfoods zu verlassen. Empfehlenswert ist vielmehr eine abwechslungsreiche, pflanzenbetonte Kost.[10] Und natürlich sind auch viele unserer heimischen Pflanzen echte Kraftpakete.

> **Beispiele für heimisches »Superfood«:**[11]
> Ackersenf, Brennnessel, Feldsalat, Grünkohl, Heidelbeere, Himbeere, Johannisbeere, Leinsamen, Meerrettich, Pastinake, Portulak, Radicchio, Sonnenblumenkerne, Topinambur, Walnüsse

Zwei Powergewürze: Kurkuma und Ingwer

Zu den Gewürzen mit immunstärkender Kraft gehören Kurkuma und Ingwer. Sie werden in vielerlei asiatischen Gerichten verwendet und sind inzwischen auch aus unseren Küchen nicht mehr wegzudenken. Aufgrund ihrer gesundheitsfördernden Eigenschaften finden beide auch als naturheilkundliche Arzneimittel ihren Einsatz, etwa im Ayurveda oder in der chinesischen Medizin. Kurkuma und Ingwer sind leicht erhältlich, kostengünstig und können einfach in die tägliche Ernährung mit eingebaut werden.

Kurkuma

Kurkuma wird wegen ihres gelben Farbstoffs auch Gelbwurz, Gelber Ingwer oder indischer Safran genannt. Die Wurzel wird gerne als Gewürz in herzhaften Gerichten genutzt, macht sich aber auch gut in Tees und warmer Milch. Ein wichtiges und wohlschmeckendes Rezept aus der Ayurveda-Medizin ist die Goldene Milch, die sich ganz leicht zubereiten lässt.

Goldene Milch

Zutaten
150 ml Milch, am besten mit 3,5 % Fettanteil oder höher
1 TL Kurkumapulver
½ TL Ingwer
1 Msp. Zimt
1 Msp. schwarzer Pfeffer
1 TL Honig, Reissirup, Agavendicksaft oder Kokosblütensirup

So geht's:
Vermengen Sie die Gewürze und geben Sie sie zusammen mit der Milch in einen Topf. Verquirlen Sie die Mischung mit einem Schneebesen und lassen Sie sie aufkochen und kurz köcheln. Süßen Sie die Goldene Milch.

> Als vegane Alternative können Sie auch Pflanzendrinks verwenden, zum Beispiel Soja-, Hafer- oder Mandelmilch. Da bei diesen Produkten der Fettanteil jedoch häufig gering ist, sollten Sie etwas Leinöl hinzugeben. Das Öl verbessert die Aufnahme von Curcumin.

Die gelbe Wurzel, die zu den Ingwergewächsen zählt, ist auch eine Heilpflanze mit großem Wirkungsbereich. Kurkuma (lateinisch *Curcuma longa*) stammt ursprünglich aus Südostasien. Besonders in Indien wird die Kurkumapflanze hochgeschätzt. So dient sie in der indischen Küche als Gewürz, das Curry-Gerichten eine kräftige gelbe Farbe verleiht.

Hauptverantwortliche für die Power des goldgelben Gewürzes sind nicht nur die zahlreich enthaltenen Vitamine und Mineralstoffe wie Kalium, Kalzium, Eisen oder B-Vitamine. Der Stoff, der auf unseren Körper den größten Einfluss ausübt, ist das Curcumin. Es kann entzündliche Krankheiten, darunter Arthrose, Rheuma, Psoriasis oder Darmerkrankungen, bessern und ist übrigens auch ausschlaggebend für die gelbe Farbe der Wurzel.

Die Wirksamkeit von Kurkumaextrakten bei Arthrose konnte durch zahlreiche Studien belegt werden. Der Wirkstoff Curcumin scheint Schmerzen zu reduzieren und die Funktionalität zu verbessern. Aber auch bei Rheuma wirkt er. In einer Placebo-kontrollierten Studie erhielten Rheumapatienten drei Monate ein Kurkuma- oder ein Placebopräparat. Am Ende der Studie hatten die mit Kurkuma behandelten Patienten weniger Schmerzen, und die Gelenkfunktion und die Entzündungsparameter waren signifikant verbessert. Da Kurkuma als Gewürz oder als Zutat im Currygewürz nicht ausreichend aufgenommen wird, bieten Nahrungsergänzungsmittel konzentrierte Extrakte von Curcumin an.

Die ayurvedische und die traditionelle chinesische Medizin setzen schon seit Jahrhunderten auf Kurkuma. Doch auch hierzulande hat sich ihre heilende Wirkung bereits herumgesprochen. Das Gewächs hat sich dabei zum Liebling der Gesundheitsforscher in der Pflanzenheilkunde entwickelt.

Wichtige Inhaltsstoffe der Kurkumawurzel neben Curcumin

- mehrere B-Vitamine, zum Beispiel Vitamin B_3, wichtig für gesunde Muskeln und Nerven
- Vitamin C: unterstützt unter anderem die Immunabwehr
- Kalium: wichtig für den Blutdruck und die Gesundheit des Herzens
- Magnesium: hemmt zum Beispiel die Ausschüttung von Stresshormonen
- Zink: unter anderem beim Zellwachstum, wichtig fürs Immunsystem

Der wohl interessanteste Bestandteil ist der Farbstoff Curcumin. Er zählt zu den sekundären Pflanzenstoffen und hat eine antioxidative Wirkung. Das bedeutet, Curcumin kann räuberische, zellschädigende Sauerstoffmoleküle, freie Radikale, unschädlich machen. Bisher gehen wissenschaftliche Studien zur Wirksamkeit von Curcumin vor allem auf Untersuchungen im Labor, nicht am Menschen, zurück. Wie sich der Wirkstoff also direkt auf körperliche Prozesse auswirkt, ist noch nicht eindeutig belegt. Man geht aber davon aus, dass er eine antivirale, antibakterielle, leberschützende und entzündungshemmende Wirkung besitzt.

Wirkspektrum des Curcumin

- stärkt das Immunsystem
- hilft bei Verdauungsstörungen
- lindert Übelkeit und Völlegefühl
- mindert Appetitlosigkeit
- hilft bei Blähungen
- reguliert Fehlfunktionen der Galle

Wie unterstützt nun Kurkuma das Immunsystem? Wer unter einem schwachen Immunsystem leidet und immer wieder von

Erkältungen oder gar Fieber geplagt wird, für den ist Kurkuma eine Möglichkeit, den Abwehrkräften auf die Sprünge zu helfen. Das Curcumin unterstützt den Körper bei der Bildung von T-Zellen, die einen wichtigen Teil der Immunabwehr darstellen. Wer also regelmäßig Kurkuma zu sich nimmt, stabilisiert damit sein Immunsystem. Außerdem wirken sich die antibakteriellen, antiviralen und entzündungshemmenden Eigenschaften der Wurzel positiv auf die Bekämpfung von Infekten aus. Sie können Kurkuma als Gewürz im Essen und in Getränken zu sich nehmen.

Tee mit Kurkuma

Kurkuma schmeckt leicht bitter. Als Tee kann er zusammen mit Zitrone, Ingwer und Apfel und einem Schuss Pfeffer verwendet werden. So wird auch die bittere Note gemildert.

Zutaten

1 TL Kurkumapulver oder 1 TL frische Kurkumawurzel, gerieben oder in dünne Scheiben geschnitten
250 ml Wasser
1 Prise Pfeffer
1 Scheibe frischer Ingwer
1 EL Zitronensaft oder 1 Scheibe Zitrone
ein Schuss Apfelsaft

Zubereitung

Gießen Sie alle Zutaten mit kochendem Wasser auf und lassen Sie den Tee 6 Minuten ziehen, bevor Sie ihn abseihen. Geben Sie den Apfelsaft hinzu und süßen Sie den Tee bei Bedarf mit etwas Honig. Eine Prise Zimt regt den Stoffwechsel zusätzlich an.

> **Tipp:** Falls Sie frische Wurzeln verwenden, tragen Sie bei der Zubereitung Handschuhe, denn das enthaltene Curcumin kann stark auf die Finger abfärben.

Hot-Apple-Ginger mit Kurkuma

Zutaten
1 Stück Ingwer (ca. 3 cm lang)
1 Stück Kurkuma (ca. 2 cm lang)
250 ml Apfelsaft
4 Stängel Minze
2 Stängel Basilikum
½ Limette

Zubereitung
1. Reiben Sie den gewaschenen Ingwer und Kurkuma grob. Bringen Sie beides mit 250 ml Wasser in einem Topf zum Kochen, lassen Sie den Tee etwa 10 Minunten köcheln. Gießen Sie den Apfelsaft hinzu und lassen Sie den Tee noch einmal aufkochen. Nehmen Sie den Topf vom Herd.
2. Waschen Sie Minze und Basilikum, schütteln Sie die Kräuter trocken und verteilen Sie sie auf zwei Gläser. Pressen Sie die Limettenhälfte in die beiden Gläser aus. Gießen Sie nun den heißen Ingwer-Kurkuma-Tee durch ein Sieb hinzu und genießen Sie ihn.

Kurkuma schmeckt sowohl in herzhaften als auch in süßen Gerichten. Sie können gemahlene Kurkuma zum Beispiel in Ihr Müsli oder Rührei geben oder über Obst streuen. Auch für Smoothies, Reis oder Gemüsepfannen eignet sich das Gewürz hervorragend. Kaufen Sie am besten Biokurkuma, um eine Belastung mit Pestiziden zu vermeiden.

Worauf ist zu achten?
Der Hauptwirkstoff im Gelbwurz, das Curcumin, ist schlecht wasserlöslich und besitzt dadurch eine relativ geringe Bioverfügbarkeit. Damit es der Körper gut aufnehmen kann, sollten Sie das Pulver immer mit Fett (zum Beispiel fetthaltiger

Milch oder einem Teelöffel Leinöl) mischen. Das in schwarzem Pfeffer enthaltene Piperin kann ebenfalls zur besseren Aufnahme beitragen.

Zu therapeutischen Zwecken sollten Sie täglich ca. einen halben bis einen Teelöffel Kurkumapulver zu sich nehmen. Hoch konzentriert kann das gelbe Pulver sehr bitter schmecken. Gefährlich ist eine zu hohe Dosierung grundsätzlich nicht, allerdings sollten Menschen mit Gallenerkrankungen (z.B. Gallensteine) vorher mit ihrem Arzt sprechen.

Sie können Kurkuma auch in Form von Tee zu sich nehmen.

Ingwer

Ingwerwurzel enthält Scharfstoffe und ätherisches Öl, beides wirkt anregend auf die Verdauung und die Abwehrkräfte. In der chinesischen Medizin gilt der Ingwer vor allem als eine erwärmende Pflanze, die kältebedingten Erkrankungen entgegenwirkt. Zudem wird der Ingwer der sogenannten Wandlungsphase bzw. dem Element Metall zugeordnet. Im Körper entspricht dies unter anderem der Lungen- und der Dickdarmleitbahn, den Atemwegen, der Verdauung sowie der Haut als Schutzorgan.

Ingwer ist also gut geeignet, um in der kalten Jahreszeit innerlich zu wärmen und das Immunsystem gegen Infekte der Atemwege zu stärken. Zur Abwehrstärkung kann Ingwertee täglich getrunken werden. In diesem Fall gießen Sie einige Scheiben einer frischen Ingwerwurzel mit heißem Wasser auf. Bei einem drohenden Infekt wird der Tee höher dosiert.

Ingwertee bei drohendem Infekt

Schälen Sie ein etwa daumengroßes Stück frische Ingwerwurzel und raspeln Sie es auf einer feinen Reibe. Geben Sie den geraspelten Ingwer in eine Kanne und übergießen Sie ihn mit einem Liter kochendem Wasser. Lassen Sie ihn zugedeckt ca. 10 Minuten ziehen, seihen Sie ihn ab und süßen Sie ihn mit Honig.

Kindern schmeckt der Tee besser, wenn er nicht ganz so scharf ist. Deshalb reiben Sie für den milderen Tee die Ingwerwurzel nicht, sondern schneiden sie in dünne Scheiben, brühen sie auf und lassen sie etwas kürzer ziehen.
Nachdem der Tee leicht abgekühlt ist, geben Sie den Saft von zwei Zitronen dazu und süßen ihn mit Honig.
Ingwertee schmeckt auch sehr gut mit Limettensaft.

Ingwer-Shot mit Kurkuma

Zutaten
100 g Ingwer
2 Zitronen
100 ml Apfelsaft, am besten naturtrüb
50 ml Honig oder eine Alternative Ihrer Wahl zum Süßen
ein wenig Kurkuma (Pulver oder frisch)

Zubereitung
Waschen und schälen Sie die Ingwerknolle, schneiden Sie diese danach in kleine Stücke.
Pressen Sie nun die Zitronen aus.
Geben Sie alle Zutaten in einen Mixer und vermischen Sie diese, bis ein flüssiger Saft entsteht. Alternativ können Sie den Ingwer auch vorher in den Entsafter geben.

Filtern Sie den Ingwer-Shot durch ein Küchensieb und füllen Sie das Getränk in eine saubere Flasche um.

Tipps zum Rezept
Bewahren Sie den Ingwer-Shot am besten in einer Glasflasche im Kühlschrank auf. Der Immunbooster hält sich dort eine Woche. Sie können das Rezept übrigens auch noch um andere Zutaten erweitern oder variieren. Geben Sie zum Ingwer-Shot beispielsweise noch eine Orange oder Gewürze wie einen Teelöffel Zimt und eine Messerspitze Cayennepfeffer dazu. Köstlich und immunstimulierend!

Fasten – eine Frischzellenkur für das Immunsystem

Dem Fasten werden verschiedene positive Auswirkungen auf die Gesundheit nachgesagt.[12] So haben amerikanische Wissenschaftler kürzlich herausgefunden, dass Fasten einen regenerierenden Effekt auf die Zellen des Immunsystems ausübt.[13] Als Grund dafür vermutet das Forscherteam um Dr. Longo von der Southern California University, dass der Körper während der Zeit der Nahrungskarenz versucht, Energie zu sparen. Dies tut der Organismus unter anderem, indem er ältere, beschädigte und dysfunktionale Immunzellen abbaut. So reduziert sich während des Fastens unter anderem die Anzahl der weißen Blutkörperchen, der Leukozyten.[14]

Wie bereits beschrieben, fällt den weißen Blutkörperchen eine bedeutende Rolle bei der Abwehr von Krankheitserregern zu. Sie sind wichtig für die Bekämpfung von Entzündungen, bei Infektionen durch unterschiedliche Mikroorganismen, allergischen Reaktionen und im Zusammenhang mit Autoimmunkrankheiten, bei denen der Körper fälschlicherweise das eigene Gewebe angreift.

Während des Fastens wird die Produktion der Leukozyten heruntergefahren, bei der erneuten Nahrungszufuhr steigt sie hingegen sprunghaft an. Die Forscher führen dieses Phänomen darauf zurück, dass durch das Reduzieren der Immunzellen während des Fastens die Stammzellen vermehrt dazu angeregt werden, neue Zellen zu bilden. Fasten »recycelt« sozusagen Leukozyten im Sinne einer Frischzellenkur für das Immunsystem. Nach Meinung der Wissenschaftler kann Fasten insbesondere nach einer Chemotherapie oder zur Entlastung des Körpers während des Alterungsprozesses dem Immunsystem frischen Schwung verleihen.[15]

Fasten reduziert Entzündungen

Andere Studien konnten nachweisen, dass Fasten oder zumindest eine vorübergehende Restriktion der Kalorienzufuhr Entzündungen reduzieren kann.[16] So hat eine im Fachmagazin *Nature Medicine* veröffentlichte Untersuchung gezeigt, dass das Enzym Beta-Hydroxybutyrat, welches der Körper beim Fasten oder bei einer ketogenen (sehr kohlenhydratarme) Diät produziert, bestimmte Sensoren des angeborenen Immunsystems blockiert.[17] Auf diese Weise können Entzündungsreaktionen im Körper gehemmt werden, die unter anderem bei der Entstehung von Autoimmunerkrankungen, Typ-2-Diabetes, Arteriosklerose und Alzheimer eine Rolle spielen. Die Forscher glauben, dass Fasten auf diese Weise dazu beitragen kann, bestimmten Zivilisationskrankheiten vorzubeugen.[18]

Atmung

> Nicht die Momente, in denen wir achtlos
> vor uns hin atmen, sind die schönsten,
> sondern meist die, die einem den Atem rauben.
>
> **THOMAS RAMPP**

Die Lunge und das Immunsystem

Die Prägung unseres Immunsystems beginnt bereits mit dem ersten Atemzug. Spezielle Signalstoffe, die beim allerersten Atemzug nach der Geburt ausgeschüttet werden, prägen die Immunzellen der Lunge ein Leben lang und beeinflussen vor allem die Abwehrleistung gegen Bakterien. Dies konnte von Wissenschaftlern der Medizinischen Universität Wien in Zusammenarbeit mit dem Forschungszentrum für Molekulare Medizin der Österreichischen Akademie der Wissenschaften (CeMM) eindrücklich gezeigt werden.

Beim ersten Atemzug entfalten sich die Lungen schlagartig, um mit der Sauerstoffaufnahme zu beginnen. Dabei strömen auch Fremdstoffe sowie Mikroorganismen ein. Die Lunge verfügt aber bereits in diesem frühen Stadium über besondere Abwehrsysteme und kann sich so vor Schädigungen und Infektionen schützen, ohne dass dabei der Gasaustausch beeinträchtigt ist.

Vom ersten bis zum letzten Atemzug verrichtet die Lunge, wenn sie denn gesund bleibt, zuverlässig ihre Arbeit. Mit jedem Atemzug filtert sie über ihre etwa 100 Quadratmeter große Oberfläche den lebenswichtigen Sauerstoff aus der Atemluft, während sie Kohlendioxid zum Ausatmen abgibt. Über 10 000 Liter Luft atmet ein erwachsener Mensch jeden Tag ein und aus. Viren, Bakterien und andere potenziell schädliche Stoffe der Luft müssen dabei daran gehindert werden, sich in der Lunge festzusetzen oder in den Körper einzudringen. Zu diesem Zweck besitzt die Lunge ein eigenes Arsenal an hoch spezialisierten Immunzellen, die ein kompliziertes Gleichgewicht zwischen ständiger Abwehrbereitschaft und Eindämmung überbordender Immunreaktionen aufrechterhalten. Wie sich diese fein abgestimmte Balance oder *Homöostase* nach der Geburt einstellt, war bisher kaum erforscht.

Doch vor Kurzem konnte eine Forschungsgruppe um Sylvia Knapp, Professorin für Infektionsbiologie an der Medizinischen Universität Wien, an Mäusen zeigen, dass direkt nach dem ersten Atemzug entscheidende Signale gesetzt werden, die zu tiefgreifenden Veränderungen in der Lunge führen.[1] So werden nach der Aufblähung der Lunge beim ersten Atemzug in mehreren Schritten die wichtigsten Immunzellen in den Atemwegen, die *Alveolarmakrophagen*, für ihre spezielle Aufgabe in der Lunge vorbereitet. Makrophagen sind Fresszellen des Immunsystems, die in diesem Fall in den Lungenbläschen *(Alveolen)* vielerlei Funktionen erfüllen. Eine davon besteht darin, dass sie die Lunge reinigen, indem sie sich Fremdpartikel, zum Beispiel Erreger, Staub oder Ruß, einverleiben.

Spezielle weiße Blutkörperchen, die ILC2-Zellen, spielen eine wichtige Rolle in der Abwehr von Parasiten oder auch von (Influenza-)Viren. Außerdem haben sie eine wichtige Bedeutung für die Homöostase der Lunge. Wie die neuere Forschung zeigt, leiten sie unmittelbar nach der Geburt wichtige Instruktionen an die Alveolarmakrophagen weiter. Diese beginnen dann unmittelbar damit, Entzündungen einzudämmen und zugleich die ungestüme Immunantwort zu drosseln. Damit stellen sie sicher, dass die Lungen für den Gasaustausch intakt und gesund bleiben.

Dieser Mechanismus schützt in der frühen Lebensphase

vor überschießenden Entzündungsprozessen – birgt jedoch auch gewisse Risiken. Einerseits ist er essenziell, um unmittelbar nach der Geburt eine Beruhigung des Immunsystems der Lunge zu gewährleisten. Andererseits erhöht sich im Laufe des Lebens dadurch aber auch die Anfälligkeit für bestimmte lungentypische Infektionen, die teilweise schwere Verläufe nehmen können. Aber auch überschießende Entzündungsprozesse bis hin zum sogenannten Zytokinsturm sind nicht ungefährlich.

Eine solche sich selbst verstärkende Rückkopplung zwischen Immunsystem und entzündungsfördernden Eiweißen kann im Rahmen von infektiösen und nichtinfektiösen Erkrankungen auftreten, unter anderem auch bei der Influenza, auch echte Grippe oder Virusgrippe genannt.

Als Ursache für einen Zytokinsturm wird unter anderem das sogenannte *Inflammaging* diskutiert. Dieser Begriff beschreibt eine Ansammlung von meist altersbedingten entzündlichen Vorgängen im Körper, die körpereigene Abwehr ist ständig in Alarmbereitschaft. Entzündungs- und Alterungsprozesse gehen also Hand in Hand. Ein potenzieller Krankheitserreger könnte somit eine gefährliche Überreaktion des Immunsystems auslösen.

Stille Entzündungen

Eine allgemein anerkannte Definition der »stillen Entzündung« existiert bislang noch nicht. Aber man spricht davon, wenn bestimmte Blutwerte, die Entzündungsmarker, um das Doppelte oder Dreifache angestiegen sind.

Entzündungen haben tiefgreifende Wirkungen auf den Körper und die Gesundheit. So sind chronische Krankheiten meist nicht nur auf eine einzige Ursache zurückzuführen, sondern wurden durch das Zusammenkommen vieler verschiedener Faktoren ausgelöst. Zum einen spielt die genetische Veranlagung eine Rolle, aber auch Umwelteinflüsse und insbesondere der Lebenswandel können chronische Krankheiten begünstigen. Der Einfluss von Entzündungen im Körper rückt dabei immer mehr in den Fokus der Medizin. Epidemiologische Studien belegen inzwischen, dass die meisten Zivilisationskrankheiten durch stille Infektionen begünstigt werden.

Das Immunsystem aktiviert in der Regel seine Abwehrkräfte, um eine Gefahr zu bekämpfen. Fährt es jedoch seine Aktivität nicht wieder auf ein normales Maß zurück, sobald die Gefahr gebannt ist, bleibt eine chronische Entzündung im Körper zurück, etwa im Zahnfleisch, in den Lymphknoten, im Darm, im Gehirn oder in der Lunge. Solche stillen Entzündungen weisen keine typischen Symptome mehr auf, weshalb wir sie häufig gar nicht bemerken. Doch es gibt Anzeichen, die auf diese »tickende Zeitbombe« im Körper hindeuten könnten:

- wiederkehrende Infekte (»schlechtes Immunsystem«)
- depressive Verstimmungen und andere psychische Erkrankungen
- schwere Schlafstörungen
- Allergien
- metabolisches Syndrom
- Adipositas
- Typ-2-Diabetes
- Arteriosklerose
- chronische Kopf-, Muskel- und Gelenkschmerzen
- Long-/Post-COVID-Syndrom
- nicht-alkoholische Fettleber
- Autoimmunerkrankungen wie Multiple Sklerose, Rheumatoide Arthritis und Hashimoto-Thyreoiditis
- Tumorerkrankungen
- vorschnelle Alterung[2]

Die gute Nachricht ist, dass wir stille Entzündungen im Körper wieder reduzieren und damit dem Immunsystem ermöglichen können, zu seiner alten Stärke zurückzufinden. Oft helfen schon kleine Veränderungen im Alltag. Hierzu gehören neben gesunder vollwertiger Ernährung regelmäßige Bewegung und ausreichender erholsamer Schlaf.

Unsere Atmung

Jeder kennt den Spruch: »bei Stress erst mal tief durchatmen«. Tatsächlich aber fällt auf, dass die meisten Menschen falsch atmen. Hektik und Stress im Alltag und Job führen dazu, dass wir oft zu hastig und zu oberflächlich atmen. Im schlimmsten Fall wird dabei nur verbrauchte Luft hin und her geschoben. Der Organismus wird dadurch ungenügend mit frischem Sauerstoff versorgt, und dies kann mittel- und langfristig unter anderem den Zellstoffwechsel und insbesondere die Immunabwehr beeinträchtigen.

Im Ruhezustand atmet ein Erwachsener etwa 12- bis 15-mal pro Minute ein und aus. Bei körperlicher Bewegung beschleunigt sich die Atemfrequenz, da der Körper für die Ausdauer und Muskelleistung mehr Sauerstoff benötigt. Im Schnitt atmet ein Erwachsener im Ruhezustand pro Atemzug etwa einen halben Liter Luft ein. Interessant ist, dass sich durch einen bewussten tiefen Atemzug das Volumen auf etwa 2,5 Liter erhöhen lässt. Daher sind Entspannungsverfahren mit einer vertieften Atmung so wichtig und effektiv: Bei regelmäßiger Anwendung verbessern sie nicht nur die allgemeine Gesundheit, sondern führen sogar zu 30 % weniger Infekten der oberen Luftwege und sogar zu deutlich weniger Tumorerkrankungen.

Unser Organismus ist auf ständigen Nachschub an frischem Sauerstoff angewiesen. Dabei steuert das Atemzentrum in unserem Gehirn den eigentlichen Atemvorgang über die Lungen. Dies wird als »äußere Atmung« bezeichnet. Daran ist eine ganze Reihe von Muskeln wie zum Beispiel das Zwerchfell und die Zwischenrippenmuskeln beteiligt. Beim Einatmen dehnen diese unseren Brustkorb und die Lunge, wodurch ein Unterdruck entsteht, der wiederum Luft in die Atemwege einströmen lässt. Beim Ausatmen entspannt sich die Atemmuskulatur, und die Lunge nimmt wieder ihre ursprüngliche Form an. Während der Atmung sorgen die etwa 300 Millionen Lungenbläschen (Alveolen) dafür, dass der in der Atemluft enthaltene Sauerstoff ins Blut übergehen kann.

Bei der sogenannten inneren Atmung oder Zellatmung geht der Sauerstoff vom Blut in die Zellen über und erzeugt bei der »Verbrennung« von Nährstoffen die benötigte Betriebsenergie für unsere sämtlichen Körperfunktionen. Die Orte der Energiegewinnung, die *Mitochondrien*, nennt man daher auch »Kraftwerke der Zellen«. Im Zuge der inneren Atmung entsteht unter anderem Kohlendioxid, welches zur Lunge transportiert wird und im Anschluss unseren Körper im Rahmen der äußeren Atmung wieder verlässt.

Beim Atmen strömt die Luft über die Atemwege in den Körper. Der Eintritt kann über die Mundhöhle (Mundatmung) oder über die Nase (Nasenatmung) erfolgen. Die Route, die die Luft bis zur Lunge zurücklegt, bezeichnet man als Luft- und Atemwege. Dabei unterscheidet man zwischen den oberen und unteren Atemwegen. Zu den oberen Atemwegen zählen unsere Nase, die Nasennebenhöhlen sowie der Rachen.

Atmet man durch die Nase, wird die Luft dort erwärmt, befeuchtet und grob gereinigt. Dazu ist der gesamte Raum der Nasenhöhle mit sensibler Schleimhaut ausgekleidet, die dicht mit winzigen Flimmerhärchen besetzt ist. Von der Nase aus strömt die Luft weiter in den Rachenraum. Dieser erstreckt sich von der Schädelbasis bis zum Beginn unserer Speiseröhre. Oberer Rachenraum und Mittelohr sind beidseitig durch die Ohrtrompete verbunden. Zwischen dem oberen und mittleren Rachenbereich liegt das Gaumensegel. Es sorgt dafür, dass beim Schlucken keine Nahrung in den Nasen-Rachen-Raum gelangen kann, kann aber auch durch flatternde Bewegungen während des Schlafens für das lästige und oft beziehungsbelastende Schnarchgeräusch verantwortlich sein.

Die nächste Etage der Atemluft ist der Kehlkopf. Hier beginnen die unteren Atemwege. Der Kehlkopf ist maßgeblich an der Stimmbildung beteiligt. Überdies verhindert er, dass beim Schlucken Nahrung in die Lunge gelangt.

Danach durchläuft die Atemluft unsere Luftröhre, die insgesamt etwa 10 bis 15 Zentimeter lang ist und sich an ihrem Ende in die beiden Hauptbronchien gabelt. Vom linken Hauptbronchus zweigen sich zwei Lappenbronchien ab, die zu den zwei linken Lungenlappen führen. Rechts entstehen drei Lappenbronchien, die entsprechend die drei rechten Lungenlappen belüften. Die innere Oberfläche der Bronchien ist mit einer Schleimhaut ausgekleidet, auf der wiederum winzige Flimmerhärchen sitzen. Diese transportieren durch rhythmische Bewegungen Staubpartikel, Bakterien und andere Verunreinigungen in Richtung Luftröhre. Dieser Mechanismus dient der Selbstreinigung der Lunge. Überwinden Krankheitserreger diese erste Schutzbarriere, greift das Immunsystem mit weiteren Mechanismen ein.

Zuletzt erreicht die Luft die Lungenbläschen. Dort findet der eigentliche Gasaustausch statt. Ein dichtes Netz von kleinsten Blutgefäßen, den Lungenkapillaren, führt der Lunge sauerstoffarmes Blut aus dem Körper zu und transportiert sauerstoffreiches Blut zurück in unseren Kreislauf.

Mund- versus Nasenatmung

Das wichtigste »Lebensmittel«, welches wir für einen gesunden Körper benötigen, nehmen wir nicht wie vermutet durch den Mund zu uns, sondern hoffentlich durch die Nase. Es handelt sich dabei nicht um ein Vitamin oder einen Mineralstoff, nein, es ist der überlebenswichtige Sauerstoff. Viele von uns leben aber mit einem Mangel an Sauerstoff – und das nur, weil wir ungünstig atmen. Um herauszufinden, ob wir richtig atmen, müssen wir kontrollieren, ob wir durch die Nase oder den Mund atmen, denn nur die Nasenatmung versorgt uns mit einem Maximum an Sauerstoff. Die Mundatmung dagegen schadet uns. Warum ist das so?

Der Nasen-Rachen-Raum und die Nasennebenhöhlen sind dazu da, die Luft auf dem Weg zur Lunge vorzubereiten. Sie filtern die Luft, feuchten sie an und erwärmen sie. Zudem haben sie die Aufgabe, mit ihrem »Schleim« Pollen und Bakterien, Viren und Pilze zu binden und mit dem Luftstrom aus dem Körper wieder hinauszubefördern. Sie sind also eine erste Barriere unseres Immunsystems gegen die ganzen potenziellen Krankheitserreger.

Außerdem unterstützt die Nasenatmung den Sauerstofffluss über ein Gas namens Stickstoffmonoxid. Die Schlüsselrolle des Stickstoffmonoxids für den Körper und das Atmungssystem wurde gerade erst identifiziert. Stickstoffmonoxid wird in den Nasennebenhöhlen durch bestimmte Enzyme gebildet. Es ist klein, es ist extrem reaktionsfreudig und es ist an der Regulation vieler physiologischer Abläufe beteiligt: Stickstoffmonoxid ist ein Gas, das von der einen Zelle produziert wird, durch die Membranen diffundiert und schließlich in einer anderen Zelle verschiedene Prozesse auslöst. Für ihre Entdeckung von »Stickstoffmonoxid als Signalmolekül im Herz-Kreislauf-System« wurden Robert F. Furchgott, Louis J. Ignarro und Ferid Murad 1998 mit dem Nobelpreis für Medizin ausgezeichnet.

Wenn sich Stickstoffmonoxid auf dem Weg zu den Lungen mit der Atemluft vermischt, erhöht es die arterielle Sauerstoffsättigung und reduziert zudem den arteriellen Blutdruck.

Außerdem hat das Stickstoffmonoxid große Bedeutung in den Körperzellen. Es beeinflusst die Blutplättchenfunktion, das Immunsystem, den Zellstoffwechsel und das Nervensystem. Stickstoffmonoxid wird im Körper nicht gespeichert und hat nur eine kurze Halbwertszeit von wenigen Sekunden. Es wird auch an anderen Stellen im Körper produziert, doch am meisten tragen die kleinen Mengen bei, die auf dem Weg durch die Nase in die Lunge transportiert werden.

Mundatmung setzt dagegen kein Stickstoffmonoxid frei, und auch alle weiteren Vorteile der Nasenatmung entfallen. Im Gegenteil, es trifft kalte, ungefilterte, pollen- oder bakterienhaltige Luft, direkt auf unser Abwehrsystem, das dann schnell überfordert sein kann. Hiermit beginnt ein Teufelskreis, denn die Nasenatmung fällt zunehmend schwerer. Ein menschlicher Überlebensmechanismus lässt uns vermehrt durch den Mund atmen, wenn die Nasenatmung behindert ist, denn der Körper braucht ja dringend Sauerstoff, koste es, was es wolle. Dies führt zu einer ansteigenden Herzfrequenz und zu einem insgesamt gesteigerten Sympathikus. Insofern bedeutet Mundatmung im Gegenteil zur Nasenatmung für uns Stress.

Die Zunge ist ein überraschend guter Indikator für die richtige Atmung. Eines der sichersten Anzeichen für Mundatmung ist eine tiefe Zungenlage: Die Zunge wird in einer niedrigen, unteren Position gehalten, um so den Platz zum Atmen zu erzeugen. Normalerweise sollte die Zunge hoch am Gaumen anliegen und so die Mundhöhle abdichten.

Nachfolgend erfahren Sie, wie Sie mit unterschiedlichen Atemmethoden und -übungen Ihre Atmung verbessern können, um auf diese Weise Ihr Immunsystem und Ihre Gesundheit zu stärken. Doch zunächst können Sie sich mit diesem Schnelltest einen Überblick über Ihre Atemgewohnheiten verschaffen.

Schnelltest: Atme ich richtig?
Legen Sie Ihre Hand auf den Bauch.
Achten Sie darauf, ob sich die Bauchdecke beim Einatmen anhebt und beim Ausatmen wieder senkt. Das bedeutet Bauchatmung, und Sie atmen richtig.
Spüren Sie dabei kaum eine Veränderung, heißt das, Sie atmen in die Brust und nicht tief genug, also vermutlich falsch.

Atemübungen

Wir alle wissen, dass wir nur leben, solange wir atmen. Atmen wir nicht mehr, endet nach kurzer Zeit unser Leben. Nichts symbolisiert das Lebendige so sehr wie das Atmen, und dennoch betrachten wir den Atem allzu oft als das Selbstverständlichste der Welt.

Darüber hinaus kommen wir, ohne es bewusst wahrzunehmen, in unserer schnelllebigen Zeit viel zu häufig »außer Atem«. Wir atmen zu flach nur in den oberen Teil unserer Lunge. Dies führt auf Dauer zu schlechtem Schlaf, Konzentrationsstörungen, Erschöpfung und letztendlich zu einer Schwächung des Immunsystems.

Atemübungen oder auch eine Atemtherapie wirken wie eine Massage und eine Sauerstoffdusche von innen und haben viele positive Effekte:

1. Die Zellen werden besser mit Sauerstoff versorgt und können besser arbeiten.
2. Die Lymphflüssigkeit wird durch die Atembewegungen bewegt.
3. Der Blutdruck kann sinken.
4. Der Stoffwechsel wird angeregt.
5. Das vegetative Nervensystem wird reguliert.

In aufregenden Zeiten hilft uns der Atem, uns zu beruhigen und zu regenerieren. Es ist auch der Atem, der die Brücke zwischen dem Geist und dem Körper schlägt.

Deshalb ist es sinnvoll, bewusster auf die Atmung zu achten und kleine Atemübungen in den Alltag zu integrieren. Dies wird deutlich positive Auswirkungen auf die Gesundheit und das Wohlbefinden haben.

Wer das Atmen übt, kann Stresskrankheiten vorbeugen und das Immunsystem stärken. Er lernt, den eigenen Atemrhythmus zu lenken und die Atemräume in seinem Körper zu spüren. Mit gezielten Atemübungen kann er den Körper entspannen und seine Stimmung verbessern.

Atemübungen fördern aber nicht nur das Wohlbefinden, sondern auch Konzentration und Aufmerksamkeit. Denn das Atemzentrum liegt, wie schon erwähnt, im Hirnstamm und ist eng mit einem Netz von Nervenzellen verknüpft, das unter anderem das Schlafen und Wachen und die Aufmerksamkeit reguliert. Wer bewusst atmet, sammelt seine Gedanken, kann sich besser konzentrieren und verschwendet weniger Energie mit fortwährenden Gedankenschleifen.

Bei Tests an Mäusen und Ratten, deren natürliche Atmung genau wie beim Menschen die Nasenatmung ist, konnten Forscher des Instituts für Physiologie und Pathophysiologie der Medizinischen Fakultät der Universität Heidelberg sehen, dass die Nasenatmung einen elektrischen Hirnrhythmus an den schnellen Hirnwellen, die auch als *Gamma-Oszillationen* bezeichnet werden, entstehen lässt. Diese speziellen Hirnwellen wiederum haben Einfluss auf Aufmerksamkeits- und Gedächtnisprozesse. Sollten sich die Ergebnisse der Forscher auch auf den Menschen übertragen lassen, dann könnte der Effekt von Atem-, Entspannungs- und Meditationstechniken noch besser wissenschaftlich erklärt und erforscht werden.

Jeder von uns kann seine Lunge und sein Immunsystem durch ganz einfache Atemübungen stärken. Die Wirksamkeit solcher Übungen ist wissenschaftlich nachgewiesen, selbst bei schweren Erkrankungen. So hat sich zum Beispiel gezeigt, dass Lungentumorpatienten, die vor ihrer Operation eine Atemtherapie machen, einen schnelleren Heilungsverlauf haben als Patienten ohne Atemtherapie.[3]

Die 4711-Atmung

Eine einfache Regel für richtiges Atmen wird »4711« genannt (empfohlen von Thomas Loew, Professor für Psychosomatik und Psychotherapie an der Universität Regensburg):
4 Sekunden einatmen.
7 Sekunden ausatmen.
11 Minuten dieses Prinzip durchhalten, um die tiefe Atmung zu trainieren.
Bei dieser Technik des »entschleunigten« Atmens wird deutlich spürbar, wie sich die Bauchdecke hebt und senkt.
Sie können diese Übung im Stehen ausführen oder auch im Sitzen. Damit sie ihre volle Wirkung entfalten kann, sollte sie täglich praktiziert werden, wie das Zähneputzen.

Zählen der Atemzüge

Eine sehr einfache und effektive Atemübung ist das Zählen der Atemzüge. Sitzen Sie in einer angenehmen Position, auf einem Kissen oder Stuhl, sodass die Wirbelsäule aufrecht ist. Zählen Sie mit der Atmung »eins«, mit der Ausatmung »zwei«, mit der nächsten Einatmung »drei«, und so weiter, bis Sie bei »zehn« angekommen sind. Dann zählen Sie von zehn bis eins zurück. Wenn Sie sich verzählt haben oder von Gedanken abgelenkt wurden, beginnen Sie einfach von vorne.

Pranayama-Übungen

Im indischen Yoga haben Atemübungen einen wichtigen Stellenwert. Sie werden dort *Pranayama* genannt. Das Wort setzt sich zusammen aus *Prana* (»Lebensenergie«) und *Ayama* (»kontrollieren«). Ein Charakteristikum dieser Übungen ist das lange Ausatmen, was zu einer Beruhigung des Nervensystems führt. Dadurch können beispielsweise Stress abgebaut, Schlafstörungen gelindert und das Immunsystem gestärkt werden. Über diesen vertieften Atem können wir unangenehme Emotionen besser loslassen und zu innerer Fokussierung finden. Darüber hinaus werden durch die Atemübungen die Zellen intensiver mit Sauerstoff versorgt, wodurch sich der gesamte Organismus besser regenerieren kann.

Eine einfache Anti-Stress-Atmung

Atmen Sie 4 Sekunden durch die Nase ein und dann 4 Sekunden durch die Nase aus. Wiederholen Sie diese Atmung 5-mal.
Atmen Sie 4 Sekunden durch die Nase ein und 6 Sekunden durch die Nase aus. Wiederholen Sie diese Atmung 5-mal.
Atmen Sie 4 Sekunden durch die Nase ein und 8 Sekunden durch die Nase aus. Wiederholen Sie diese Atmung 5-mal.

Yoga-Atmung

Die Yoga-Atmung ist noch keine eigentliche Pranayama-Technik, sondern eine vorbereitende Übung auf Pranayama. Diese Technik kann jederzeit praktiziert werden und wirkt bei Stress und Ärger beruhigend.

1. Setzen Sie sich bequem hin oder legen Sie sich auf den Rücken und entspannen Sie Ihren Körper vollkommen.
2. Atmen Sie langsam und tief ein und erlauben Sie dabei, dass sich Ihr Bauch vollkommen ausdehnt. Sie sollen so langsam atmen, dass Ihr Atem nicht zu hören ist.
3. Wenn Ihr Bauch vollkommen ausgedehnt ist, beginnen Sie damit, Ihre Brust vollkommen auszudehnen.

4. Mit dem letzten Teil der Einatmung heben Sie nun auch den oberen Bereich der Brust an. Dieser gesamte Prozess der Einatmung sollte fließend und zusammenhängend ausgeführt werden.
5. Beginnen Sie nun auszuatmen.
6. Dabei lassen Sie zuerst wieder den oberen Bereich der Brust absinken, bevor Sie auch den Rest der Brust sich zusammenziehen lassen.
7. Erlauben Sie, dass sich das Zwerchfell nach oben zieht.
8. Atmen Sie vollständig aus, indem Sie die Bauchdecke nach innen ziehen. Leeren Sie die Lunge komplett, ohne dass es anstrengend ist.
9. Halten Sie den Atem für wenige Sekunden an, bevor Sie mit der nächsten Einatmung fortfahren.
10. Führen Sie etwa fünf bis zehn solcher kontrollierten Atemzüge aus. Mit der Zeit können Sie diese Übung auf bis zu zehn Minuten ausdehnen.

Fit durch die 4-7-8-Methode

1. Atmen Sie zum Start durch den Mund aus.
2. Dann atmen Sie durch die Nase ein, während Sie im Kopf bis 4 zählen.
3. Halten Sie anschließend die Luft an und zählen Sie bis 7.
4. Dann zählen Sie bis 8 und atmen dabei durch den Mund oder die Nase vollständig aus.

Den Dreierrhythmus wiederholen Sie 4-mal.

Zweimal täglich durchgeführt, führt diese Übung zu einer raschen Entspannung des Körpers. Der wichtigste Teil ist das Anhalten des Atems, dabei füllt Sauerstoff die Lungen und zirkuliert danach durch den Körper. Infolge der 4-7-8-Atmung entspannt der gesamte Organismus. Gleichzeitig wird die Konzentrationsfähigkeit durch die bessere Sauerstoffaufnahme verbessert.

Wechselatmung für emotionales Gleichgewicht
Die Wechselatmung (*Anuloma Viloma*) gilt im Yoga als eine Reinigungsübung. Man übt sie in einer angenehmen Sitzhaltung, im Schneidersitz, kniend oder auf einem Stuhl sitzend.

Setzen Sie sich gerade hin, schließen Sie Ihre Augen.
Heben Sie die rechte Hand. Schließen Sie mit dem rechten Daumen das rechte Nasenloch. Atmen Sie durch das linke Nasenloch 4 Sekunden lang ein. Dabei geht der Bauch nach vorne. Füllen Sie die Lungen zu etwa 75 %. Schließen Sie nun beide Nasenlöcher mit Daumen und Ringfinger und halten Sie die Luft 4 Sekunden lang an.
Öffnen Sie das rechte Nasenloch und atmen Sie durch das rechte Nasenloch 8 Sekunden lang aus. Leeren Sie die Lungen dabei (fast) vollständig.
Halten Sie das linke Nasenloch geschlossen und atmen Sie durch das rechte Nasenloch 4 Sekunden lang ein.
Schließen Sie beide Nasenlöcher und halten Sie die Luft 4 Sekunden lang an.
Öffnen Sie das linke Nasenloch und atmen Sie 8 Sekunden lang durch das linke Nasenloch aus.
Beginnen Sie nun wieder von vorne.

Üben Sie mindestens 3 bis 8 Runden. Je nach Befinden können Sie die Übung bis zu 30 Minuten lang praktizieren.
Beginnen Sie mit einem Verhältnis Einatmen : Anhalten : Ausatmen von 4:4:8. Dies kann später mit zunehmender Erfahrung und Übung langsam auf 4:8:8, dann auf 4:12:8 und schließlich auf 4:16:8 gesteigert werden.

Tuna-Energie-Atmung aus dem Shaolin-Qigong
Tuna ist eine Kurzform von *tugu naxin*, was sinngemäß »das Alte abgeben und das Neue aufnehmen« bedeutet. Bei der Übung der Tuna-Atmung handelt es sich um eine der ältesten schrift-

lich erwähnten Atemtechniken Chinas, die auch zu den Shaolin-Kraftübungen zählt, weil durch diese Übung die »Energiespeicher« des Körpers sehr schnell aufgeladen werden. Gleichzeitig wird während der Übung verbrauchtes *Qi* (Lebenskraft) abgeleitet und die Ausleitung schädlicher Faktoren gefördert.

Die Stressregulation und damit die immunstimulierende Wirkung wird in diesem Fall besonders durch die langsame Ausführung dieser Übung unterstützt, die aus physiologischer Sicht den *Sympathikotonus* vermindert und den *Vagotonus* fördert. Ein stabiler Vagotonus – ein stabiler Spannungszustand des parasympathischen Systems – bedeutet, dass die Regeneration und der Aufbau körpereigener Reserven gefördert werden, insbesondere des Immunsystems.

So üben Sie die Tuna-Atmung:
Legen Sie sich entspannt mit ausgestreckten Beinen auf den Rücken. Dabei liegen Ihre Füße etwa hüftbreit parallel nebeneinander, und Ihre Fußspitzen zeigen nach oben.
Legen Sie nun eine Hand auf das Brustbein und die andere auf den unteren Bauch. Alternativ können Sie Ihre Arme auch locker neben Ihren Körper legen.
Beginnen Sie anschließend, mit dem Ausatmen Ihre Atemzüge zu zählen. Atmen Sie dabei durch Ihre Nase. Bewegen Sie beim Einatmen Ihre Füße nach innen, bis sich Ihre großen Zehen berühren. Kehren Sie beim Ausatmen wieder in die parallele Fußstellung zurück.

Ihre Atmung gibt Ihnen den Rhythmus vor. Versuchen Sie, Ihren Atemrhythmus nicht zu beeinflussen.
Konzentrieren Sie sich darauf, beim Ausatmen alles loszulassen, was Sie gerade belastet. Beim Einatmen hingegen versuchen Sie, alles einzuatmen, was Ihnen guttut, wie zum Beispiel Energie, die Sie mit dem Ausatmen bis in Ihre Finger-, Zehen- und Haarspitzen fließen lassen können.

Vielleicht hilft Ihnen während der Übung die Vorstellung von wärmenden Sonnenstrahlen.

Führen Sie die Tuna-Atmung so lange durch, bis Sie sich entspannt und ausgeglichen fühlen. Diese Übung ist auch eine wunderbare Einschlafhilfe, und im Schlaf regeneriert ja bekanntlich unser Immunsystem.

»Minis« für unterwegs

Die folgenden »Minis« sind kurze Atemübungen, die Sie ganz einfach zwischendurch in den Alltag integrieren können, etwa beim Warten vor einer roten Ampel, in öffentlichen Verkehrsmitteln, beim Warten in einer Schlange oder vor dem Annehmen eines Telefongespräches.

Mini 1

Zählen Sie langsam rückwärts von 10 bis 0, für jeden Atemzug eine Zahl. Wenn Sie bei 0 angelangt sind, spüren Sie, wie es Ihnen im Augenblick geht. Wenn es Ihnen besser geht – schön! Wenn nicht, dann versuchen Sie es noch einmal.

Mini 2

Während des Einatmens zählen Sie langsam von 1 bis 4, während des Ausatmens zählen Sie dann langsam von 4 rückwärts bis 1.

Mini 3

Zählen Sie beim Einatmen wie bei Mini 2 bis 4 und machen Sie dann nach dem Einatmen eine kleine Pause. In dieser Pause können Sie weiterzählen: 5, 6, 7. Beim Ausatmen zählen Sie dann rückwärts: 7, 6, 5, 4 und machen wieder eine Pause: 3, 2, 1. Dann wieder mit 1, 2, 3, 4 einatmen usw.

> **Wichtig bei den Minis** ist, dass nicht das Zählen den Atemfluss bestimmt, sondern der natürliche Atemverlauf lediglich mit dem Zählen begleitet wird. Das Zählen dient nur dazu, die Aufmerksamkeit mit dem Atem zu verbinden, verändert werden soll der Atem dadurch nicht. Lassen Sie sich daher zu Beginn der Übung etwas Zeit, um in Ruhe Ihr Ein- und Ausatmen wahrzunehmen, bevor Sie mit dem Zählen beginnen.

Welche Methode ist die richtige für mich?

Wie Sie gesehen haben, gibt es zahlreiche Methoden, die Ihnen helfen, wieder zu einem ruhigen Atemrhythmus zurückzugelangen.[4] Nach meiner langjährigen Erfahrung ist für jeden eine geeignete Methode dabei, die Freude macht und sich in den Alltag integrieren lässt. Deshalb einfach ausprobieren, denn wie der Volksmund weiß: Probieren geht über Studieren.

Können Atemübungen schaden?

Richtig erlernt und durchgeführt, bergen Atemtechniken so gut wie keine Risiken. Im Gegenteil – sie sollen das Atmen erleichtern und Luftnot verbessern. Bei Vorerkrankungen ist es aber ratsam, sich die Atemübungen einmal von einem Fachmann, zum Beispiel einem Physiotherapeuten oder ausgebildeten Yoga-Lehrer zeigen zu lassen, da sowohl eine extrem tiefe und schnelle als auch eine zu flache und langsame Atmung zu Problemen führen kann. Im Zweifelsfall sollte man vor Beginn mit einem Arzt darüber sprechen.

Darüber hinaus gibt es einige Kontraindikationen wie beispielsweise schwere psychische Störungen, Aneurysmen (krankhafte Erweiterung von großen Blutgefäßen) und andere. Auch bei niedrigem Blutdruck ist eine weitere Absenkung nicht wünschenswert. Bei einer akuten, schweren Erkrankung wie etwa einer Lungenentzündung sollten Sie mit der Durchführung atemtherapeutischer Übungen warten bzw. diese nur in Absprache mit Ihrem behandelnden Arzt durchführen.

Worauf ist zu achten?
Führen Sie Atemübungen in regelmäßigen Abständen durch und achten Sie besonders zu Beginn auf ausreichende Pausen.

Sollten Sie bei einer Übung Schmerzen, Schwindel, Krämpfe oder Unwohlsein bemerken, beenden Sie diese unverzüglich und suchen Sie einen Arzt auf.

Naturerleben und Waldbaden

Es gibt kein WLAN im Wald,
aber dafür eine viel bessere Verbindung.
THOMAS RAMPP

Mit allen Sinnen

Jeder sollte in seinen Alltag ein bisschen Natur integrieren. Allein schon der Anblick der intakten Natur, der grünen Bäume hat eine beruhigende Wirkung. In diesem Kapitel geht es um das Waldbaden, doch soll dieses stellvertretend für jedes andere Naturerlebnis stehen, das Ihre Gesundheit fördert.

Mit Waldbaden ist im Grunde ein achtsamer Waldspaziergang gemeint. Der Begriff »Waldbaden« stammt aus Japan. Dort sprach man schon 1982 von *shinrin yoku* – »in der Waldluft baden« – und betrachtete dies als Bestandteil eines gesunden Lebensstils. Schon damals erkannte man dort die vielen positiven Effekte auf Körper, Immunsystem, Psyche und Seele und erforschte die entspannende Wirkung des Waldbadens wissenschaftlich. Inzwischen ist der medizinische Nutzen des Waldbadens anerkannt, und japanische Universitäten bieten sogar eine fachärztliche Spezialisierung in »Waldmedizin« an.

Wie wirkt Waldbaden nun, und welche gesundheitlichen Effekte sind bekannt? Beim Waldbaden nehmen wir die Natur bewusst mit allen Sinnen wahr.

Wir **lauschen** dem Klang der Natur.
Wir **spüren** die klare Luft des Waldes.
Wir **riechen** den Duft des Waldes.
Wir **sehen** die Farben des Waldes in all ihrer Vielfalt.
Wir **schmecken** die Kräuter der Natur.

Wir Menschen sind eigentlich ein Teil der Natur. Im Alltag gerät dieser Aspekt des Menschseins jedoch oft in Vergessenheit. Viele Menschen leben in Großstädten, in denen das Stadtbild von Hochhäusern und Asphalt geprägt ist. Obwohl es in vielen Großstädten weitläufige Parks gibt, kommen Ausflüge in die Natur oft zu kurz. Der Mensch verliert das Bewusstsein für seinen natürlichen Ursprung. Waldbaden kann dabei helfen, wieder eine Verbindung zur Natur zu schaffen, die den Menschen körperlich und geistig unterstützt und gesund erhält.

Studien zeigen, dass schon ein kurzer entspannter Spaziergang durch den Wald positive Auswirkungen auf die Gesundheit und das Wohlbefinden hat. Im Wald steigt die Anzahl der Killerzellen, die gegen Krankheitserreger und sogar gegen Krebszellen wirken können. Das Immunsystem wird gestärkt, außerdem sinken Herzfrequenz und der Cortisolspiegel. Koreanische und japanische Studien lassen weiterhin den Schluss zu, dass ein Aufenthalt im Wald präventiven, also vorbeugenden Einfluss auf die Gesundheit hat. Das Einatmen der ätherischen Öle, die von den Bäumen abgegeben werden, verbunden mit den speziellen Lichtverhältnissen, trägt zur Stärkung des Immunsystems bei. In Japan ist Waldbaden bereits eine anerkannte Methode zum Stressmanagement. Beim Waldbaden verringern sich Angstzustände, Depressionen, Wut, chronische Schmerzen, es sinkt der Bluthochdruck, und es verbessern sich Herz-Kreislauf-Erkrankungen. Vitalität und Wohlbefinden hingegen steigen. Mittlerweile gibt es in Japan mehr als 70 zertifizierte Heilwälder, und es ist nichts Ungewöhnliches, dass japanische Ärzte bei Burn-out oder Herz-Kreislauf-Erkrankungen eine Waldtherapie verordnen. Bis zu fünf Millionen Japaner besuchen jährlich den Nationalen Erholungswald Akasawa. In Südkorea werden zahlreiche *Forest Bath Places* in der Nähe von großen Städten angelegt.

Die Heilkraft des Waldbadens wurde unter anderem durch den Waldmediziner Qing Li belegt. Er konnte in einer Studie nachweisen, dass der Wald eine stress- und blutdrucksenkende Wirkung auf den menschlichen Körper hat. Schon nach einem eintägigen Aufenthalt im Wald sinkt das Stresshormon Adrenalin im Blut bei Männern um 30 % und bei Frauen um 50 % ab.

Noch nicht abschließend geklärt ist die Frage, wie lange ein Waldaufenthalt dauern muss, um positive Effekte zu erzielen.

Erste wissenschaftliche Grundlagen hierfür haben Forscher der Nippon Medical School in Tokio gelegt. In einer der Studien schickte der Wissenschaftler Qing Li Hunderte Probanden auf einen Spaziergang – die eine Hälfte in die Stadt, die andere in den Wald. Bei der anschließenden Blutentnahme zeigte sich, dass bei der Stadtgruppe die Konzentration an DHEA-Hormonen, den »Jungbrunnenhormonen«, unverändert war, bei der Waldgruppe jedoch deutlich erhöht.

In einer anderen Studie schickte der Wissenschaftler zwölf Probanden einen ganzen Tag lang in den Wald. Die Blutanalyse danach ergab, dass der Gehalt an natürlichen Killerzellen um fast 40 % gestiegen war. Zur dauerhaften Stärkung des Immunsystems empfiehlt Qing Li zwei Waldtage pro Monat.

360-Grad-Sehen – eine Achtsamkeitsübung im Wald
Mit dieser Übung stimmen Waldbademeister oftmals ihre gestresste Kundschaft aus der Stadt auf ein Bad im Wald ein.

So funktioniert das »360-Grad-Sehen«:
Ihr Blick klettert am kerzengeraden Stamm einer Fichte nach oben, hangelt sich Meter für Meter an waagerecht abstehenden Aststummeln empor, verharrt kurz an einem erstarrten Harzrinnsal, tastet dort die rotbraun geschuppte Borke ab und erklimmt schließlich den Wipfel, wo sich die Fichte scheinbar end-

los in den grau verhangenen Himmel erstreckt. Danach sinkt Ihr Blick wieder langsam zum Boden. Lassen Sie den Blick steigen und sinken, drehen Sie sich ein Stück um die eigene Achse und wiederholen Sie das Ganze so lange, bis Sie den Ausgangspunkt wieder erreicht haben.

Waldtraining für Ältere

Das Waldbaden ist bislang noch nicht überall als Therapieform anerkannt und wird von Krankenkassen oft nicht oder nur teilweise übernommen. Etabliert hat sich jedoch bereits ein Waldtrainingsprogramm für Heimbewohner, entwickelt von der Bundeszentrale für gesundheitliche Aufklärung. Rund 100 Pflegeeinrichtungen in 14 Bundesländern bieten es mittlerweile an. Das sogenannte Lübecker Modell Bewegungswelten ist ein körperlich, geistig und sozial aktivierendes Präventionsprogramm für ältere Menschen, die bereits körperliche und kognitive Einschränkungen haben.[1]

Der Duft des Waldes

Wer kann sich noch an den harzigen Zitrusgeschmack junger Fichtenspitzen erinnern? Auf diesen ätherischen Pflanzenölen, so die Vermutung, könnte ein Großteil der therapeutischen Wirkung des Waldes auf Körper und Seele beruhen. Terpene sind dabei die wichtigsten Ingredienzen ätherischer Öle, die aus Rinde und Blättern und Nadeln von Bäumen, Sträuchern und anderen Pflanzen ausdünsten. Sie wurden von August Kekulé, einem berühmten deutschen Chemiker und Naturwissenschaftler, nach dem Baumharz Terpentin benannt. Mittlerweile sind über 8000 Terpene und über 30 000 der nahe verwandten Terpenoide bekannt. Es handelt sich also um eine stark heterogene und sehr große Gruppe von chemischen Verbindungen. Die meisten Terpene sind Naturstoffe, hauptsächlich pflanzlicher und seltener tierischer Herkunft.[2]

Terpene sind in vieler Hinsicht biologisch und pharmakologisch interessant, allerdings ist ihre biologische Funktion bis heute nur lückenhaft erforscht. Sie können zum Beispiel als umweltfreundliche Insektizide verwendet werden, indem sie als Pheromone (Sexuallockstoffe) Insekten in Fallen locken. Außerdem wirken viele Terpene antimikrobiell, das heißt, sie hemmen das Wachstum von Mikroorganismen. Viele Terpene werden auch als Geruchsstoffe in Parfümen und kosmetischen Produkten eingesetzt.[3]

Diese Pflanzenbotenstoffe können im Wald das ganze Jahr über eingeatmet werden, jedoch ist ihre Konzentration in den Sommermonaten sowie bei Nebel und Regen am höchsten. Nimmt der Mensch sie über Haut und Lunge auf, beruhigt sich der Sympathikus, jener Teil des vegetativen Nervensystems, der in Stresssituationen Flucht- und Kampfreaktionen steuert. Zugleich erhöht der Ruhenerv Parasympathikus, der als Gegenspieler des Sympathikus der körperlichen Regeneration dient, seine Aktivität, und es kommt im Idealfall zur sogenannten Entspannungsreaktion.

Insofern ist Waldbaden auch bei Schlafstörungen, depressiven Gedanken, psychischen Belastungen oder der Aufmerksamkeitsstörung ADHS eine sinnvolle Ergänzung zur konventionellen Therapie. Allerdings ersetzt es nicht eventuell erforderliche Medikamente oder eine notwendige Psychotherapie. Waldbaden wirkt in erster Linie präventiv im Sinne einer Maßnahme allgemeiner Gesundheitsvorsorge und ergänzend als unterstützende Therapiemaßnahme bei diversen Beschwerden und Erkrankungen.

Orte zum Waldbaden

Der heilende Effekt von asiatischen Pinien, Zedern und Lärchen lässt sich nicht direkt auf heimische Tannen, Eichen und Buchen übertragen. Je nachdem, ob man sich in einem Laub-, Misch- oder Nadelwald befindet, unterscheidet sich das Klima.

Den ersten Kur- und Heilwald in Europa gibt es seit 2016 auf der Insel Usedom. Die Kombination aus See- und Waldluft wirkt hierbei besonders bei Erkrankungen der Atemwege, der Haut und des Bewegungsapparates sowie bei psychosomatischen Erkrankungen und Depressionen.

Unterstützend wirken Heilwaldplätze, an denen die Besucher zu speziellen körperlichen und meditativen Übungen animiert werden. Hierzu gehören zum Beispiel eine meditative Bewegungstherapie im Licht- und Schattenspiel, ein Kletterparcours oder ein Sensorikpfad. Wer möchte, kann sich von ausgebildeten Waldluft-Bademeistern begleiten lassen.

5 Tipps vom Waldmediziner Qing Li
1. Suchen Sie einen Platz im Wald, der Ihnen gefällt. Lesen Sie ein Buch, bestaunen Sie die Szenerie oder genießen Sie einfach die Pause.
2. Das Waldbaden soll nicht so anstrengend sein, dass Sie davon müde werden. Ist das doch einmal der Fall, legen Sie eine Erholungspause ein.
3. Wenn Sie Stress abbauen möchten, genügt ein Tagestrip in einen Wald in der Nähe.
4. Vergessen Sie nicht, etwas zum Trinken mitzunehmen.
5. Waldbaden soll guttun, wählen Sie den Zeitpunkt und den Ort nach Ihrem Empfinden.

Aromatherapie

Ein Tag ohne Dufterlebnis ist ein verlorener Tag.
SPRICHWORT AUS ÄGYPTEN

Unser Geruchssinn

Gerüche greifen auf vielen Ebenen in das Leben der Tiere oder Menschen ein. So dienen sie der Orientierung und der Wahrnehmung, sie steuern das Sexual- und Sozialverhalten und wirken auf Stimmungen und Emotionen, ja sogar unseren Hormonhaushalt – Stichwort Partnerwahl. Gerüche beeinflussen uns weitaus mehr, als uns bewusst ist. Wie nehmen wir Gerüche eigentlich wahr? Wie ist es möglich, mehrere Tausend verschiedene Gerüche, oft in geringsten Konzentrationen, zu unterscheiden? Bislang war nur wenig über die zugrunde liegenden Mechanismen bekannt. Die Erforschung der molekularen Prozesse der Geruchswahrnehmung gehört heute zu den größten Herausforderungen in der Sinnesphysiologie. Inzwischen konnten bereits einige wesentliche Komponenten der Signalübertragung aufgeklärt werden. So lässt sich mittlerweile verfolgen, wie ein chemischer Duftreiz in eine elektrische Zellerregung umgewandelt wird. Dabei wurden spezifische Erkennungs- und Verstärkungsproteine entdeckt, die zu der enormen Leistungsfähigkeit unseres Geruchssinns beitragen.

Der Geruchssinn ist außerordentlich spezifisch und sensitiv, in seiner Komplexität am ehesten noch mit dem Immunsystem zu vergleichen. Der »chemische Sinn«, wie man den Geruchs- und Geschmackssinn zusammenfasst, weil beide an chemische Substanzen als stoffliche Überträger gekoppelt sind, ist wahrscheinlich das phylogenetisch älteste Sinnessystem. Als sich das Leben noch ausschließlich in der Dunkelheit der »Ursuppe«, also im wässrigen Medium, abspielte, benutzten die Tiere dieses sie umspielende Medium als Träger, um Informationen weiterzugeben. Auf ähnlich direktem Wege arbeitet der Geschmackssinn heute noch. Als die Lebewesen später ans Land stiegen, wurde die Luft zum Transportmedium für chemische Kommunikation.

> ### Riechzwerge und Riechriesen
> Der Mensch ist im Vergleich zu anderen Lebewesen eher ein Riechzwerg, und das, obwohl wir Zigtausende, vielleicht sogar viele Millionen Gerüche unterscheiden können. Nachtfalter sind dagegen echte Riechriesen, ganz besonders, wenn der Nachtfalter unterwegs zu seiner Nachtfalterin ist. Dabei kann er wenige einzelne Moleküle in einem Kubikzentimeter Luft wahrnehmen. Zum Vergleich: Beim Menschen liegt die Geruchsschwelle bei 200 Millionen Molekülen. Ein Hund kann eine Geruchsspur möglicherweise aus bis zu eineinhalb Kilometern Entfernung wahrnehmen insbesondere, wenn es sich um eine läufige Hündin handelt.

Versuchen Sie einmal Prof. Bill Hanssons kleinen Partygag, den er gern bei seinen Erstsemestern erprobt, um ihnen zu zeigen, wie wichtig das Riechen für den Geschmack ist. Sie brauchen: eine Augenbinde, eine Klammer für die Nase und zwei Schälchen mit Ketchup und Senf. Ein Gast darf sich freiwillig melden. Sie/Er bekommt das Tuch über die Augen, die Klammer auf die Nase. Jetzt darf sie/er kosten. Kann sie/er Ketchup und Senf unterscheiden? Sie werden überrascht sein![1]

Über die Luft werden auch Gerüche verbreitet, die uns Wohlgefühl bereiten. Man denke an einen Waldspaziergang oder den Duft einer Rose. Zu Hause nutzen viele Menschen naturreine ätherische Öle, die neben ihren angenehmen Duftnoten vielerlei positive Wirkungen besitzen. So werden sie in der Kosmetik, im Haushalt, bei körperlichen Beschwerden und beispielsweise zur Stimmungsaufhellung eingesetzt. Bestens bewährt haben sie sich im Rahmen natürlicher Hygienemaßnahmen. Ihre keimreduzierende, antibakterielle Wirkung wurde umfassend untersucht und wissenschaftlich erwiesen. Dabei hat sich gezeigt, dass ätherische Öle die Keimbelastung in der Luft und auf Gegenständen, aber auch auf Haut und Schleimhaut reduzieren können. Darüber hinaus unterstützen sie unser Immunsystem.[2]

Ätherische Öle und das Immunsystem

Forschungen aus Yale haben gezeigt, dass der Grund, warum unser Immunsystem im Winter im Nachteil ist, darin liegt, dass die Kälte die erste Verteidigungslinie der Nase schwächt.[3] Ein ganz wichtiger Faktor ist auch der winterliche Mangel an Vitamin D, bedingt durch eine geringere Sonnenexposition in unseren Breiten. Vitamin D hat zahlreiche gesundheitliche Vorteile und ist besonders wichtig für ein gut funktionierendes Immunsystem. Unsere Killerzellen oder T-Zellen – dies sind Zellen, die aktiv nach schädlichen Krankheitserregern suchen, um sie im Blutkreislauf zu zerstören – brauchen Vitamin D, um aktiviert zu werden. Wenn ein Mangel an Vitamin D besteht, wird die Effektivität des erworbenen Immunsystems gemindert.[4]

Ätherische Öle enthalten Verbindungen, wie Aldehyde, Ether und Alkohole, die pharmakologische Eigenschaften haben. Diese Verbindungen sind der Grund dafür, dass ätherische Öle einen spezifischen Duft und biologische Eigenschaften für medizinische Zwecke haben.[5]

Im Prinzip verfügen ätherische Öle über zwei Eigenschaften: Sie können entweder das Immunsystem stärken oder schädliche Bakterien und Viren beseitigen. Während alle ätherischen Öle bis zu einem gewissen Grad antibakterielle, antivirale und antiseptische Eigenschaften besitzen, haben einige ätherische Öle mehr von dem einen als von dem anderen. Je nach ihren Eigenschaften können ätherische Öle also Viren bekämpfen, die Luft reinigen, grippeähnliche Symptome lindern und die Resilienz – die psychische Widerstandskraft – verbessern.[6]

Neben den pharmakologischen und biologischen Faktoren bieten ätherische Öle auch einen psychologischen Nutzen. Ätherische Öle, die aus Kräutern wie Lavendel und Rosmarin gewonnen werden, fördern die Entspannung, indem sie den Stresspegel senken. Aromatherapie kann also dabei helfen, Spannungen und Stress abzubauen, und bietet Möglichkeiten zur Unterstützung des Immunsystems. Untersuchungen zeigen, dass das Einatmen von ätherischen Ölen aus Lavendel und Rosmarin den Cortisolspiegel senkt und somit das Immunsystem stärkt.[7]

In der Erkältungszeit und zum Schutz vor Viren empfehlen sich besonders folgende ätherische Öle:
alle Nadelbaumdüfte, alle Zitrusdüfte (besonders Orange und Zitrone), Cajeput, Eukalyptus globulus, Koriandersamen, Lavandin, Lavendel fein, Lemongrass, Manuka, Nelkenknospe, Niauli, Pfefferminze, Ravintsara, Teebaum und Thymian.

Durch direktes Einatmen der ätherischen Öle docken die Duftmoleküle an den Schleimhäuten an und können dort ihre keimreduzierende Wirkung entfalten. Für das direkte Riechen gibt es vielfältige Anwendungsmöglichkeiten: Sie träufeln einen Tropfen ätherisches Öl auf ein Papiertaschentuch oder auch auf einen Mundschutz und riechen daran. Als kreative Duftträger eignen sich Filz, Wolle oder

Stoff: Sie können sie mit einem Tropfen ätherischen Öls beduften und in der Nähe des Halses befestigen, zum Beispiel am Kragen.

Wirksame Mittel gegen Keime

Durch die Beduftung der Räume, in denen wir uns aufhalten, reduzieren sich die Keime in der Atemluft. Dies kann durch Vernebelung verschiedener ätherischer Öle, aber auch durch den einfachen Einsatz von Raumsprays gelingen. Hauttrockenheit macht es Keimen leichter, sich anzuhaften. Durch die gründliche Hygiene und Pflege von Haut und Schleimhäuten bieten wir den Keimen keine Angriffsfläche und können dadurch die Ansteckungsgefahr reduzieren. Mund- und Nasenschleimhäute können wir wirksam mit Pflanzenölen pflegen und uns so auf natürlichem Wege schützen.

Im Ayurveda, der traditionellen indischen Heilkunde, ist das Ölziehen eine erprobte Form der Schleimhautpflege und Entgiftung. Eine Anleitung dazu, wie Sie Ihren Mund mit Öl spülen, finden Sie im Kapitel »Abhärtung«. Für die Nase stehen ebenfalls verschiedene Öle zur Verfügung, besonders wenn die Nasenschleimhäute gereizt und trocken sind. Es gibt spezielle Nasenöle, welche die Schleimproduktion regulieren, die Schleimhäute schützen und die Nasenatmung verbessern. Eine Mischung aus Sesamöl, Campher, Eukalyptusöl und Pfefferminzöl ist als Standardpräparat »Weleda Nasenöl« erhältlich.

Auf ganz einfache Weise lässt sich eine Handseife mit desinfizierender Wirkung herstellen.

Desinfizierende Handseife

Vermischen Sie 12 Tropfen Teebaumöl bio, 20 Tropfen Lavendelöl fein bio und 100 ml neutrale Flüssigseife (Naturkosmetik) zu einer Handseife. Seifen Sie Ihre Hände gründlich 20 Sekunden lang ein und spülen Sie die Seife mit warmem Wasser ab.

Bei Laborversuchen wurde die antimikrobielle Wirkung essenzieller pflanzlicher Öle bereits nachgewiesen. In einem italienischen Krankenhaus mit zwei exakt gleich aufgeteilten Etagen wurde nun untersucht, ob eine Dispersion von Aromaöl in der Raumluft die Kontamination mit Bakterien und Pilzen auf den Oberflächen von Tischen, Schränken und Handläufen eindämmen und das damit verbundene Infektionsrisiko senken kann. Über einen Zeitraum von fünf Monaten wurde auf der einen Etage die gewohnte Sanitisierung mit den herkömmlichen Reinigungs- und Desinfektionsmitteln durchgeführt. Auf der anderen Etage wurde zusätzlich eine Aromaölmischung aus Lavendel, Cajeput, Sibirischer Tanne, Myrte und Zitronengeranie in der Raumluft verteilt. Hierzu wurde das Aromaöl jeden Tag nachts acht Stunden lang bei geschlossenen Türen in zwei von acht Zimmern mittels Ultraschallvaporisator verdunstet. Tagsüber wurden die Türen aller Zimmer zum gemeinsamen Korridor geöffnet, um eine Luftzirkulation über den Flur und die anderen Räume zu erzielen.[8]

Zu Studienbeginn und danach in einem Abstand von jeweils 30 Tagen wurden mit speziellen Probenahmeplättchen Schränke, Tische und Handläufe auf die Besiedelung von Mikroorganismen, wie diverser Bakterien, Pilze u.a., untersucht. Gleichzeitig wurde die Anzahl der Arzneimittelverordnungen gegen Infektionen für die 32 in den Zimmern stationär aufgenommenen Patienten und die Dauer der Arzneimitteleinnahme dokumentiert. Im Vergleich zu den Räumen, die nur mit den herkömmlichen Mitteln gereinigt wurden, bewirkte die zusätzliche Dispersion der Aromaölmischung eine deutliche Reduzierung der Keimbesiedelung von Tisch- (> 90 %) und Schrankflächen (> 75 %) gegenüber dem Zustand vor der Behandlungsphase. In den letzten 30 Studientagen, in denen die Aromaölbehandlung ausgesetzt wurde, stiegen die Keimzahlen wieder auf das Niveau zu Studienbeginn. Auf den erwartungsgemäß am stärksten kontaminierten Tischflächen führte die Aromatherapie in den vier Behandlungsmonaten sogar zu einer vollständigen Keimfreiheit.

Auf den Handläufen in den Korridoren konnten keine signifikanten Veränderungen hinsichtlich der bakteriellen Besiedelung verzeichnet werden. Die Arzneimittelverschreibungen, vornehmlich gegen Infektionen und Atemwegsprobleme, sowie die Dauer der erforderlichen Einnahmezeit lagen bei den Patienten auf der Aromaöl-Etage um 80 % bzw. 86 % niedriger als auf der Kontroll-Etage. Unerwünschte Wirkungen wie allergische Reaktionen auf das Aromaöl traten bei keinem der Patienten auf.

Trotz der positiven Ergebnisse in der vorliegenden Studie sollte man bei der Verwendung von Aromaölen Vorsicht walten lassen hinsichtlich möglicher unerwünschter Reaktionen. Es sollten Öle mit geringem allergenem Potenzial wohldosiert eingesetzt werden. Ein weiterer Aspekt ist die Wirkung von Aromaölen auf die Psyche der Patienten sowie des Krankenhauspersonals. Auch hier sollte fachkundig unter den nachweislich antimikrobiell wirkenden Aromaessenzen gewählt werden.[9]

Auch Prof. Griffon, Mitglied der französischen, pharmazeutischen Akademie, hat die desinfizierende Wirkung von ätherischen Ölen auf die Raumluft in Studien untersucht: Mithilfe eines Zerstäubers wurden verschiedene ätherische Öle versprüht. Man bestimmte vorher und nachher die Vitalität der Krankheitskeime. Bereits nach 30 Minuten ließen sich nur noch vier der ursprünglich 210 verschiedenen Bakterien nachweisen, wobei sämtliche Schimmelpilze und Staphylokokken-Kulturen vernichtet waren. Ein Beweis von vielen, dass 100 % naturreine ätherische Öle ein vorzügliches Mittel zur Desinfektion der Luft darstellen.[10]

Ätherische Öle für zu Hause

Sofern Sie nicht allergisch reagieren und Ihnen der Duft angenehm ist, sind ätherische Öle ein einfaches und kostengünstiges Mittel für zu Hause, um schädliche Bakterien und Viren zu reduzieren und das Immunsystem zu stärken. Die folgenden vier ätherischen Öle eignen sich dafür gut und sind leicht erhältlich. Achten Sie beim Kauf auf die Qualität des Öls, es sollte ein naturreines und möglichst biologisches ätherisches Öl sein.

Eucalyptus globulus

Eucalyptus globulus, der blaue oder gewöhnliche Eukalyptus, ist bekannt für seinen erfrischenden Duft, seine reinigenden Eigenschaften und seine Unterstützung bei der Linderung von Atemwegserkrankungen. Er enthält einen hohen Anteil an 1,8-*Cineol (Eucalyptol)* – ein Hauptbestandteil des ätherischen Öls des Eukalyptus –, im Allgemeinen zwischen 60 und 90 %.[11]

Untersuchungen zeigen, dass Eukalyptusöl nach der Inhalation die Vitalität und Funktionalität von Monozyten und die Produktion von T-Zellen unterstützt.[12] Es hat außerdem eine antibakterielle Wirkung auf potenziell infektiöse Bakterien in den oberen Atemwegen inklusive Streptokokken.[13]

Seine Aromen öffnen die Atemwege, entstauen die Nebenhöhlen und lindern schmerzhaften Husten. Mit ihren stark antiseptischen und entzündungshemmenden Eigenschaften stärken sie das Immunsystem und beleben den Körper.[14]

Zitrone

Das ätherische Öl der Zitrone ist ein ernst zu nehmender Stimmungsaufheller.[15] Untersuchungen zeigen immer wieder, dass es die Symptome von Angst und Depression lindert.

Zusätzlich bietet ätherisches Zitronenöl starke antibakterielle und antioxidative Eigenschaften, die kleine Wunder für das Immunsystem und das Energieniveau bewirken. So wird ätherisches Zitronenöl auch mit einer gesteigerten Produktion von Lymphozyten, der wichtigsten Art von Immunzellen des Körpers, in Verbindung gebracht.[16]

Rosmarin

Das ätherische Rosmarinöl verfügt über starke antibakterielle Eigenschaften. Ähnlich wie das Eukalyptusöl schützt es vor Erkrankungen der Atemwege und wirkt bei Atemwegserkrankungen durch seinen hohen Anteil an 1,8-Cineol entzündungshemmend.[17] Darüber hinaus stärkt das Öl das Immunsystem auch, indem es den Cortisolspiegel senkt, der bei Stress erhöht ist, und hat insofern auch einen positiven Einfluss auf die Psyche.[18]

Teebaum

Das ätherische Öl des Teebaums bekämpft Infektionen und hemmt schädliche Bakterien. Mit seinen starken antibakteriellen, antimykotischen und antiseptischen Eigenschaften ist das ätherische Teebaumöl ein bemerkenswerter Immunbooster.[19] So zeigen Untersuchungen, dass es Proteine, die mit einer Entzündungsreaktion verbunden sind, signifikant unterdrückt.[20]

Ätherische Öle lassen sich auch zusammenstellen. Mit der folgenden Mischung können Sie Ihr Immunsystem unterstützen.

Immunboost-Mischung

Rezept für 10 ml = 200 Tropfen

Mischen Sie die folgenden fünf reinen ätherischen Öle:
Zitrone: 100 Tropfen
Eucalyptus globulus: 60 Tropfen
Teebaum: 25 Tropfen
Rosmarin: 10 Tropfen
Gewürznelke: 5 Tropfen

Sie können einen Tropfen dieser Mischung auf ein Taschentuch träufeln und daran riechen. Oder Sie nutzen 5–10 Tropfen – je nach Raumgröße und persönlicher Vorliebe – zur Beduftung eines Raums, zum Beispiel mit einer Aromalampe oder einem Diffuser oder als Raumspray.

Anwendungsempfehlungen

Bei der Verwendung von Aromatherapie zur Unterstützung Ihres Immunsystems gibt es einige Dinge, die Sie beachten sollten: Aufgrund der hohen Konzentration sollten Sie die Öle immer verdünnen, wenn Sie sie auf die Haut bringen, und sie nicht ohne professionelle Anleitung oral einnehmen. Entscheiden Sie sich für natürliche und reine Öle, möglichst in Bioqualität.

Informieren Sie sich im Vorhinein bei sachkundigen Therapeuten, welches Öl und in welcher Dosierung für Ihre Belange am besten geeignet ist.

Alternativ zu Aromalampe oder Aromadiffuser eignet sich auch ein Raumspray wunderbar, um einerseits die Raumluft zu reinigen und andererseits ein schönes Duftambiente zu zaubern.

Einen Raumluft-Desinfektionsspray selber herstellen

Ein Raumspray lässt sich ganz leicht herstellen. Sie brauchen nur Wodka, ätherisches Öl und ein Sprühfläschchen.
Folgende ätherische Öle haben ausgezeichnete desinfizierende Eigenschaften in Bezug auf die Raumluft:
Zitrusöle: Zitrone, Orange, Mandarine
Nadelöle: Tannennadeln, Fichtennadel, Latschenkiefer
Eukalyptus und eukalyptusartig duftende Öle: Eucalyptus globulus, Eucalyptus radiata, Cajeput, Ravintsara
weitere Öle: Thymian, Pfefferminze, Lavandin, Lavendel, Teebaum, Zimt

Rezept
100 ml Wodka
20 – 60 Tropfen eines der genannten ätherischen Öle
100-ml-Sprühflasche

Mischen Sie den Wodka mit dem ätherischen Öl und füllen Sie die Mischung in die Sprühflasche. Fertig!
Vor Gebrauch sollten Sie die Mischung immer gut schütteln, da sich die ätherischen Öle im Wodka nicht vollständig lösen.

Gesundheitliche Abhärtung

Ist das Wasser für den gesunden Menschen ein vorzügliches Mittel, seine Gesundheit und Kraft zu erhalten, so ist es auch in der Krankheit das erste Heilmittel. Es ist das natürlichste, einfachste, wohlfeilste und, wenn recht angewendet, das sicherste Mittel.

SEBASTIAN KNEIPP

Stärkung des Immunsystems durch »Abhärtung«

Im 19. Jahrhundert entwickelte Sebastian Kneipp (1821–1897) im bayerischen Schwaben die Idee, mit ungemütlichen Temperaturreizen körperliche Selbstheilungsprozesse anzustoßen. In seinem Buch *Meine Wasserkur* schrieb er: »Als Abhärtungsmittel nennen wir – das Barfußgehen, das Barfußgehen im nassen Gras, das Barfußgehen auf nassen Steinen, das Barfußgehen im neu gefallenen Schnee, das Barfußgehen im kalten Wasser, das Kaltbaden der Arme und Beine (Füße), den Knieguss mit und ohne Oberguss.«[1] Für viele Kneippianer hat sich das Abhärten durch Kaltreize als Training für die Abwehrkräfte bewährt, dadurch sind sie nur seltener erkältet; und wenn es sie doch mal erwischt, sind sie zumindest nicht so lange krank wie andere.

Der Begriff »Abhärtung« ist in der konventionellen Medizin jedoch eher ungebräuchlich. Als Vater des Abhärtungsgedankens gilt der englische Arzt und Philosoph John Locke (1632–1704), der ihn vor allem für den Bereich der Kindererziehung anwandte. In die Naturheilkunde fand er erst im 19. Jahrhundert durch die Hydrotherapie und das sogenannte Luftbad Eingang. »Abhärtung« wurde zu einem der Lieblingswörter von Pfarrer Kneipp. In der Zeit des Nationalsozialismus missbrauchte man den Begriff zu propagandistischen

Zwecken im Zusammenhang mit einer idealisierten spartanisch-»germanistischen« Lebensweise. Heutzutage versteht man unter Abhärtung die wiederholte bewusste oder unbewusste Exposition des Menschen gegenüber natürlichen Reizen. Natürliche Reize sind hierbei Kälte, Wärme, klimatische Einflüsse einschließlich Sonneneinwirkung und nicht erschöpfende sportliche Aktivität. Unsere heutige westliche Lebensweise beschert uns dank unserer Bequemlichkeit leider ein Defizit an thermischen Reizen, Wärme- und Kältereize sind also häufig Mangelware. Das Hauptanliegen der sogenannten Abhärtung ist die Stärkung der körpereigenen Abwehr, um auf natürliche Art und Weise grippeähnlichen und anderen Infekten vorzubeugen. Dies stabilisiert die Gesundheit und das Wohlbefinden auf vielfältige Art und Weise.

Das Prinzip der Abhärtung ist innerhalb der Naturheilkunde schon seit dem 18. Jahrhundert bekannt. Seit dieser Zeit taucht der Begriff in der einschlägigen Literatur auf. Der Naturwissenschaftler und Arzt Johann Georg Krünitz (1728–1796) definierte die Leibesabhärtung als »die Gewöhnung des Körpers, den Eindrücken der Witterung und andern Beschwerden widerstehen zu können, oder solche nicht zu empfinden«. Luft- und Sonnenbaden, kalte Duschen und Güsse, Barfußgehen und Saunieren – die diversen Methoden der körperlichen Stärkung entwickelten sich von England bis zur Schweiz und fanden in vielschichtiger Weise Zugang auch zur Naturheilkunde und integrativen Medizin unserer Tage. Sehr bekannt wurden Sigmund Hahn (1664–1742) und sein Sohn Johann Sigmund (1696–1773). Diese praktizierten als Ärzte in der schlesischen Stadt Schweidnitz. Sie waren die eigentlichen »Väter der Wasserheilkunde« in Deutschland, daher wohl nannte man sie wohlwollend scherzhaft »die Wasserhähne«. Daneben sind der Landwirt und autodidaktische Heiler Vincenz Prießnitz (1799–1851) sowie besagter Sebastian Kneipp die bekanntesten Vertreter dieser Therapieform.

Erkältungen

Was passiert nun im Körper bei einer Erkältung? Der Begriff Erkältung beschreibt, dass sich bei kalten Händen und Füßen reflektorisch auch die Durchblutung im Nasen-Rachen-Raum reduziert. Eine schlechtere Durchblutung der Schleimhäute hat aber dann auch eine reduzierte lokale Abwehr zur Folge, da nur gut durchblutete Schleimhäute vor eindringenden Viren und Bakterien optimalen Schutz bieten. Dies konnte experimentell an einer Gruppe Freiwilliger nachgewiesen werden, die ein zwanzigminütiges kaltes Fußbad nahmen. Im Vergleich zur Kontrollgruppe ohne kaltes Fußbad bekamen in der Fußbad-Gruppe in der Folge dreimal mehr Personen eine Erkältung in den darauffolgenden Tagen. Dies ist ein Indiz dafür, dass untrainierte Personen länger brauchen, um sich nach einem Kaltreiz wieder zu erwärmen und die Schleimhäute wieder in Abwehrbereitschaft zu versetzen. Nach dem Kontakt von Krankheitserregern mit der Nasen-Rachen-Schleimhaut reagiert das unspezifische Abwehrsystem nämlich umso effektiver, je besser die Schleimhäute durchblutet sind.

Inzwischen haben wissenschaftliche Studien die therapeutischen Effekte solcher Kneipp-Anwendungen nachgewiesen. An ihnen kann man sehen, dass nicht nur die Anfälligkeit für Erkältungen und grippale Infekte sinkt, sondern die Reiz-Reaktions-Therapie auch bei Bluthochdruck wirkt, bei nervösen Störungen, die Gefäße und das Herz-Kreislauf-System trainiert, die Venen kräftigt und bei Krampfadern hilft. Der wöchentliche Besuch der Sauna verbessert die Lungen- und Hautfunktion, aber nur dann, wenn auf Hitze auch Kälte folgt, sonst kommt der Wechselreiz nicht zustande, und somit erfolgt dann auch keine Reaktion.

Abhärtende Maßnahmen stabilisieren langfristig das vegetative Nervensystem, das bedeutet: weniger Stressanfälligkeit und mehr Erholungsphasen durch Herunterregulierung des leistungsorientierten Teils des vegetativen Nervensystems, des

Sympathikus. Der Einfluss des Parasympathikus, der für Regeneration und Erholung zuständig ist, nimmt dabei zu. In der neueren Forschung wurden auch biochemische Anpassungen beschrieben wie zum Beispiel die vermehrte Toleranz freier Radikale, die bei vielen Erkrankungen eine Rolle spielen. Außerdem können Viren auf feuchten, gut durchbluteten Schleimhäuten schlechter andocken, etwa im Nasen-Rachen-Raum, und es gelangen mit dem gesteigerten Blutstrom mehr Abwehrzellen in die Risikozone, die dann mögliche Erreger erkennen und eliminieren kann.

Temperaturreize

Für den menschlichen Organismus, der normalerweise um die 37 Grad Celsius benötigt, bedeutet ein allzu großer Temperatursturz erst einmal Stress. Dabei vermag gerade dieser Kontrast auch heilsam zu sein. Ein Dauerlauf bei eisigem Wind oder eben ein Sprung ins kalte Meer bringen Hormone, Immunsystem und Kreislauf in Schwung. Zunächst zieht sich das Blut in den Körperkern zurück, um dann, nach dem Kältereiz, die äußeren Körperpartien besonders stark wieder zu durchbluten. Diese sogenannte reaktive Hyperämie belebt das Gewebe. Außerdem kommt es bei wiederholten Temperaturreizen zu einer Verbesserung der Durchblutungsregulation der Haut. Zwar verliert man zunächst etwas mehr Wärme, aber dann erwärmt man sich auch schneller wieder.

Das bedeutet: Regelmäßige Kaltreize machen unseren Organismus anpassungsfähiger und dadurch widerstandsfähiger gegen Erkältungen und freie Radikale, außerdem stabilisieren sie das vegetative Nervensystem.

Aber was bedeutet das nun für Sie? Würden Sie deshalb im Winter gleich in einen See springen und im eiskalten Nass Ihre Runden drehen? Freiwillig? Einige Bewohner aus meiner Heimatregion im Allgäu tun dies regelmäßig. Nach dem Bad fühlen sie sich gut durchblutet und durchwärmt, berichten sie, und ihre Haut fühlt sich ganz weich an. Winterschwimmen bzw. Eisbaden für höchstens wenige Minuten stellt einen extremen Kaltreiz dar und reduziert allgemein die Empfindlichkeit für Kälte. Zwar ist die Belastung deutlich höher als in der Sauna, doch für Gesunde möglich, wenn sie Übertreibungen vermeiden und es möglichst erst einmal in einer Gruppe probieren.

Wie gesund ist Eisbaden?

In Finnland, Polen, Russland, Norwegen, Schweden, Dänemark, Estland, Lettland, Litauen oder Tschechien gehören Eisschwimmen oder Eisbaden zum Winter wie bei uns mancherorts das Skifahren. Entsprechend gibt es aus diesen Ländern auch wissenschaftliche Forschungsarbeiten, die versucht haben, einige drängende Fragen zu beantworten. Was passiert im Immunsystem, im Hormonhaushalt, was passiert physiologisch bei Kälte im Körper, was passiert auf der psychischen Ebene?

Für nicht ausreichend vorbereitete und untrainierte Bader und Schwimmer birgt das winterliche Eisschwimmen hohe gesundheitliche Risiken. Jedes Jahr gibt es Fälle, die tödlich enden.

Es macht keinen großen Unterschied, ob jemand nun im Winter in einen eisigen See, einen Fluss, ein Meer oder die hauseigene Kältetonne steigt (ab fünf Grad Wassertemperatur wird in der Wissenschaft von Eisschwimmen gesprochen), wichtig ist, wie der Körper auf solch eine Extrembelastung reagiert. Den Studien zufolge gilt der Kälteschock, in dessen Folge Eisschwimmer beispielsweise ertrinken, als häufigste Todesursache bei diesem Extremsport. Reagiert der Körper im Wasser mit unkontrollierbarer, lang anhaltender schwerer Keuchatmung, fehlt dem Körper dadurch die Kraft fürs effiziente Schwimmen, und die Atemmuskulatur ermüdet. Auch kann die plötzliche Kälte zu Herzrhythmusstörungen oder gar zum Herzstillstand führen, vor allem bei Menschen, bei denen Herzprobleme bis dahin noch gar nicht diagnostiziert waren.

Wer eisschwimmen gehen will, braucht unbedingt ein gesundes Herz. Eine internationale Studie, die etliche Forschungsarbeiten zum Eisschwimmen unter die Lupe genommen hat, kommt zu dem eindeutigen Fazit: Wer eisschwimmen gehen will, sollte dies nur nach entsprechender Vorbereitung tun. Dazu nennen die Forscher schrittweise Gewöhnung und Steigerung des kalten Reizes, am besten unter professioneller Anleitung. Daneben sollte bereits im Sommer eine Vorbereitungsphase auf das Winterschwimmen starten mit regelmäßigen Wechselduschen, Kneipp-Anwendungen und schwimmen bei kühleren Außentemperaturen, all das ist ein gutes Training für das kalte Bad im Winter.

In Studien belegt wurde das Ausbleiben von Atemwegserkrankungen, auch Arztbesuche wegen Erkältungen verringerten sich im Vergleich mit Nicht-Winterschwimmern. Eine Studie zeigte anhand von Blutuntersuchungen vor und nach einer 150 Meter langen Schwimmstrecke im sechs Grad kalten Wasser, dass sich die Zahl der Leukozyten signifikant erhöhte und anschließend wieder sank. Ob das nun ein eindeutiger Beleg für die gesteigerte Abwehrkraft oder Ausdruck der Stressreaktion des Körpers ist, muss noch in weiteren Studien genauer analysiert werden.

Eisschwimmer sind nach dem Eisbad eher glückliche Menschen, vergleichbar mit Langstreckenläufern nach einem Marathon, die gerade ihr »Runner's High« durchleben.

Der *Cold-Shock-Response* wird, wenn man regelmäßig eisbadet, abgeschwächt, und es überwiegen die positiven Auswirkungen auf den Organismus, wie größere Stressresistenz, emotionale Stabilität und ein verbessertes Herz-Kreislauf-System.

Das Phänomen und die Faszination des Eisschwimmens ist ein Randphänomen, im Wasser wie auch in der Forschung.[2]

Wer keine Mitstreiter hat, startet sicherheitshalber erst mit Kneipp'schen Güssen, Tau- oder Schneetreten. Auch diese vermeintlich milderen Reize können große Effekte haben. So konnte eine wissenschaftliche Untersuchung der Sektion Physikalische und Rehabilitative Medizin der Klinik für Orthopädie und Physikalische Medizin der Martin-Luther-Universität Halle-Wittenberg mit Unterstützung des Sebastian-Kneipp-Instituts in Bad Wörishofen zeigen, dass schon ein vierwöchiges Wassertreten nach Kneipp deutliche Wirkungen auf das Immunsystem hat. Im Vergleich zu einer Kontrollgruppe hatte die Gruppe der regelmäßigen »Wassertreter« im ersten Monat nach Beendigung der Trainingsphase so gut wie keine Infekte, danach verliefen die Infekte milder und kürzer im Vergleich zur Kontrollgruppe ohne Wassertreten.

Wie die Reaktion auf einen Kaltreiz ausfällt, hängt auch von der Intensität des Reizes ab. Vereinfacht ist dies in der sogenannten Arndt-Schulz-Regel beschrieben, benannt nach dem Psychiater Rudolf Arndt (1835–1900) und dem Pharmakologen Hugo Schulz (1853–1932). Diese Regel besagt: Schwache Reize regen Lebensfunktionen an, mittlere, gut dosierte Reize kräftigen bzw. fördern den Organismus, starke Reize hemmen, übergroße Reize heben die Lebenstätigkeit auf.

Für eine erfolgreiche Abhärtung müssen drei Prinzipien berücksichtigt werden: Das erste Prinzip ist die Regelmäßigkeit. Aus der Forschung weiß man, dass der Körper nur durch wiederholte und langfristige Maßnahmen einen Trainingseffekt erfährt. Als zweites Prinzip gilt, sich nur im gesunden Zustand abzuhärten. Und drittens soll man es nicht übertreiben, sondern langsam anfangen und auch bedächtig steigern.

Die Kneipp'sche Wassertherapie

Sebastian Kneipp (1821–1897) ist wahrscheinlich der bekannteste Wassertherapeut in Europa, oder sogar weltweit. So war Kneipp bei seinem Tod 1897 laut dem *Times Magazine* neben Otto von Bismarck der bekannteste Deutsche auf internationalem Parkett. Kneipp war zwar nicht der Erfinder der Wasser- oder Hydrotherapie, jedoch ist sein Name untrennbar damit verbunden. Obwohl er eigentlich Priester war, bezeichnete man ihn als den Wasserdoktor, und wahrscheinlich würde man heute sogar von einem Megastar oder Influencer sprechen.[3]

Schon immer wurde Wasser als Therapeutikum benutzt. So verordneten römische Ärzte ihren Patienten kalte Güsse oder Umschläge. Der wohl bekannteste war der Leibarzt des römischen Kaisers Augustus, Antonius Musa (Rom, 1. Jh. v. Chr.). Musa konnte den zeit seines Lebens kränkelnden Augustus 23 v. Chr. mit einer Kaltwasserbehandlung von einer schweren Krankheit heilen und wurde dafür mit einer Statue geehrt, die Augustus neben der des Heilgotts Asklepios aufstellen ließ.

Unter der Kneipp-Therapie versteht man heute ein ganzheitliches, naturheilkundliches Gesundheitskonzept, das aus fünf Elementen besteht: Wasser, Bewegung, Ernährung, Heilpflanzen und innere Ordnung. Die Hydrotherapie, also die Wassertherapie, umfasst verschiedene Anwendungen wie zum Beispiel warme oder kalte Güsse, Wickel, Bäder und Packungen.

Im Gesundheitsbewusstsein der Bevölkerung ist der Kneipp'sche Gedanke und hier vor allem die Hydrotherapie als effektive Vorsorge- und Selbsthilfestrategie fest verankert. Wie sieht es aber mit der wissenschaftlichen Grundlage der Kneipp'schen Wasseranwendungen aus?

Aus dem Jahr 2003 gibt es eine Übersichtsarbeit zu Wasseranwendungen. In dieser Arbeit finden sich Belege für positive

Auswirkungen zu Wasseranwendungen bei Herzinsuffizienz, für die Verbesserung der venösen Funktion und außerdem signifikante Hinweise für eine Reduktion von Erkältungskrankheiten im Sinne einer »Abhärtung«. Eine aktuelle Veröffentlichung liefert Hinweise auf eine Verbesserung der allgemeinen Immunabwehr, eine Linderung von Wechseljahresbeschwerden, eine Reduktion des Blutdrucks bei Menschen, die an Bluthochdruck leiden, sowie eine günstige Wirkung auf Schlafstörungen. Ein Wirksamkeitsnachweis der untersuchten Kneipp-Verfahren gelang hingegen nicht in Bezug auf Depressionen (von Brustkrebspatientinnen), die Lebensqualität bei Post-Polio-Syndrom und Polyneuropathien sowie Arthritis.[4]

Die bis dato vorliegenden wissenschaftlichen Arbeiten zur Kneipp'schen Hydrotherapie dokumentieren, dass traditionelle Therapieverfahren mit modernen Methoden erforscht werden können und dass sie bei bestimmten Erkrankungen, wenn auch nicht bei allen, für die sie im klinischen Alltag Anwendung finden, nachweislich wirksam sind. Nicht neu, aber leider immer noch gültig ist die Feststellung, dass das Interesse an naturheilkundlichen Verfahren im Wissenschaftsbetrieb offenbar gering ist. Die methodische Qualität vieler Studien zu Naturheilverfahren hat sich in den letzten Jahren deutlich verbessert, wegen der relativen Ressourcenknappheit in der naturheilkundlichen Forschungslandschaft ist es umso dringlicher, auf diesem Gebiet möglichst zuverlässige Forschungsergebnisse zu generieren.

Wasser – ein Schatz für das Immunsystem

Erfahrungen und Studien zeigen, dass die Hydrotherapie viele positive Wirkungen auf das Immunsystem hat. So konnten beispielsweise bei Patienten mit COPD (Chronisch-obstruktive Bronchitis), die mehrmals wöchentlich mit einem Oberguss und kalten Waschungen des Oberkörpers und der Arme behandelt wurden, immunologische Parameter positiv beeinflusst und die Infektanfälligkeit reduziert werden.[5]

Auch bei gesunden Menschen wurden die Effekte der Hydrotherapie in mehreren Studien untersucht. Es zeigten sich eine signifikante Verbesserung der kognitiven Funktionsbereitschaft bis zu 30 Minuten nach Anwendung von Kältestimuli gegenüber Anwendungen mit Wärmestimuli. Zudem konnten auch noch drei Monate nach Studienende positive Veränderungen festgestellt werden, wie etwa eine signifikante Reduktion in der Anzahl der Erkältungskrankheiten und der Arbeitsunfähigkeitstage oder eine Verbesserung der Immunmarker im Blut.

Wenn wir uns also die erfahrungsheilkundlichen Aspekte und die wissenschaftlichen Grundlagen der Kneipp'schen Wassertherapie anschauen, so kommen wir unschwer zu dem Schluss, dass uns mit dieser Methode ein riesiger Schatz zur Pflege unseres Immunsystems zur Verfügung steht, wir müssen diesen Schatz nur heben – zum Beispiel mit den folgenden Anwendungen.

Gesichtsguss kalt

Ein kalter Gesichtsguss erfrischt nicht nur das Gesicht, sondern den ganzen Körper. Außerdem verbessert er die lokale Durchblutung und damit die Abwehrlage im Nasen-Rachen-Raum. Wegen seiner positiven Wirkung auf die Hautdurchblutung und -straffung wird er auch als Schönheitsguss bezeichnet.

Der Gesichtsguss wird mit einem drucklosen Wasserstrahl durchgeführt. Wenn Sie kein spezielles Gussrohr haben, können Sie auch den Duschkopf abmontieren und den Duschschlauch verwenden.

Und so führen Sie den Gesichtsguss durch: Beugen Sie sich über die Badewanne oder das Waschbecken und schließen Sie die Augen. Beginnen Sie an der rechten Stirnseite und gießen von dort quer über die Stirn. Dann erfolgen senkrechte Gießungen neben der Nase rechts beginnend zu den Wangenknochen hin, wiederholen Sie dies links. Halten Sie den Strahl für ein paar Sekunden auf die geschlossenen Augen. Zum Abschluss umkreisen Sie das Gesicht. Atmen Sie während der Anwendung regelmäßig weiter. Nach dem Guss trocknen Sie Ihr Gesicht leicht ab.

Wechselfußbäder
Für Wechselbäder werden zwei Fußbadewannen benötigt oder entsprechend große Gefäße, zum Beispiel Eimer. Die Gefäße platziert man am besten in der Dusch- oder Badewanne, dies erleichtert das Befüllen und Entleeren. Ein Gefäß wird mit ca. 36 bis 38 Grad Celsius warmem Wasser gefüllt, das andere je nach anfänglicher Verträglichkeit mit kühlem bis kaltem Wasser (12 bis 22 Grad Celsius), beide gut knöchelhoch. Nehmen Sie sich für das warme Fußbad 5 bis 15 Minuten Zeit. Das kalte Fußbad hingegen dauert nur 10 bis 15 Sekunden. Danach wiederholen Sie das Wechselfußbad ein zweites Mal. Anschließend streifen Sie das Wasser nur ab, ziehen die Strümpfe an und bewegen sich, um sich wieder zu erwärmen, oder Sie legen sich schlafen. Die Anwendung sollte über ca. drei Wochen täglich durchgeführt werden, um die Regelkreise für Schlaf- und Temperaturverhalten sowie für das Immunsystem zu harmonisieren.

Wirkung: abwehrsteigernd und zusätzlich beruhigend und schlaffördernd. Wechselfußbäder stabilisieren den Kreislauf, beugen Infekten vor und werden bei chronisch kalten Füßen, niedrigem Blutdruck, Kopfschmerzen oder Schlafstörungen empfohlen.
Gegenanzeigen: Bei Venenproblemen darf das Wasser nur bis zum Knöchel reichen.

Die kalte Dusche

Eine unkompliziertere und für jeden mögliche Methode zur Abhärtung und Stärkung des Immunsystems ist die berühmt-berüchtigte kalte Dusche am Morgen.

Beginnen Sie herzfern zuerst am rechten Bein bzw. am rechten Arm. Duschen Sie im Anschluss Beine und Arme ab und spülen dann das Wasser über den Rumpf. Ein nicht ganz ernst gemeinter Ratschlag besagt: Man hört erst auf, wenn die Kälte schmerzt. Ich kann den »Warmduschern« aber Mut machen, denn die Empfindlichkeit lässt von Tag zu Tag nach. Außerdem verschafft die kalte Dusche Wohlgefühle, denn danach ist der Körper angenehm durchblutet, man ist wach und fühlt sich frisch.

Wem eine rein kalte Dusche noch zu heftig ist, der kann mit der warm-kalten Wechselduschen beginnen, gern auch zwei Durchgänge genießen, sollte aber unbedingt mit dem Kaltreiz abschließen. Beginnen wir also mit dem angenehmen Teil: Duschen Sie kurz ca. 2 bis 3 Minuten mit warmem Wasser. Stellen Sie dann eine deutlich niedrigere Wassertemperatur ein. Überwinden Sie nun den inneren Schweinehund und beginnen Sie herzfern mit dem Abduschen: rechtes Bein (erst außen, dann innen), linkes Bein (erst außen, dann innen), rechter Arm (erst außen, dann innen), linker Arm (erst außen, dann innen), dann Brust, Bauch, kurz den Nacken, schließlich das Gesicht. Spätestens jetzt sollten Sie munter und gut gelaunt sein. Trocknen Sie sich ab und achten Sie auch hier auf die Wiedererwärmung nach den Kältereizen.

Wirkung: abwehrsteigernd, hilfreich bei Infektanfälligkeit, zur Stabilisierung des Kreislaufs und des vegetativen Nervensystems, bei Wärmeregulationsstörungen, als ideales Gefäßtraining.

Gegenanzeigen: Bei Herz- und Kreislaufproblemen besprechen Sie sich am besten mit Ihrem Arzt.

Das kalte Armbad

Zum Wachwerden brauchen Sie erst einmal einen Kaffee? Nur abends lieber nicht, weil Sie sonst nicht einschlafen können? Pfarrer Kneipp empfiehlt den Kneipp'schen »Espresso«. Dieses kalte Armbad ist ein natürlicher Wachmacher und lässt sich auch als die gesunde Tasse Kaffee bezeichnen. Denn es regt an, ohne aufzuregen, eben wie ein Espresso. Die Durchführung dieser erfrischenden Kneipp-Anwendung ist denkbar simpel und nahezu an jedem Ort möglich. Man benötigt lediglich ein Waschbecken, eine kleine Wanne oder einen Wassertrog.

Füllen Sie das Waschbecken mit kalten Wasser und tauchen Sie anschließend die Arme, rechtwinklig im Ellbogengelenk gebeugt, bis zur Hälfte der Oberarme in das kalte Wasser. Da man an den Armen normalerweise sehr kühle Temperaturen toleriert, sollte das Wasser möglichst kalt sein, etwa 12 bis 18 Grad Celsius. Zuerst tauchen Sie den rechten und dann den linken Arm bis etwa zur Mitte der Oberarme ein. Die Arme sollten im Wasser leicht bewegt werden, damit ständig frisches kaltes Wasser an die Haut gelangt, und zwar so lange, bis ein Kältegefühl spürbar wird (etwa 30 bis 40 Sekunden). Sobald Sie einen Kälteschmerz spüren, beenden Sie das Bad. Denn wie bei allen Kneipp-Anwendungen sollte ein Reiz auch ein Reiz bleiben und keinesfalls den Körper überfordern. Nehmen Sie dann die Arme aus dem Wasser, aber trocknen Sie sie nicht ab, sondern umklammern mit der noch nassen Hand den Nacken. Dank der dadurch entstehenden Verdunstungskälte an den Armen und im Nacken wird der Kältereiz noch intensiviert und verlängert.

Wie immer gilt auch hier: Kälteanwendungen sollten Sie nur durchführen, wenn der Körper erwärmt ist. Bei Kälte oder bereits unterkühlten Körperstellen sollten Sie tunlichst darauf verzichten.

Wirkung: stärkt die Abwehrkräfte der oberen Atemwege, fördert die Blutzirkulation, regt den Stoffwechsel an, fördert die

Durchblutung des Herzmuskels, erfrischt bei Abgeschlagenheit und Müdigkeit, lindert Schmerzen bei Ellbogenbeschwerden.
Gegenanzeigen: Bei Angina Pectoris und organischen Herzkrankheiten sollten Sie vorsichtig mit dem kalten Armbad umgehen.

Tautreten
Tautreten ist meine unbedingte Empfehlung. Gehen Sie morgens mit der ganzen Familie barfuß in den Garten, so wie ich es schon in meiner Kindheit kennengelernt habe. Beim Tau- wie auch beim Schneetreten sei aber unbedingt darauf zu achten, dass die Füße vorher warm seien und danach auch sofort wieder erwärmt würden, mahnte Pfarrer Kneipp. Für Wärme können dicke Socken, Bewegung oder ein warmes, knöchelhohes Fußbad sorgen. Auch kleine Kinder dürfen unter sachkundiger Anleitung mitmachen – Tautreten wird in vielen »Kneippkindergärten« bereits seit Längerem erfolgreich praktiziert.
Wenn Sie einen Rasen im Garten haben, bietet sich frühmorgens das Tautreten oder Taulaufen besonders an. Das Grün ist dann mit feinsten Wasserperlen benetzt, und Sie haben noch die nötige Bettwärme im Körper, um mit warmen Füßen zu starten. Gehen Sie ca. 1 bis 2 Minuten durch das feuchte Gras. Mit zunehmender Gewöhnung kann man die Dauer der Anwendung auf 5 Minuten ausdehnen. Die Füße brauchen Sie danach nur abzustreifen. Ziehen Sie sich Socken an, am besten welche aus Wolle, und sorgen Sie für die Wiedererwärmung, zum Beispiel durch Bewegung. Bei gänzlich Untrainierten kann vorübergehend ein schneidender unangenehmer Schmerz auftreten, in dem Fall sollten Sie die Anwendung beenden. Wenn Ihnen keine Rasenfläche zur Verfügung steht, können Sie auch auf nassen Steinen gehen, die Sie vorher mit kaltem Wasser begossen haben, zum Beispiel auf dem Balkon oder der Terrasse. Beginnen Sie mit 3 bis 5 Minuten, später können Gesunde die Anwendung

auf bis zu 30 Minuten ausdehnen. Wichtig dabei ist, nicht stehen zu bleiben und danach wie immer für die Wiedererwärmung zu sorgen.

Wirkung: durchblutungsfördernd, infektvorbeugend und vegetativ ausgleichend.
Gegenanzeigen: nicht bei Harnwegsinfekten und Unterleibsentzündungen durchführen.

Schneegehen
Sollte es im Winter geschneit haben, möchte ich Ihnen das Schneetreten ans Herz legen. Ich selbst mache es gern, wann immer sich eine Gelegenheit dazu bietet. Es ist ein außergewöhnliches Kneipp-Erlebnis mit einem besonderen Medium draußen in der Natur. Am besten eignet sich dazu neu gefallener, weicher Schnee. Er darf nicht festgefroren oder verharscht sein. Warnungen vor Erkältungen und Erfrierungen sind bei diesen kurzen Kaltanwendungen unbegründet. Untrainierte beginnen mit wenigen Sekunden, später kann das Barfußgehen im Schnee auf 3 bis 4 Minuten ausgedehnt werden. Berücksichtigen Sie dabei Ihre individuelle Konstitution und achten Sie nach dem Schneegehen unbedingt auf eine gute Wiedererwärmung.

Wirkung: durchblutungsfördernd und vegetativ ausgleichend, Stärkung der Abwehrkräfte und Senkung von Infektanfälligkeit, bei Abgeschlagenheit und Müdigkeit, in manchen Fällen bei Kopfschmerzen, vermindert übermäßige Fußschweißbildung.
Gegenanzeigen: nicht bei Nieren- und Blasenentzündungen, hochgradigen arteriellen Durchblutungsstörungen und Unterleibsbeschwerden bei Frauen durchführen.

Kalt oder warm – gewusst, wie

Bei regelmäßigen Trainingsreizen pendelt sich die Temperaturregulation auch bei völlig Untrainierten nach der Kaltanwendung wieder auf ein Normalniveau ein; das heißt, es ist nie zu spät, mit dem Abhärtungstraining zu beginnen. Ein Tipp dazu aus der Kneipp-Gemeinde: Am besten startet man im Sommer, wenn die Körperkerntemperatur ohnehin etwas erhöht und eine Abkühlung willkommen ist. Das sorgt für einen weniger widerstrebenden und belastenden Trainingseinstieg. Auch die gut trainierten Dorfbewohner aus meiner Heimat warnen davor, bei Schnee und Eis mit dem Winterschwimmen anzufangen.

Für Einsteiger gilt: Beenden Sie einfach im September die Badesaison nicht, sondern baden Sie regelmäßig weiter. Bevor Sie ins kühle Nass steigen, versäumen Sie nie, sich mit Gymnastikübungen aufzuwärmen. Falls Sie mit dem Fahrrad zum See kommen, sind Sie vermutlich schon gut durchblutet.

Trotz aller Routine kostet es jedes Mal ein bisschen Überwindung, sich in den See zu begeben. Kaltes Wasser bleibt kalt – auch für Winterschwimmer. Wichtig ist wieder, sich danach sofort abzutrocknen, warm einzuhüllen und mit guter Kleidung und Bewegung wieder aufzuwärmen. Sich ausgekühlt der Kälte auszusetzen, ist nicht gesund. Wie gesagt, sollten beim Wasser-, Tau- oder Schneetreten zum Beispiel die Füße vor der Anwendung deshalb immer warm sein. Ein Kaltreiz auf die kühlen Füße wäre kein Reiz im eigentlichen Sinne, sondern er würde die Durchblutung nur noch zusätzlich verringern. Außerdem stehen die Füße und der Nasen-Rachen-Raum in enger Beziehung. So werden bei kalten Füßen die Nasen- und Rachenschleimhaut schlecht durchblutet, und es besteht akute Erkältungsgefahr.

Warme Bäder

Ein warmes Bad ist in Regel sehr angenehm und entspannend. Für viele Menschen ist es eine echte Wohltat für Körper und Seele – und es hilft, Stress abzubauen. Forscher fanden zudem heraus, dass ein heißes Bad einige der gesundheitlichen Vorteile erzeugt, die auch durch die Ausführung von sportlichen Übungen entstehen. Sogar eine Steigerung des Stoffwechsels, ein damit einhergehender erhöhter Kalorienverbrauch sowie eine blutzuckerregulierende Wirkung durch heiße Bäder wird diskutiert. Ebenso konnte gezeigt werden, dass es durch Thermotherapie zu sehr positiven Veränderungen im Herz-Kreislauf-System und bei Stoffwechselvorgängen kommt.

Für ihre Studie[6] rekrutierten die Forscher 14 Männer. Diese wurden entweder einem einstündigen heißen Bad (40 Grad) zugeteilt, oder sie mussten eine Stunde auf dem Rad fahren. Beide Aktivitäten waren darauf ausgelegt, einen Anstieg der Körperkerntemperatur um 1 Grad zu erreichen. Während jeder Sitzung wurde untersucht, wie viele Kalorien die Männer in jeder Sitzung verbrannten. Außerdem wurde auch der Blutzucker der Probanden für einen Zeitraum von 24 Stunden nach jedem Versuch gemessen. Im Vergleich zum heißen Bad wurden beim Radfahren mehr Kalorien verbraucht. Doch das Baden allein führte schon zu einer Verbrennung von Kalorien, welche vergleichbar mit einer halben Stunde Fußmarsch war, also etwa 140 Kalorien. Die festgestellten Blutzuckerwerte waren in beiden Gruppen vergleichbar. Die Blutzuckerwerte nach dem Essen waren allerdings 10% niedriger, wenn die Teilnehmer ein heißes Bad genommen hatten. Außerdem zeigten sich nach den heißen Bädern Veränderungen im Bereich der Entzündungsreaktionen, die vergleichbar mit denen waren, die bei der Ausübung von Sport beobachtet werden. Diese entzündungshemmende Reaktion im Verlauf sportlicher Übungen schützt, wie wir wissen, vor diversen

Erkrankungen. Die Studienergebnisse deuten darauf hin, dass eine wiederholte passive Erwärmung durch heiße Bäder zur Verringerung von chronischen Entzündungen beitragen kann, wie sie häufig bei Langzeiterkrankungen wie Typ-2-Diabetes beobachtet werden. Natürlich hat diese Studie mit der kleinen Teilnehmerzahl allenfalls Pilotcharakter, trotzdem ist es lohnenswert, diesen Therapieansatz in weiteren Studien zu bestätigen.[7]

Der Klassiker: die Sauna

Die Sauna wurde zwar nicht von Kneipp erfunden, sie ist jedoch durch ihre Kombination von starken Heiß- und Kaltreizen Garant für ein intensives Gefäß- und Kreislauftraining im Kneipp'schen Sinne. Auch das vegetative Nervensystem wird stabilisiert, und der Mensch kann sich entspannen. Ein Saunagang dauert ca. 8 bis 12 Minuten. Ungeübte beginnen zum Beispiel mit zweimal 8 Minuten auf der niedrigsten Stufe der Sitzflächen. Zwischen den Saunagängen sollten Sie nichts trinken, da sonst die gewünschten Ausscheidungsvorgänge des Körpers über den Schweiß gemindert werden können. Erst im Anschluss an die Sauna stillen Sie den Durst mit Wasser, einem leichten Kräutertee oder auch mit einer Fruchtsaftschorle.

Folgende Saunaregeln sollten Sie zusätzlich beachten: Nach dem wärmeintensiven Aufenthalt in der Sauna beginnt die Phase der Abkühlung zunächst kurz an der frischen Luft. Dabei darf man jedoch auf keinen Fall frösteln. Jetzt erfolgt die Abkühlung mit kühlem bzw. kaltem Wasser. Empfehlenswert ist hier ein langsamer Aufbau des Trainings durch kleinere Teilanwendungen wie etwa Knie- und Armgüsse, eventuell mit ergänzenden Waschungen. Für Profis empfiehlt sich die Schwalldusche. Bei Neigung zur Auskühlung ist aber Vorsicht geboten. Nach dem Saunagang sollte man nicht lange unbekleidet herumstehen. Eine schnelle Wiedererwärmung wird durch ein etwa 40 Grad Celsius warmes, knöchelhohes Fußbad unterstützt, zur Wirkverstärkung gern auch mehrmals im Wechsel mit erneuten Kaltanwendungen. Nun folgt eine Ruhepause, erst danach sollte ein zweiter Gang erfolgen.

Wirkungen: Ein Besuch in der Sauna hilft unter anderem bei nervöser Unruhe und Reizbarkeit, aber auch bei Asthma und *Bronchitis*. Er ist entschlackend und stabilisierend für das vegetative Nervensystem. Für eine optimale abhärtende Wirkung empfiehlt sich der Saunagang einmal wöchentlich.

Gegenanzeigen: Bei Herz-Kreislauf-Problemen sollten Sie vorher mit Ihrem Arzt sprechen. Bei Neigung zur Auskühlung ist nach den Saunagängen Vorsicht bei den Kaltwasseranwendungen geboten.

Die Nasenspülung und das Ölziehen

Zwei weitere effektive Methoden zur Stärkung und Pflege des Immunsystems können ganz einfach in den Alltag eingebaut werden: die Nasenspülung und das Ölziehen.

Die Nasenspülung

Die Nasenspülung mit Salzwasser dient der mechanischen Reinigung der Nasengänge von Verkrustungen, Pollen, Staub und Schadstoffen, denn diese können die Gesundheit belasten, zu Erkältungen führen und natürlich insbesondere Allergikern zu schaffen machen. Daneben wird die Durchblutung in der Nasenschleimhaut angeregt, und das Salz wirkt desinfizierend. Die Salzlösung, mit der die Nase gespült wird, sollte isotonisch sein, das bedeutet, dass der Salzgehalt weder über noch unter der im menschlichen Organismus vorherrschenden Konzentration liegt. Eine derartige Konzentration von 0,9 % ist optimal, da sie weder die Nasenschleimhaut austrocknet (wie bei einer zu hohen Konzentration) noch zu einem Anschwellen der Nasenschleimhäute führt (wie bei einer zu niedrigen Konzentration). Empfohlen wird eine lauwarme Wassertemperatur.

Man kann sich das Salzwasser selbst mischen. Größere Kinder oder Erwachsene nehmen eine kleine Messerspitze Salz auf 1 EL Wasser oder ⅓ TL Salz auf ¼ Liter Wasser. Dann wird das Salzwasser aus der hohlen Hand oder einem Becher durch die Nasenlöcher hochgezogen. Wichtig ist, die Zunge nach oben an den Gaumen anzulegen, weil dadurch verhindert wird, dass das Salzwasser hinten in den Rachen läuft.

Angenehm und praktisch in der Handhabung ist eine Nasendusche, die auch in Kombination mit Portionsbeuteln Emser Salz angeboten wird. Das Emser Salz enthält über 20 Mineralstoffe und Spurenelemente und ist somit dem Kochsalz oder Meersalz vorzuziehen.

Das Ölziehen

Die Praxis des Spülens, Kauens oder Ziehens mit Öl, vor allem mit Sonnenblumenöl, stammt vermutlich aus der ukrainischen Volksmedizin. Aber auch in der traditionellen indischen Medizin gibt es ähnliche Rituale. Beim Ölziehen wird eine kleine Menge – ein Teelöffel bis ein Esslöffel – Sonnenblumenöl oder ein anderes reines Pflanzenöl im Mund für ungefähr 10–15 Minuten durch die Zähne gesogen. Das Öl emulgiert mit der Zeit, es wird weißlich und dünnflüssig. Nach dem Ausspucken muss die Mundhöhle gründlich mehrmals mit Wasser gespült werden. Auch eine Reinigung der Zähne mit einer Zahnbürste ist empfehlenswert, eventuell in Verbindung mit einem Zungenschaber, der überschüssige Beläge von der Zunge entfernt. Die Spülung wird am besten morgens vor dem Frühstück vorgenommen.

Die Mundhöhle stellt die wichtigste Pforte für Krankheitserreger aus der Umwelt dar. Eine Vielzahl von Mikroben ist hier vorhanden. Das Öl vermag als Fett zunächst die fettlöslichen

Erreger und ihre Stoffwechselprodukte zu binden. Durch die Bewegung des Öls werden Zähne und Zahnfleisch einschließlich Zahnfleischtaschen mechanisch gespült. Daneben verwandelt sich das Öl allmählich in eine Emulsion, ein Wasser-Fett-Gemisch. Dadurch ist es in der Lage, auch wasserlösliche Erreger, deren Stoffwechselprodukte und andere Gifte zu binden und entgiftet somit auf zweifache Weise. Zudem werden vermutlich die Speicheldrüsen in ihrer Tätigkeit angeregt, was ebenfalls zu einer verstärkten Reinigung des Mundraumes beiträgt.

Das entstandene Ölgemisch darf auf keinen Fall geschluckt werden, da es gelöste Stoffwechselendprodukte und Bakterien enthält, die besser nicht wieder in den Körper gelangen sollen.

Heilpflanzen

*Mit jedem Schritt und Tritt,
welchen wir in der herrlichen Gottesnatur machen,
begegnen wir immer wieder neuen Pflanzen,
die für uns höchst nützlich und heilbringend sind.*

SEBASTIAN KNEIPP

Die passenden Heilpflanzen finden

Die Liste an Heilpflanzen, die die Produktion von Abwehrzellen fördern und damit unser Immunsystem stärken können, ist lang. Die meisten Heilpflanzen können sogar beides: Sie stimulieren unser Immunsystem und wirken somit vorbeugend. Sie unterstützen unseren Körper aber auch, wenn das Abwehrsystem »hochfährt« und ihm die volle Leistung abverlangt wird, da die meisten unter anderem antiviral und antibakteriell wirken.

Heilpflanzen sind Vielstoffgemische, besitzen also mehrere Wirkstoffe, die dann auch an unterschiedlichen Orten im Körper wirken. Das ist auch der Grund, warum ein und dieselbe Pflanze bei verschiedenen Erkrankungen wirksam sein kann und warum je nach Erkrankung in der Regel mehrere Heilpflanzen ausgewählt werden, die sich gegenseitig ergänzen, wodurch ihre Wirkung noch verbessert wird.

Eine Allround-Lösung, um das Immunsystem zu stärken, gibt es nicht. Um eine individuelle, wirksame und gut verträgliche Auswahl zu treffen, ist eigentlich eine Beratung bei einem pflanzenheilkundlich versierten Arzt oder Therapeuten anzuraten. Dennoch möchte ich hier einige Hinweise geben, wie man für sich eine geeignete Vorauswahl treffen kann. Hierzu können Sie sich folgende Fragen stellen:

Wo ist mein *Locus minoris resistentiae?* Dieser bezeichnet in der Medizin Schwachstellen des Körpers, welche die Entstehung einer Erkrankung begünstigen. Und wo ist mein bevorzugter Reaktionsort, der *Locus majoris reactionis?*

Stellen sie sich also folgende Fragen: Wo ist mein Ort mit der geringsten Widerstandskraft, welches ist mein Gebiet geringerer Belastbarkeit, welches meiner Organe ist für Krankheiten besonders anfällig? Nur wenn sie diese Fragen für sich klar beantwortet haben, kann eine gezielte Prophylaxe im Bereich dieser Schwachstellen erfolgen.

In der Medizin spricht man dann auch von *Diathese*. Der Begriff kommt aus dem Griechischen und bezeichnet den »Zustand«, die »Verfassung« – in diesem Zusammenhang die ererbte oder erworbene Bereitschaft des Organismus, an einem bestimmten Organsystem zu erkranken. Diathesen können latent bleiben, bis ein entsprechend starker schädigender Reiz aktivierend auftritt.

Die Schwachstellen und die Diathese sind wiederum eng verknüpft mit dem Begriff der Konstitution. Als Konstitution (lateinisch *constitutio*, »Beschaffenheit«) wird die Summe aller ererbten und erworbenen Eigenschaften des Körpers bezeichnet. Der Begriff umfasst also anlagebedingte Schwachstellen und genetisch individuelle sowie familiäre Krankheitsdispositionen, die einen Menschen bestimmte Krankheiten entwickeln lassen. Ob es im Laufe des Lebens dazu kommt, ist von vielen Dingen abhängig, unter anderem von der Lebensführung.

Der Konstitutionsbegriff führt direkt zum Begriff der Disposition. Die Disposition (lateinisch *dispositio*, »Anordnung«, »Anlage«) ist die Bereitschaft des Körpers, auf bestimmte Einflüsse mit erhöhter Krankheitsanfälligkeit zu reagieren. Alle Dispositionen sind genetisch angelegt. Die Disposition kann ebenfalls latent bleiben oder aber manifest werden.

Schauen Sie also in Ihre Familiengeschichte. Betrachten Sie Ihr bisheriges Leben, einschließlich Krankheitsgeschehen. Dazu lohnt es sich manchmal, bei den Eltern nachzufragen, wie es in der Kinder- und Jugendzeit mit Krankheiten, Infekten und anderem war. Dadurch erhellen Sie häufig Ihren genetischen Schwachpunkt und den zugehörigen Reaktionsort. Das versetzt Sie in die Lage, vorausschauend zu handeln und Infekte und Krankheiten zu minimieren.

Besondere Sorgfalt bei der Auswahl von Heilpflanzen oder naturheilkundlichen Mitteln müssen Menschen walten lassen, die Immunsuppressiva (diese Medikamente unterdrücken das körpereigene Immunsystem, um Abwehrreaktionen einzudämmen) erhalten, unter einer Autoimmunerkrankung leiden oder eine Krebstherapie bekommen. Sie sollten in jedem Fall das Gespräch mit dem Arzt suchen und individuell abklären, welche Heilpflanzen für sie geeignet sind.

Adaptogene Heilpflanzen

Einige Heilpflanzen und Pilze helfen dabei, die Anpassungsfähigkeit des Körpers gegenüber Stress zu verbessern, und beugen dadurch negativen gesundheitlichen Auswirkungen vor oder mildern sie ab. Sie werden Adaptogene genannt.

Stress tritt häufig in aufwühlenden Lebensphasen im privaten oder beruflichen Umfeld auf. Besonders belastend sind aber auch ungewisse Phasen während einer Krankheit oder persönliche Schicksalsschläge wie der Verlust einer vertrauten Person. Betroffene fühlen sich dann oft müde, ausgelaugt und neigen zu Lustlosigkeit oder Gereiztheit. Adaptogene können zwar nicht die Ursache für den Stress beseitigen, sie können aber dazu beitragen, solche Lebensphasen besser und gesünder zu meistern.

Anregung des Immunsystems

Diejenigen Adaptogene, die das Immunsystem beeinflussen, üben zumeist regulatorische Wirkungen auf die Abwehrkräfte aus. Sie regen beispielsweise die Bildung von Immunzellen an und helfen dem Körper dabei, sich besser gegen Krankheitskeime, Entzündungen oder einen Infekt zu wehren. Beispiele für Adaptogene mit Wirkung auf das Immunsystem sind Ginseng, Ashwagandha, Rhodiola, Maca, Amla, Sanddorn, He Shou Wu, Honigbusch, Tulsi, Rotbusch, Shatavari und Heilpilze wie Igelstachelbart, Reishi und Chaga.

Adaptogene müssen folgenden Kriterien entsprechen:
- Sie verursachen keine Störungen bei den normalen physiologischen Funktionen des Körpers.
- Sie verbessern die Fähigkeit des Widerstands im Körper gegen Umweltstressoren wie Hitze oder Kälte, Wetterschwankungen, Luftverschmutzungen oder Sonneneinstrahlung.
- Sie unterstützen die Normalisierung von gestörten physiologischen Funktionen des Körpers.

Die Widerstandskraft stärken

Die Widerstandskraft und die Power der Pflanzen, die oft unter äußerst widrigen Bedingungen wachsen und sich behaupten müssen, scheinen sich gleichsam auf denjenigen zu übertragen, der sie einnimmt. Dadurch wird bei ihm im übertragenen Sinne auch die Fähigkeit geweckt, mit den Wellen und Stürmen des Lebens besser zurechtzukommen, sich gewissermaßen zu adaptieren.

Erstmals untersucht wurden Adaptogene während des Zweiten Weltkriegs. Wissenschaftler suchten nach einer »Wunderpille«, mit der Piloten länger, besser und schneller fliegen konnten. Den Begriff Adaptogene prägte 1947 der russische Pharmakologe Nicolai V. Lazarev.

Er war schon damals davon überzeugt, dass es Pflanzenwirkstoffe gibt, die dem Menschen dabei helfen, emotionalen und körperlichen Stress zu reduzieren bzw. besser zu kompensieren. Seine umfangreichen Forschungen bestätigten die These schließlich. Lazarev nannte diese besonderen Wirkstoffe »Adaptogene« – bezogen auf das englische Verb *to adapt*, »sich anpassen«. Die Heilpflanzen versetzen den Organismus nämlich in die Lage, sich an höhere Belastungen perfekt anzupassen, sodass er gegenüber einer möglichen Überbelastung unempfindlicher wird. Es handelt sich bei den Wirkstoffen also keinesfalls um Beruhigungsmittel, sondern um pflanzliche Substanzen, die sowohl den Geist als auch den Körper widerstandsfähiger machen.

Anpassung und Regulation

Adaptogene wirken ausbalancierend und regulierend. Fühlt sich der Mensch gestresst, haben sie tatsächlich einen ausgleichenden und beruhigenden Effekt, umgekehrt besitzen die Stoffe aber auch aufbauende Eigenschaften, wenn sich der Mensch kraftlos und ausgelaugt fühlt. Adaptogene gehören somit zu den faszinierendsten Substanzen der Natur, denn diese Heilpflanzen sind in der Lage, ihre Wirkung exakt an den momentanen Zustand des Körpers und der Psyche anzupassen.

In der chinesischen Medizin und im Ayurveda sind Adaptogene schon sehr lange bekannt. Aufgrund ihrer harmonisierenden Wirkung auf das Immunsystem, den Schlaf und die Seele werden sie im asiatischen Raum seit Jahrhunderten geschätzt. Erst durch die Forschungsarbeit des Pharmakologen Nicolai Lazarev wurde auch Europa auf die positiven Eigenschaften der Adaptogene aufmerksam. Bis sich diese bei uns wirklich durchsetzen konnten, vergingen jedoch viele Jahre. Die Europäische Arzneimittelagentur (EMA) bescheinigte dem Adaptogen Rosenwurz *(Rhodiola rosea)* beispielsweise erst 2011 einen positiven Einfluss auf Stresssymptome. Seitdem beschäftigen sich Forscher mehr und mehr mit der verblüffenden Wirkung dieser außergewöhnlichen Heilpflanzen.[1]

> **Adaptogene brauchen Zeit, um zu wirken**
>
> Adaptogene bewirken eine grundlegende und nachhaltige Umstimmung im Körper. Ein Adaptogen braucht Zeit, seine Wirkung zu entfalten. Je nach gesundheitlichem Zustand setzt die Wirkung bereits nach kurzer Zeit (wenige Wochen) ein, kann aber auch einige Monate auf sich warten lassen. Das Gleiche gilt für Kombinationen mehrerer Adaptogene.
>
> Man sollte darauf achten, dass man von den Adaptogenen, die man für sich ausgesucht hat, eine Basisdosis von ca. 1–2 Gramm pro Tag über einen längeren Zeitraum einnimmt, denn viele Pflanzenstoffe füllen zuerst die leeren Mineral- und Vitaminspeicher im Körper auf und aktivieren und optimieren erst dann den Stoffwechsel. Wenn man bereits Medikamente einnimmt, sollte man immer vorsichtig sein, wenn man Kräuter, Pilze und Nahrungsergänzungsmittel verwenden möchte. Diese könnten die Wirkung von Medikamenten verstärken oder auch abschwächen, also am besten mit dem Arzt oder Therapeuten absprechen.

Worauf ist zu achten?

Jede Pflanze kann potenziell allergisch sein oder bei manchen Menschen Magen-Darm-Beschwerden verursachen. Es ist möglich, dass einige Adaptogene mit verschreibungspflichtigen Medikamenten interagieren oder deren Wirkung beeinträchtigen und für Menschen mit bestimmten Erkrankungen daher nicht empfohlen werden können.

Wenn man kein Allergiker ist oder andere Arzneimittel einnimmt, ist die Einnahme von Adaptogenen insgesamt sicher. Vorausgesetzt, man hält sich an die empfohlene Menge, kommt es nur sehr selten zu unerwünschten Begleitwirkungen.

Insbesondere Rosenwurz kann beispielsweise bei manchen Menschen aufgrund seiner milden stimulierenden Wirkung leichte Schwindelanfälle, Mundtrockenheit, Schlafstörungen oder Nervosität verursachen. Für Frauen, die schwanger sind oder stillen, gilt besondere Vorsicht. Gleiches trifft für onkologische Patienten zu. In jedem Fall ist es immer angeraten, vor der Einnahme von adaptogenen Substanzen einen Arzt oder Therapeuten zu konsultieren.

Immunstärkende Heilpflanzen

Im Folgenden finden Sie eine Auswahl immunstärkender Heilpflanzen mit Anwendungsmöglichkeit – in alphabetischer Anordnung.

Amla

Die Amla – auch Amalaki, Amala, Amlabaum oder Indische Stachelbeere – ist ein wahrer Immunbooster. Ihr Aussehen und der saure Geschmack erinnern tatsächlich an unsere heimische Stachelbeere. Obwohl die Früchte vordergründig eher sauer schmecken, tragen sie die Geschmacksrichtungen bitter, süß, scharf und herb (zusammenziehend) in sich. Damit vereint die Amlabeere fünf der sechs Geschmacksrichtungen, die gemäß Ayurveda unterschiedliche Heilkräfte haben. Dank dieser Vielseitigkeit kann Amla den Organismus ins Gleichgewicht bringen. Im Ayurveda gilt Amla als das wichtigste *Rasayana* – Rasayanas sind kräftigende und ausgleichende Mittel, sogar eine verjüngende Wirkung wird ihnen zugeschrieben. Überdies hat Amla eine kühlende Wirkung und ist daher besonders geeignet für Menschen, die zu Erhitzung neigen.

Was die Wirkungen angeht, gleicht Amla einer gut gefüllten Schatzkiste: Es stärkt das Immunsystem, wirkt gegen Entzündungen, senkt Blutzucker, Cholesterin und Blutdruck und schützt vor Krebs. Sowohl der Magen, die Verdauung als auch die Sehkraft reagieren positiv auf die Einnahme von Amla. Amla regt die Leber an und reinigt das Blut, erhöht die Fruchtbarkeit und hilft bei Stress. Im Ayurveda gilt Amla als Frucht ewiger Jugend und Schönheit, denn sie bewirkt, dass sich Haut und Bindegewebe straffen und gesund aussehen und dass Haare und Nägel wachsen.

In Indien wird der heilige Amlabaum hoch verehrt und hat sogar einen eigenen Feiertag, den Amla-Navami-Tag. An diesem Tag bringen die Anhänger dem Baum ihre Gebete dar, um von ihren Sünden erlöst zu werden und die Erfüllung ihrer Wünsche zu erbitten.[2]

Amla ist wahrscheinlich eine der nährstoffreichsten Früchte der Welt und ein äußerst potentes Antioxidans. Die Frucht schützt die Zellen vor freien Radikalen. Freie Radikale sind instabile Moleküle, denen ein Elektron (negativ geladenes, subatomares Teilchen) fehlt und die anderen Molekülen versuchen ein Elektron zu entreißen, um vollständig zu werden. Dadurch werden sie selbst zwar ungefährlich, aber in der Folge ist nun das beschädigte Molekül ein freies Radikal. So entsteht eine Kettenreaktion, die man oxidativen Stress nennt. Freie Radikale können Zellen schädigen, beschleunigen Alterungsprozesse und begünstigen viele Krankheiten wie Krebs, Arteriosklerose und Herz-Kreislauf-Erkrankungen.

Zum einen werden sie vom Körper während verschiedener Stoffwechselprozesse selbst gebildet, zum anderen entstehen sie durch schädliche äußere Einflüsse wie Zigarettenrauch,

Umweltgifte oder UV-Strahlung der Sonne. Sie sind eine tägliche Herausforderung für unseren Körper, denn gesunde Zellen bilden die Basis unserer Gesundheit. Es ist also extrem wichtig, den freien Radikalen Antioxidantien anzubieten, damit diese sich entschärfen. Antioxidantien sind Substanzen, welche die Oxidation, also die Zerstörung von Zellen, verhindern können.[3] Denn je länger unsere Zellen leben, desto länger leben auch wir. Oder: Ein gesunder Körper fängt mit einer gesunden Zelle an.

Amla ist reich an Antioxidantien, vor allem an Vitamin C. Nur wenige Pflanzen können mit einem so hohen Gehalt an natürlichem Vitamin C aufwarten wie Amla. Vitamin C ist das Supervitamin. Es hat große antioxidative Kräfte, stärkt die Abwehrkraft, sorgt für eine gute Eisenaufnahme im Blut und damit für die Blutbildung, festigt das Bindegewebe, beschleunigt die Wundheilung, verringert Zahnfleischbluten, fördert den Abbau von Cholesterin und schützt vor Arteriosklerose und vieles mehr. Tannine und Flavonoide sind weitere antioxidative Pflanzenstoffe in Amla.[4]

Untersuchungen zufolge ist die antioxidative Kraft von Amla deutlich höher als die von Gojibeeren, Granatäpfeln, Heidelbeeren und Acaibeeren. In 100 Gramm getrockneter Amlafrucht sind fast unglaubliche 600 bis 1800 Milligramm Vitamin C enthalten. Die Vitamin-C-Werte variieren allerdings stark, je nach geografischem Standort der Pflanze. Kranke und Raucher profitieren besonders von der Frucht, weil deren Antioxidantien die Zellen schützen und die Herz-Kreislauf-Gesundheit erhalten, die durch das Rauchen belastet wird.[5]

Über das Vitamin C hinaus enthält Amla außerdem die Vitamine A und E sowie Vitamine der B-Gruppe. Hinzu kommen Mineralstoffe, beispielsweise Kalzium, Magnesium, Kalium, Eisen, Kupfer, Mangan und Selen, sowie Aminosäuren, Kohlenhydrate und Ballaststoffe.

All diese wertvollen Stoffe machen das heilige Amalaki Indiens zu einem wahren Geschenk für den Menschen. Es unterstützt die Mitochondrien, unsere Kraftwerke der Zelle, bei der Produktion von Lebensenergie und hilft so, verlorene Kraft zurückzugewinnen.[6]
Amla stärkt das Immunsystem, bekämpft Entzündungen und wirkt gegen Bakterien und Viren. Dazu zählt auch das Influenzavirus, das die sogenannte echte Grippe hervorruft, eine ernsthafte, akute Erkrankung der Atemwege, die mitunter lebensbedrohlich werden kann.[7]

Entzündungen sind im Normalfall eine gesunde Abwehrreaktion des Immunsystems. Die Immunabwehr kann aber aus anderen, unterschiedlichsten Gründen entgleisen. Die dadurch entstehenden entzündlichen Reaktionen richten sich dann gegen das eigene Körpergewebe, wie beispielsweise im Fall von allergischen Reaktionen. Besonders gefürchtet sind die zuvor beschriebenen stillen Entzündungen. Diese verlaufen unbemerkt und rufen im Laufe der Zeit ernsthafte Erkrankungen und chronische Entzündungen hervor, zum Beispiel bei Morbus Crohn, Colitis ulcerosa und allergisch-entzündliche Nahrungsmittelunverträglichkeiten. Amla lindert diese Entzündungsreaktion und beschleunigt so Heilung und Regeneration.[8]

Zu diesem Ergebnis kam auch eine Studie aus dem Jahr 2014. Die Wissenschaftler sehen in Amla »ein Mittel mit wirkungsvollen, anti-entzündlichen Eigenschaften, das vielversprechend ist zur Behandlung von akuten und chronischen Entzündungen«.[9]

> **Amla – Dosierung und Einnahmen**
>
> In der ayurvedischen Heilkunde werden täglich 5 g Pulver in warmem Wasser aufgelöst als generelles Tonikum getrunken. Diese Dosis könnte jedoch zu Durchfall führen, denn Amla kann auch abführend wirken.
>
> Wenn Amla in unseren Breiten als Nahrungsergänzungsmittel eingenommen wird, sollte man einen halben bis einen Teelöffel zweimal (nicht mehr als 3 g) täglich konsumieren, vorzugsweise mit lauwarmem Wasser nach der Mahlzeit.

Worauf ist zu achten?

Amla ist eine sehr sichere Frucht, die seit Jahrtausenden ohne Nebenwirkungen angewendet wird. Selbst bei hohen Dosen wurde keine Toxizität festgestellt. Wie bei jedem Naturheilmittel können in manchen Fällen leichte Verdauungsbeschwerden auftreten, die sich aber in der Regel von selbst wieder beruhigen.

Ashwagandha

Ashwagandha *(Withania somnifera),* die Schlafbeere, gehört zur Familie der Nachtschattengewächse und heißt auch Winterkirsche, Jagida oder Indischer Ginseng. Verwendet werden vor allem die pulverisierten Wurzeln und Blätter, außerdem können die getrockneten Beeren gekaut werden.

Die bekannte Heilpflanze aus Indien wirkt kräftigend, immunmodulierend, ausgleichend und beruhigend. Somit ist die Schlafbeere ein ideales Mittel bei Erschöpfung, chronischem Stress und, wie der Name schon sagt, bei Schlafproblemen. Überdies werden der Pflanze entzündungshemmende, revitalisierende, blutbildende und blutreinigende, aphrodisierende, das Gedächtnis fördernde und andere Eigenschaften attestiert.

In der traditionellen indischen Medizin wird Ashwagandha in der Regel nicht als Monotherapie eingesetzt, sondern mit anderen Pflanzen kombiniert. Im Ayurveda werden alle Menschen in verschiedene Typen, sogenannte *Doshas*, eingeteilt. Dabei werden drei Doshas unterschieden: *Vata*, *Kapha* und *Pitta*. Diese sind in verschiedenen Anteilen in jedem angelegt und sollten sich im Gleichgewicht befinden. Ist eines der Doshas gestört, tritt eine Beeinträchtigung von körperlicher und seelischer Gesundheit ein, wie es beispielsweise bei Stress geschieht.

In alten Zeiten konnten wir Stress durch körperliche Aktivitäten abbauen, wir kämpften mit einem wilden Tier oder liefen weg und ruhten uns danach aus. Unsere heutigen täglichen Stressfaktoren können wir möglicherweise nicht sofort minimieren oder ganz verbannen. Leben wir in permanentem Stress, kommt unser Hormonhaushalt mit der Zeit aus der Balance, wir werden »dünnhäutiger« und anfälliger für Krankheiten. Diese Entwicklung wird im Ayurveda vereinfacht gesagt als Vata-Störung bezeichnet.

Ist Vata im Ungleichgewicht, kommen auch die anderen beiden Doshas Pitta und Kapha aus der Balance, das heißt, der gesamte Körper gerät aus dem Gleichgewicht.

Hier kann Ashwagandha entgegenwirken: Als Adaptogen unterstützt und stärkt es das Gleichgewicht wie auch die Erhaltung des Gleichgewichts unserer physiologischen Körperfunktionen und erhöht so die Widerstandsfähigkeit des Körpers gegen Stressfaktoren.

Ashwagandha reduziert die Ausschüttung von Stresshormonen und fördert gleichzeitig die Regeneration. Dies macht es zu einem guten Mittel in der heutigen stressbetonten Zeit.

Dargereicht wird Ashwagandha als Pulver, Kapseln und Tee. Es kann als Arzneimittel oder auch mit anderen Zutaten zusammen, wie der Milch, als Stärkungsmittel eingenommen werden.

Ashwagandha mit Milch als Stärkungsmittel

Klassisch wird das Ashwagandha-Pulver der Wurzel mit warmer Milch getrunken:
Mischen Sie einen Teelöffel Ashwagandha mit 250 ml guter warmer, nicht pasteurisierter Biomilch. Trinken Sie diese Milch 2- bis 3-mal täglich.

Im Ayurveda gilt schon allein die Milch als ein Stärkungsmittel, als *Rasayana*. Menschen, die an einer Laktoseintoleranz leiden oder vegan leben, können die Milch durch Mandelmilch ersetzen.

Ashwagandha-Tee

Geben Sie einen halben Teelöffel Ashwagandha-Pulver (alternativ etwa 3 Gramm der Wurzeln) in 250 ml Wasser, lassen Sie es 10 Minuten kochen und den Sud anschließend noch 30 Minuten ziehen. Trinken Sie über den Tag verteilt drei kleine Tassen, das stärkt die Nerven und beruhigt. Etwas Honig oder Agavendicksaft mildern den leicht bitteren Geschmack.

Worauf ist zu achten?
Bei Einhaltung der empfohlenen Dosierung sind nach heutigem Wissensstand keine Nebenwirkungen zu erwarten. Dennoch sind mögliche allergische Reaktionen oder bei Überdosierung Nebenwirkungen wie Übelkeit nicht auszuschließen. Zu Wechselwirkungen mit anderen Medikamenten gibt es wenig gesicherte Erkenntnisse.

Halten Sie auf jeden Fall Rücksprache mit Ihrem Arzt, wenn Sie an einer ernsthaften körperlichen oder psychischen Erkrankung leiden. Bei Babys, Kindern und Jugendlichen, die sich noch im Wachstum befinden, ist Ashwagandha kontraindiziert, ebenso während der Schwangerschaft und in der Stillzeit.

Ginseng

Ginseng ist eine weltbekannte Heilpflanze. Seit 5000 Jahren wird sie vor allem in China als ein hochwirksames Hausmittel gegen verschiedene Erkrankungen verwendet. In China, Korea und Japan ist diese Pflanze so heimisch, wie es Thymian, Kamille und Salbei in Europa sind. Es existieren über 30 Arten dieser Heilpflanze, und sie alle haben unterschiedliche Eigenschaften. Allerdings werden von diesen 30 Ginseng-Arten nur wenige in der Medizin verwendet. Die Wirkstoffe kommen bei den verschiedenen Arten in sehr unterschiedlichen Mengen und Mischungsverhältnissen vor.

Die wirksamste Art ist der koreanische Panax-Ginseng. Er enthält ca. 30 verschiedene Ginsenoside, die als besonders wertvoll eingeschätzt werden. Dieses Wunderkraut wächst zwar überwiegend in Korea, aber es wird auch in China, Sibirien und selbst in Deutschland angebaut. Die Extrakte aus den Wurzeln unterstützen die Erhaltung der geistigen und körperlichen Gesundheit. Während einer Krankheit oder in der Wiederherstellungsphase der Gesundheit nach einer Krankheit lindert der Ginseng Symptome wie Müdigkeit, Erschöpfung und körperliches Schwächegefühl – so die Bewertung der Wirksamkeit durch die Weltgesundheitsorganisation (WHO).

Ginseng-Extrakte beeinflussen das Immunsystem, indem sie die Bildung und Ausschüttung bestimmter Immunzellen des erworbenen Immunsystems anregen und bewirken, dass Interferone vermehrt gebildet werden. Dies sind Eiweißverbindungen, die unter anderem eine stimulierende Wirkung auf das Immunsystem besitzen. Zudem fördern die Inhaltsstoffe der verschiedenen Ginseng-Arten die Zuckerverwertung im Gehirn. Dadurch steigt auch die Konzentrationsfähigkeit.[10]

Worauf ist zu achten?

Da jede Ginseng-Art ihr eigenes »Arzneipotenzial« hat, besprechen Sie am besten mit Ihrem Arzt, welcher Ginseng für

Sie geeignet ist, um so unerwünschte Nebenwirkungen zu vermeiden.[11]

In Dosierungen über 10 mg täglich ist ein Anstieg des Blutdrucks möglich. In seltenen Fällen wurden Magen-Darm-Beschwerden und vermehrte Wassereinlagerungen beobachtet. Patienten, die blutverdünnende Arzneimittel, Antibiotika oder Antidiuretika einnehmen, sollten wegen möglicher Wechselwirkungen vor der Anwendung Rücksprache mit einem Mediziner halten. Da Studien zur Unbedenklichkeit fehlen, sollten schwangere und stillende Frauen auf die Einnahme verzichten.

He Shou Wu

In China werden Heilpflanzen als konzentrierte Nahrung betrachtet und sind oft Bestandteil der täglichen Ernährung, wie etwa von Suppen. Die Arzneimitteltherapie der chinesischen Medizin hingegen folgt klaren Diagnoseregeln und verfügt über eine lange Tradition von äußerst wirksamen Rezepturen. Diese werden von erfahrenen Therapeuten in Abhängigkeit von der Beschwerdesymptomatik und der Konstitution verordnet. Diese medizinische Anwendung komplexer Kräuterdekokte (Abkochungen) hat wenig mit der volksmedizinischen Anwendung von Heilkräutern im Sinne konzentrierter Nahrung zu tun.

Hier soll He Shou Wu *(Polygonum multiflorum)*, der Chinesische Knöterich, auch Fo-Ti genannt, als ein Beispiel stehen für eine in der chinesischen Volksheilkunde gebrauchte Pflanze, die unter anderem wertvoll für unser Immunsystem ist.

Fo-Ti ist eine bis zu vier Meter hohe Kletterpflanze. Verwendung finden vor allem die Wurzeln, aus denen ein Extrakt gewonnen wird. Die Blätter enthalten ebenso viele wichtige Inhaltsstoffe.

Fo-Ti wird vor allem in Ostasien angebaut, vorwiegend in den Bergregionen von Zentral- und Südchina, aber auch in Japan, Korea, Taiwan und Vietnam. Die Pflanze wurde im 8. und 9. Jahrhundert in China botanisch registriert. Der heute in China durchgängig verwendete Name He Shou Wu soll der Erzählung nach auf folgender Begebenheit beruhen:

Ein Mann mit Namen He war 58 Jahre alt und hatte noch keine Kinder gezeugt. Ein Mönch soll ihm dann den Rat gegeben haben, *Jiaoteng* (so hieß die Pflanze damals) einzunehmen. Er folgte dem Rat, wurde noch Vater von vielen Kindern, seine schon grauen Kopfhaare (*shou* bedeutet »Kopf«) wurden wieder schwarz *(wu)*, seine Sehkraft verbesserte sich, und sein Körper verjüngte sich. Er soll 130 Jahre, nach anderen Quellen sogar 160 Jahre alt geworden sein. He Shou Wu heißt also: »He mit schwarzem Kopf« oder »Mann mit schwarzen Haaren«.[12]

In Ostasien nahmen und nehmen Millionen von Menschen täglich He Shou Wu. Für sie ist die Pflanze ein Teil der täglichen Ernährung.

Die Inhaltsstoffe von He Shou Wu sind sehr vielfältig und reichhaltig. Zu ihnen zählen essenzielle Spurenelemente wie Zink und Eisen, aber auch Antioxidantien und Moleküle, welche die Wirkung dieser Antioxidantien verstärken.[13]

Besonders wertzuschätzen ist He Shou Wu als Quelle von Zink. Zink ist ein essenzielles Spurenelement für alle Lebensformen. Viele Aspekte des Zellstoffwechsels sind abhängig von Zink. Zink spielt eine wichtige Rolle bei Wachstum und Entwicklung, Immunantwort, neurologischen Funktionen, Sexualität und Fortpflanzung.

In der chinesischen Medizin gibt es zwei Formen von He Shou Wu: frisch und zubereitet. In Studien wurde herausgefunden, dass die Wurzeln, die in einer Brühe aus schwarzen Bohnen gedämpft und dann getrocknet wurden, die vorteilhaftesten Eigenschaften besitzen. Roh verabreichte Wurzeln wirken abführend und dienen in erster Linie der Linderung von Verstopfung. Zubereitet verlieren die Wurzeln größtenteils ihre abführende Wirkung, und es entfalten sich die eigentlichen medizinischen Eigenschaften. Für die Herstellung des Pulvers werden lediglich die Wurzelknollen verarbeitet, in denen die wertvollen Inhaltsstoffe gespeichert werden.

Worauf ist zu achten?
Der Erfahrung nach wird He Shou Wu im Allgemeinen gut vertragen. Es hat eine lange Geschichte in der medizinischen Anwendung und zeigt selten schwere unerwünschte Begleitwirkungen.

Jedoch, basierend auf den neuesten wissenschaftlichen Erkenntnissen wird in einigen seltenen Fällen, gemessen an der täglich zigmillionenfachen Anwendung, über eine Leberschädigung berichtet.[14] Gerade in der Volksmedizin ist die Dosis schlecht oder gar nicht definiert, und es kann deshalb schnell zu Überdosierungen kommen.

Auf He Shou Wu verzichten müssen Menschen, die immunsuppressive Medikamente einnehmen, ebenso schwangere und stillende Frauen. Vor größeren operativen Eingriffen sollte die Einnahme zur Sicherheit unterbrochen und die Ärzte sollten informiert werden. Bei onkologischen Patienten ist wegen potenzieller hormonbeeinflussender Wirkungen auf jeden Fall der Arzt zu konsultieren.

Deshalb würde ich unbedingt dazu raten, generell vor der Einnahme chinesischer Kräuter bzw. Nahrungsergänzungsmittel wie He Shou Wu einen Arzt oder Therapeuten zurate zu ziehen, der sich in diesem Gebiet auskennt. Dieser kann dann die optimale Dosierung, Anwendungsdauer, Darreichungsform und Qualität empfehlen.

Maca

Maca, die pflanzliche Geheimwaffe aus den Anden Perus und auch Anden-Ginseng genannt, gilt als extrem nahrhaft, denn die Knolle steckt voller Vitamine und Mineralstoffe und ist reich an Proteinen. Das allein würde ihr schon einen Platz in der Superfood-Liga bescheren. Mit seinen über 60 Vitalstoffen wirkt Maca außerdem vitalisierend, stärkt das Immunsystem, hilft gegen Depressionen und chronische Müdigkeit.

Die Maca-Pflanze *(Lepidium meyenii)* ist eine Kresseart aus der Familie der Kreuzblütler. Sie wächst auch noch in über 4000 Metern Höhe bei unwirtlichen Bedingungen und ist dabei sehr anspruchslos, was Boden, Düngung und Bewässerung angeht. Die einjährige krautige Pflanze bildet gefiederte, ca. 20 Zentimeter lange Blätter und eine weiße bis rote, manchmal auch schwarze Wurzelknolle.

Die Blätter schmecken wie die heimische Gartenkresse und werden gerne als Salat gegessen. In Europa wird aber fast ausschließlich Maca-Pulver aus der gemahlenen Wurzel angeboten. Die Wurzel erinnert ein wenig an Rettich und schmeckt frisch auch ähnlich. Durch das Trocknen oder Kochen verlieren sich allerdings die Senföle, was der Wurzel einen nussig-süßen Geschmack verleiht.

Die Maca-Pflanze kommt wild in den Anden vor, wird aber schon seit über 2000 Jahren als Nutzpflanze angebaut. Bei den Inka und im heutigen Peru ist sie ein Grundnahrungsmittel wie bei uns die Kartoffel. Die Wurzelknolle wird geerntet, gewaschen und getrocknet, um sie länger haltbar zu machen. Die frischen oder getrockneten Knollen kochen die Peruaner seit Jahrhunderten mit Salzwasser entweder zu Suppe und Gemüse. Oder sie mahlen die trockenen Wurzeln zu Maca-Pulver. Dieses Pulver schmeckt süßlich und wird als süßer Brei, als eine Art Pudding, als Heißgetränk oder fermentiert als Maca-Bier konsumiert. Zugleich wird die Maca durchaus auch als Heilpflanze und zur Fruchtbarkeitssteigerung eingesetzt.

In Europa ist Maca vor allem als Pulver oder in Kapseln bekannt. Die Wurzel gilt hier weniger als Nahrungsmittel denn als Aphrodisiakum und pflanzliches Potenzmittel.

> **Inhaltsstoffe der Maca**
> - Ein hoher Anteil an Eiweiß von 10 % – Maca ist damit eine tolle pflanzliche Proteinquelle!
> - Leicht verdauliche Kohlenhydrate, die als Kraftspender dienen, und 9 % Ballaststoffe, welche die Verdauung unterstützen.
> - Omega-3-Fettsäuren, die zu den unverzichtbaren ungesättigten Fettsäuren zählen.
> - Mehr als 30 Mineralien und Spurenelemente wie Eisen, Jod, Mangan, Phosphor und Zink.
> - B-Vitamine und Vitamin C, die positiv auf die Nerven wirken und das Immunsystem unterstützen.
> - Sekundäre Pflanzenstoffe wie Senfölglykoside, die antioxidative Eigenschaften besitzen.
> - Substanzen wie Macaene und Macamide, die neuesten Studien zufolge die Nervenzellen schützen und die Ausdauer steigern sollen.

Die medizinischen Wirkungen der Maca-Knolle sind vielfältig: Sie steigert die Libido, stärkt das Immunsystem, reduziert Entzündungen, erhöht die Fruchtbarkeit, hilft gegen Depressionen und Angststörungen, schützt die Haut, hilft gegen Erektionsstörungen, steigert die Leistungsfähigkeit, reduziert den Blutdruck, steigert die Gehirnleistung und stärkt die Knochen.

Damit eine Wirkung eintritt, muss Maca über einen Zeitraum von mindestens sechs Wochen regelmäßig eingenommen werden. Empfohlen werden hier zwischen 1,5 und 6 g Pulver oder Wurzel pro Tag. Die Maca als Lebensmittel lässt sich in leckeren Rezepten verarbeiten, wie den Maca-Muffins.

Maca-Muffins

Für 10–12 Muffins

Trockene Zutaten	Feuchte Zutaten
60 g Vollkornmehl (z. B. Dinkel, aber auch Buchweizen oder ein anderes glutenfreies Mehl)	60 ml Kokosnussöl
	120 ml Mandelmilch
	120 ml warmes Wasser mit 2 TL Chia-Samen (die Samen mindestens 5 Minuten quellen lassen)
40 g Dinkelmehl, Type 1050	
30 g Maca-Pulver	
100 g Kokosblütenzucker	
1 kleine Prise Salz	3 EL Orangensaft (frisch gepresst)
2 TL Weinsteinbackpulver	geriebene Schale von ½ unbehandelten Bioorange
1 kleine Prise Cayenne-Pfeffer (optional)	1 zerdrückte Banane
	zusätzlich je nach Lust und Laune: ca. 5–10 EL Kokosflocken, Bioschokosplitter, Walnussstückchen oder Blaubeeren

Zubereitung
1. Den Ofen auf 180 Grad vorheizen. Muffinbackform fetten oder mit Papierförmchen auslegen.
2. Alle trockenen Zutaten in einer Schüssel mischen.
3. Mit einem Rührgerät auf niedriger Stufe die feuchten Zutaten nach und nach einrühren und so lange weiterrühren, bis ein weicher Teig entsteht.
4. Zuletzt einen der gewünschten Zusätze wie Schokosplitter, Kokosflocken, Nussstückchen etc. unterheben oder den Teig in zwei oder drei Teile teilen und dann in einen Teil die Schokosplitter, in den anderen die Kokosflocken o. Ä. geben.
5. Den Teig in die Muffinformen verteilen und eine Prise Kokosblütenzucker und/oder Chia-Samen auf jeden Muffin streuen.
6. 15 bis 20 Minuten bei 180 Grad (Umluft 160 Grad) auf mittlerer Schiene backen.

Worauf ist zu achten?
Die Einnahme der Maca-Wurzel gilt grundsätzlich als sicher und sollte zu keinen Nebenwirkungen führen. Die Einwohner Perus konsumieren teilweise täglich 100 g der Wurzel, und es werden keinerlei Nebenwirkungen berichtet. Das spricht eigentlich für sich.

Rosenwurz

Rosenwurz *(Rhodiola rosea)* wird auch Goldwurzel, Frauenwurz, Rösel oder Rosinenwurzel genannt, ist eine mehrjährige Pflanze, die zur Pflanzenfamilie der Dickblattgewächse zählt. Sie wächst gerne auf sandigen, felsigen, kalten und trockenen Böden im nördlichen Polarkreis, vor allem in den arktischen Gebieten und Gebirgsregionen Eurasiens, Sibiriens und Nordamerikas. Rosenwurz ist sehr anpassungsfähig und resistent gegen äußerliche Einflüsse, selbst in Höhenlagen um die 2300 Meter fühlt sie sich wohl. Die Heilpflanze wird bis zu 70 Zentimeter hoch, hat gelbe Blüten und einen knollenartigen Wurzelstock. Der hübsche Name Rosenwurz leitet sich übrigens von dem Rosenduft ab, den die geriebene Wurzel verströmt.

Die medizinische Verwendung geht auf den griechischen Arzt Dioskurides (77 v. Chr.) zurück. Die Tradition schreibt ihm die Macht zu, die Ausdauer, die Langlebigkeit, die sexuelle Vitalität und die kognitiven Fähigkeiten zu steigern. Die ersten russischen und skandinavischen wissenschaftlichen Studien zur Validierung dieser Anwendungen begannen in den 1960er-Jahren. Seitdem gilt Rosenwurz neben Ginseng, Eleutherokokkus und Ashwagandha als eines der ersten Adaptogene. Verwendet werden Wurzel und Rhizome.

Rosenwurz ist vor allem als Antistressmittel bekannt, aber die Pflanze kann noch viel mehr: Sie steigert Energie, Immunabwehr, Ausdauer und Durchhaltevermögen, verbessert die

Konzentration, das Gedächtnis und die Leistung des Gehirns, verlängert die Aufmerksamkeitsspanne und stärkt das Herz-Kreislauf-System. Sie hilft, gelassener zu sein, hebt die Stimmung, fördert guten Schlaf und hat sich bei körperlicher und geistiger Erschöpfung, Ängsten und Depressionen bewährt. Nach Krankheiten, Operationen oder großen sportlichen Leistungen verkürzt Rosenwurz die Erholungszeit. Sie schützt die Zellen vor freien Radikalen, stimuliert die Produktion der Zellenergie *Adenosintriphosphat*, kurz ATP. Dies ist ein Molekül, das drei energiereiche Phosphatreste enthält und als Hauptenergiespeicher innerhalb von Zellen dient. Außerdem verbessert sie die Fruchtbarkeit, sexuelle Kraft und Lust.[15] Mehr als 140 verschiedene bioaktive Stoffe verleihen Rhodiola rosea ihre besondere Kraft.[16]

Auf für das Immunsystem hat Rosenwurz eine besondere Bedeutung: Die Pflanze stimuliert das Immunsystem und hemmt Entzündungen. Sie regt das Immunsystem an und schützt es gleichzeitig, indem sie das gesunde Gleichgewicht im Körper wiederherstellt. Überfunktionen der Immunabwehr, die Allergien auslösen, werden auf ein gesundes Maß reduziert. Auch gegen Viren und Bakterien kann sie helfen und dank ihrer antiviralen und antibakteriellen Eigenschaften bei Erkältungen und gegen das Grippevirus Influenza eingesetzt werden.[17]

Außerdem verlangsamt Rosenwurz die Alterung des Immunsystems. Mit zunehmendem Alter nimmt die Schlagkraft des Immunsystems ab. Es fällt schwerer, sich gegen Infektionen, Autoimmunerkrankungen oder gar Krebs zu wehren. Sogenannte schlafende Viren wie zum Beispiel Herpes können leichter ausbrechen, weil die Immunabwehr weniger in der Lage ist, sie in Schach zu halten. Studien an Tieren haben gezeigt, dass insbesondere der Rhodiola-Wirkstoff Salidrosid die Immunabwehr steigern kann.

Ein Kennzeichen für ein alterndes Immunsystem ist die Rückbildung der Thymusdrüse, in der bestimmte Immunzellen für ihre Aufgaben vorbereitet werden. Rhodiola wirkt dem Absterben dieser T-Zellen entgegen und stärkt so die Immunabwehr. (Zur Erinnerung: T-Zellen gehören zu den Lymphozyten. Sie spielen eine wichtige Rolle im Immunsystem. Das »T« steht für Thymus, weil dort die Ausdifferenzierung dieser Zellen stattfindet.)

Die Fähigkeit, das Immunsystem fit zu erhalten, ist nicht nur für die Abwehr von Krankheiten wichtig. Auch Jugendlichkeit und Vitalität werden von einem aktiven Immunsystem mitbestimmt.[18]

Rhodiola ist überdies reich an Antioxidantien, die die Zellen vor der Zerstörung durch freie Radikale schützen. Zellschutz und damit gesunde, funktionstüchtige Zellen sind die Grundlage für einen gesunden Körper und einen langsameren Alterungsprozess. Das Gleiche gilt auch für das Gehirn, das durch freie Radikale besonders stark geschädigt werden kann.[19] So leistet Rosenwurz auch in diesem Bereich viel Gutes.

Dosierung von Rosenwurz

Die empfohlene Tagesdosis liegt je nach Indikation zwischen 200 und 600 mg, in Einzelfällen bis zu 1000 mg (standardisiert auf 3 % Rosavin und 1 % Salidrosid) Rhodiola-Extrakt, die man auf zwei Dosen/Kapseln pro Tag aufteilen kann. Die erste Dosis sollte mit reichlich Flüssigkeit morgens vor dem Frühstück eingenommen werden, die andere vor dem Mittagessen. In der Europäischen Union wird Rhodiola rosea meist als Wurzelextrakt in Nahrungsergänzungsmitteln angewendet.

Worauf ist zu achten?
Rosenwurz ist ein nichttoxisches, gut verträgliches Heilmittel, wenn es in einer normalen Dosis eingenommen wird. Höhere Dosen können leichte bis moderate Benommenheit, Mundtrockenheit, Nervosität sowie gastrointestinale Beschwerden hervorrufen. Auf ausreichende Flüssigkeitsaufnahme achten.

Rotbusch und Honigbusch

Rooibos ist die Bezeichnung in Afrikaans für einen wohlschmeckenden und koffeinfreien Tee, der traditionell in Südafrika getrunken wird. Dieser Tee, auch Rotbuschtee genannt, ist reich an Mineralstoffen, hat aber einen geringen Gerbstoffgehalt, weshalb er sich auch für Kinder oder Sportler eignet. Seine optimale Zusammensetzung an Mineralstoffen und Spurenelementen ist für die guten Wirkungen auf Immunsystem, Nerven, Haut, Haare, Zähne, Nägel und Knochen verantwortlich.

In Südafrika verabreicht man Rooibostee traditionell als Hausmittel gegen Magen- und Darmkrämpfe oder äußerlich bei verschiedenen Hautproblemen. Tatsächlich enthält der Gesundheitstee krampflösende und besänftigende Substanzen. Die interessanteste Wirkstoffgruppe im Rooibos sind wahrscheinlich die antioxidativ wirkenden Flavonoide, die als Radikalfänger das Immunsystem schützen, sowie Alterungsprozesse und degenerative Erkrankungen verzögern können. Besonders in Japan, dem Land der Teetrinker, ist das Wellnessgetränk aus Afrika heute sehr beliebt. Hier ist es auch ins medizinische Interesse gerückt. So haben japanische Wissenschaftler inzwischen positive Effekte bei Arteriosklerose, Hautkrankheiten, Allergien, hohem Blutdruck und Diabetes nachgewiesen.[20]

Auch der Honeybush-Tee stammt aus Südafrika. Er wird aus dem Honigbusch gewonnen, einer strauchartigen Pflanze, die in Gebirgslagen an der Küstenregion wächst. Seinen Namen verdankt der Honigbusch den leuchtend gelben Blüten, die sich im Frühling öffnen und einen süßen Honigduft verströmen.

Der Tee schmeckt nicht nur vorzüglich, er wird auch wegen seiner gesundheitlichen Wirkungen sehr geschätzt. Traditionell wird der Honigbusch vor allem gegen Entzündungen der oberen Atemwege eingesetzt. Darüber hinaus gilt er als blutzuckersenkend und kann ergänzend bei der Behandlung von Diabetes zum Einsatz kommen.[21]

Aufgrund der enthaltenen Flavone und Isoflavone soll Honeybush-Tee zudem Wechseljahresbeschwerden lindern. Da er reich an Antioxidantien ist und zahlreiche Mineralstoffe wie Eisen, Zink, Kalzium und Magnesium enthält, kann er zu einer gesunden Ernährung beitragen und das Immunsystem unterstützen.[22]

Wie der Rooibuschtee zeichnet sich auch der Honigbuschtee durch eine leicht süßliche Note aus. Grund hierfür ist das enthaltene Pinitol, eine modifizierte Zuckerform. Der kupfergoldfarbene Tee ist frei von Koffein und daher auch für Schwangere und stillende Mütter sowie für Kinder bekömmlich.

Honigbuschtee

Der Honigbusch ist bei der Teezubereitung sehr anwenderfreundlich. Der Geschmack bleibt so gut wie bei jeder Ziehzeit stabil süßlich. Die empfohlene Ziehzeit beträgt 5 bis 7 Minuten, aber er verzeiht auch einige Minuten mehr.

Für eine Tasse Tee (250–300 ml) übergießen Sie einen gehäuften Teelöffel (3–5 g) Honigbusch mit kochendem Wasser und lassen den Tee einige Minuten ziehen.

Tipp für den Sommer: Lassen Sie den Tee abkühlen und genießen Sie ihn mit Eiswürfeln und einem Schuss Honig als Durstlöscher.

Worauf ist zu achten?
Derzeit sind keine Nebenwirkungen beim Trinken von Rotbusch- und Honigbuschtee bekannt. Es ist jedoch nicht ausgeschlossen, dass die Metabolisierung von Arzneimitteln durch Enzyme verändert wird.

Schwangere und Stillende sollten angesichts des Mangels an wissenschaftlichen Daten zu möglichen Begleitwirkungen das Trinken des Tees vermeiden.

Sanddorn

Hippophae – der botanische Gattungsname für den Sanddorn – bedeutet leuchtendes Pferd. Er erinnert daran, dass der Sanddorn bereits in längst vergangenen Epochen als Pferdesnack diente, was ein wunderbar glänzendes Fell zur Folge hatte. Doch auch die Reiter selbst profitierten von den gesunden Beeren. Schon die Krieger des mongolischen Herrschers Dschingis Khan sollen sich mithilfe der kraftspendenden Beeren gestärkt haben. Bis heute sind die Früchte des Sanddorns ein Symbol für Vitalität und Widerstandskraft.[23]

In Bezug auf die Heilkunde ist der Sanddorn eine besonders interessante Pflanze. Die jahrtausendealte Anwendung spricht für sich. In der traditionellen tibetischen Medizin werden die Beeren, aber auch die Blüten und Blätter des Sanddorns seit Menschengedenken verwendet, um unter anderem die Abwehrkräfte und die Fitness zu steigern sowie Hautkrankheiten zu kurieren.

Die Power-Beere Sanddorn hat einen besonders hohen Vitamin-C-Gehalt. Vitamin C (Ascorbinsäure) wird für die Herstellung des Kollagens, einer wesentlichen Substanz für sämtliche Gewebearten, also Haut, Knochen, Bänder und die elastischen Strukturen des Bindegewebes benötigt. Es unterstützt eine gute Wundheilung, stärkt das Immunsystem des Organismus gegen Infektionen und ist ein wichtiger Radikalfänger. Freie Radikale sind chemisch aggressive Stoffe, die in unserem Organismus entstehen oder von außen auf den menschlichen Organismus einwirken und Zellstrukturen angreifen und zerstören. Ihre Entstehung wird zum Beispiel durch Alkohol, Rauchen, radioaktive und UV-Strahlung begünstigt, ihre Beseitigung durch Radikalfänger wie das Vitamin C.

Sanddorn wird in verschiedenen Formen in gut sortierten Drogeriemärkten angeboten. Der Muttersaft ist sauer, kann jedoch gut mit einem Löffel Honig kombiniert werden. Daneben gibt es bereits mit Honig gesüßte Fruchtsoßen, die sich sehr gut für Desserts, wie Joghurt mit Walnüssen, eignen. Aus Sanddorn lässt sich auch ein fruchtiger Tee zubereiten. Das Vitamin C ist zwar hitzeempfindlich, wird jedoch erst nach längerem Kochen rapide abgebaut. Außerdem stabilisieren Säuren das gelöste Vitamin C, was bei den bekanntlich sehr säurereichen Sanddornfrüchten der Fall ist. Deshalb stellt Sanddorntee eine gute Vitamin-C-Quelle dar.

Sanddorntee

Zutaten
250 ml Wasser
2 EL frische oder 2 TL getrocknete Sanddornbeeren
ggf. 1 TL Honig, gerne auch Yaconsirup oder
  ein anderes natürliches Süßungsmittel

Zubereitung
Lassen Sie die Sanddornbeeren zusammen mit dem Wasser kurz aufkochen. Nehmen Sie den Tee vom Herd und lassen Sie ihn zugedeckt 8 Minuten ziehen. Anschließend können Sie den Tee nach Wunsch süßen.

Worauf ist zu achten?
Für die innere Aufnahme der getrockneten Früchte, des Öls oder der Kapseln gibt es keine bisher bekannten schwerwiegenden Nebenwirkungen. Wer eine empfindliche Verdauung hat oder häufig zu starkem Sodbrennen neigt, sollte die Verträglichkeit der säuerlichen, herben Beeren erst einmal vorsichtig in kleinen Mengen testen.[24]

Shatavari

Der als Shatavari oder Satamuli bekannte wilde Spargel ist zwar eine Spargelart, hat jedoch kaum etwas mit dem uns bekannten Speisespargel zu tun. Der aus Indien stammende, vielverzweigte dornige Busch trägt an seinem Wurzelstock viele ca. 30 bis 100 Zentimeter lange und um die zwei Zentimeter dicke Wurzeln. Daher auch der Name *Satamuli* – er kann wörtlich übersetzt werden als »mit hundert Wurzeln«. Seine grünen Blätter sind klein, weich und nadelförmig. Ein besonderer Zeitpunkt für diese Pflanze liegt zwischen März und Juni: Jetzt bildet der Busch viele weiße Blüten aus und trägt anschließend kleine rote Früchte. Shatavari wächst in ganz Indien bis zu einer Höhe von etwa 1300 Metern. Hauptsächlich werden in der Ayurveda-Medizin das frische Blattgrün und die getrocknete, gemahlene Wurzel verwendet, für Zubereitungen wie Öle oder Kräuterweine *(Asavas)* auch die frische Wurzel.

Was steckt in dieser bekannten ayurvedischen Wurzel? In der Ayurveda-Lehre werden vor allem die speziellen Vorteile von Shatavari für Frauen betont. Das Wort *Shatavari* bedeutet übersetzt so viel wie »die Frau, die hundert Ehemänner besitzt«!

Fehlt dem Organismus Asparagin, können einige körperliche Prozesse nur eingeschränkt funktionieren oder gestört sein. Mögliche Symptome eines Asparaginmangels finden sich zumeist auf der Ebene von Leistungsfähigkeit, Ausdauer, Libido, Immunsystem und den Entgiftungsorganen Leber und Niere. Das Ergebnis ist eine nachlassende körperliche und geistige Leistungsfähigkeit mit schneller Erschöpfung und sinkendem Durchhaltevermögen. Der Sexualtrieb und die Fruchtbarkeit nehmen ab. Der Organismus wird anfälliger für Entzündungen, Infektionen und allergieähnliche Reizungen, die Wundheilung ist gemindert. Alkohol wird schlechter abgebaut, Ausleitungsprozesse werden gehemmt.[25]

Shatavari ist ein bekanntes Mittel zur Unterstützung der weiblichen Revitalisierung und gilt als besonders effektiv zur Steigerung der weiblichen Fruchtbarkeit. Es wird als das hilfreichste Mittel für Frauen wertgeschätzt und daher von Frauen traditionell zur Verbesserung der allgemeinen Gesundheit, Verjüngung und zur Förderung der Milchbildung eingesetzt. Außerdem wird es auch als Aphrodisiakum verwendet.[26]

Mit Shatavari und weiteren Zutaten lassen sich köstliche Energiespender und eine beruhigende Gutenachtmilch zubereiten.

Shatavari Energy Balls

Wer Laddhus, die kleinen runden indischen Energiebällchen mag, ist hier genau richtig. Shatavari und Ashwaganda verbinden sich zu einer entspannenden Melange, die durch Nüsse, Gewürze und Kokosraspeln abgerundet wird. Die Shatavari Energy Balls sind ideal zum Snacken zwischendurch oder als Geschenk für Liebesverdrossene.

Zutaten
150 g getrocknete Früchte (z. B. Datteln, Feigen, Aprikosen)
100 g Nüsse (nach Belieben: Cashew, Mandel, Macadamia)
50 g Kokosraspeln
2 TL Kokosöl
1 TL Zimt
2 TL Ashwagandha-Pulver
1 TL Shatavari-Pulver
½ TL Kardamompulver
1 Prise Himalaja-Salz

Zubereitung
1. Geben Sie alle Zutaten in einen leistungsstarken Mixer und mixen Sie sie, bis eine klebrige Masse entsteht. Manchmal braucht der Mixer dazu ein paar Anläufe. Alternativ können Sie die Zutaten auch auf einem großen Schneidebrett mit einem Hackmesser sehr fein hacken.

2. Formen Sie die Masse mit einem kleinen Löffel und Ihren Händen zu mundgerechten Bällchen.
3. Rollen Sie die Laddhus anschließend durch ein kleines Kokosraspelbad. Vielleicht gemischt mit Rosenblüten? Dies ist der Moment für freie Kreativität: Kakaopulver, Erdmandelmehl, Kakaostückchen – probieren Sie einfach aus!
4. Stellen Sie die Laddhus zum Schluss für ein paar Stunden in den Kühlschrank. Danach kommen sie zur Aufbewahrung in ein Glas oder werden einfach gleich verspeist.

Shatavari Moon Milk – die ayurvedische Gutenachtmilch

Die Moon Milk wird natürlich mit Milch zubereitet. Kuhmilch – ausschließlich Milch bester, natürlichster Qualität – wird im Ayurveda eine stärkende und vitalisierende Wirkung nachgesagt. Sie beruhigt unseren Organismus, regt unseren Appetit an und wirkt ausgleichend. Damit die Milch ihre Wirkung entfalten kann, muss sie warm sein. Im besten Fall sollte die Milch mehrmals mit Gewürzen abgekocht werden.

Bei der Moon Milk bedienen wir uns neben wärmenden Gewürzen noch dem Shatavari, das ausgleichend wirkt.

Zutaten
250 ml beste Kuh- oder Pflanzenmilch
1 TL Shatavari-Pulver
1 TL Kakaopulver
1 TL Zimt

Zubereitung
Erwärmen Sie die Milch und rühren Sie die anderen Zutaten ein. Die Moon Milk kann nach Geschmack verfeinert werden: Etwas Süße, Lavendel oder Kardamom sind beliebte Extrazutaten.

Worauf ist zu achten?
Die Rinde des Strauchs ist giftig, man benutzt ausschließlich Blätter und Wurzeln des wilden Spargels. Vorsicht bei Spargelallergien! Wer bereits auf Speisespargel allergisch reagiert, ist mit relativ hoher Wahrscheinlichkeit auch gegen Shatavari allergisch und sollte auf eine Einnahme besser verzichten.

Bei Herz- oder Nierenproblemen ist im Vorfeld eine Abklärung mit dem Facharzt zu empfehlen. Ebenso sollte die Pflanze bei Zysten und Myomen (Kapha-Erkrankungen) nur nach Absprache mit einem erfahrenen Ayurveda-Mediziner eingesetzt werden.

Süßholzwurzel

»Süßholz raspeln« kennt man als Umschreibung, wenn ein Mensch einem anderen schmeichelt oder sich bei ihm beliebt machen möchte. Wann die Redewendung genau entstanden ist, ist nicht bekannt. Ein Zusammenhang zur Heilpflanze Süßholz *(Glycyrrhiza glabra)* ist möglich, da früher Süßholzwurzeln durch Raspeln zerkleinert wurden.

Schon ihr Name lässt auf den süßen Geschmack der Pflanze schließen. Die Wurzeln schmecken sogar 50-mal süßer als Rohrzucker. Verantwortlich dafür ist die Substanz Glycyrrhizin. Aus dem eingedickten Wurzelsaft entsteht Lakritze, die schwarze Süßigkeit, die zu Pastillen, Bonbons und Schnecken verarbeitet wird. Der süße Sud dient zugleich seit dem Altertum als Heilmittel, unter anderem gegen Husten.

Süßholz ist eine Staude, die eine Höhe von bis zu zwei Metern erreichen kann. Die Pflanze besitzt eine gelbe, holzige Wurzel, die ausgedehnte unterirdische Ausläufer bildet, und ihre Blätter sind mit klebrigen Drüsenhaaren besetzt. Sie gehört zu den Schmetterlingsblütlern, blüht von Juni bis Juli und ist im Mittelmeergebiet sowie in Westasien heimisch.

In der Medizin verwendet wird die Süßholzwurzel, in der

Forscher bislang etwa 400 verschiedene Inhaltsstoffe entdeckt haben.[27] Wissenschaftler sprechen der Süßholzwurzel ein breites Wirkspektrum zu. Bestimmte Inhaltsstoffe regen die Bronchialschleimhaut dazu an, mehr dünnflüssiges Sekret zu bilden. Dadurch lässt sich zäher Schleim leichter abhusten, was bei einer Erkältung hilfreich ist. Andere Wirkstoffe besitzen antientzündliche Effekte und vermindern die Magensäurebildung. Auch könnte sich die entzündungshemmende Wirkung bei einer Gastritis positiv auswirken. Es gibt zudem erste Hinweise, dass Zubereitungen aus Süßholz gegen Herpesviren angehen.[28]

Lakritze – Konfekt und Arzneimittel

Lakritze ist ein beliebtes Konfekt, das in den verschiedensten Farben und Formen im Handel ist. Zur Gewinnung werden die geschälten Süßholzwurzeln fein zerkleinert und mit Wasser stundenlang gekocht.

Hochwertige Lakritze mit wenigen Zusatzstoffen *(Succus Liquiritiae)* entspricht den Bestimmungen des Europäischen Arzneibuches und ist in Apotheken erhältlich. Hier liegt der Gehalt zwischen 5 % und 7 % Glycyrrhizinsäure. Bei Erkältungskrankheiten gilt ein Tee aus Süßholzwurzel – oder nach Prof. Schilcher Lakritze aufgelöst in heißer Milch – als bewährtes Mittel.[29]

Die mittlere Tagesdosis als Tee liegt hier bei 5–15 g Süßholzwurzel, entsprechend 200–300 mg Glycyrrhizin. Bei Succus Liquiritiae sollte eine Tagesdosis zwischen 0,5 und 1 g eingehalten werden. Bei säurebedingten Magenbeschwerden, vor allem Sodbrennen, ist das Lutschen von Succus Liquiritiae zu empfehlen! Hier liegt die Tagesdosis zwischen 1,5 und 3 g. Besonders effizient scheint die Pflanze wegen ihrer antiviralen Eigenschaften auch beim humanen Respiratorischen Synzytial-Virus zu wirken.[30]

Worauf ist zu achten?
Die medizinische Wirksamkeit des Süßholzes ist zwar durch viele Studien belegt, und die Nebenwirkungen sind in der Regel überschaubar. Dennoch sollten Menschen mit bestehendem Herz- oder Nierenleiden die Anwendung mit dem behandelnden Arzt besprechen. Vor allem Betroffene, die Medikamente zur Steigerung der Harnproduktion (Diuretika) einnehmen, sollten auf eine längere Einnahme von Süßholz verzichten. In der Schwangerschaft sollte nach Möglichkeit auf die Einnahme von Süßholzprodukten verzichtet werden.[31]

Lakritz gegen Corona?

Die Wissenschaft arbeitet weiter an der Erforschung des Coronavirus – und kommt regelmäßig zu überraschenden Erkenntnissen. So haben Forscher der Universität Duisburg-Essen Anfang 2021 im Labor entdeckt, dass ein Wirkstoff aus der Süßholzwurzel, der auch in Lakritz enthalten ist, Viren abtöten kann.

In Zellkulturversuchen zeigte sich, dass der natürliche Stoff namens Glycyrrhizin auch stark antiviral gegen das Coronavirus wirkt, teilten die Wissenschaftler mit. Eine Überprüfung der Wirksamkeit am Menschen steht aber noch aus.

Kann also Lakritz den COVID-19-Verlauf günstig beeinflussen? Das Forschungsteam beobachtete zunächst die antiviralen Effekte von Tee aus getrockneten Süßholzwurzeln. Lukas van de Sand und der Virologe Dr. Adalbert Krawczyk suchten dann nach dem maßgeblich antiviral wirksamen Inhaltsstoff und stießen auf das Molekül Glycyrrhizin. »Glycyrrhizin hemmt ein für die Virusvermehrung essenzielles Enzym, die *virale main protease*«, erklärte Krawczyk, Leiter der Studie.

Dabei seien nicht einmal besonders große Mengen für den Effekt notwendig. Die in Süßholzwurzeltee vorhandene Konzentration an Glycyrrhizin sei bereits ausreichend, um die Viren in der Zellkultur zu zerstören.[32]

Tulsi

Tulsi, auch heiliges Basilikum *(Ocimum sanctum)*, Königsbasilikum oder Indisches Basilikum genannt, ist eine ayurvedische Heilpflanze, die in Indien um Tempelanlagen gepflanzt wird. Man verwendet vor allem die Blätter als Tee bei allen Schwächen im Verdauungstrakt, zum Schutz des Immunsystems, gegen Stress, zur inneren Wärmebehandlung sowie zur Senkung des Cholesterinspiegels.

Das Aroma ist für eine Basilikumpflanze eher süß und erinnert etwas an Nelken. Als Gewürz kennt man Tulsi in der thailändischen Küche für verschiedenste Currys. In Deutschland ist es auch mit seinem türkischen Namen Reyhan bekannt.

Seit mehr als 5000 Jahren wird Tulsi als heilige Pflanze in Indien verehrt, als die Heilpflanze schlechthin. In der hinduistischen Mythologie gilt sie als irdische Manifestation der Göttin Tulsi, eine große Verehrerin des Gottes Vishnu in all seinen Formen. Die Göttin Tulasidevi soll in die Gestalt dieser Heilpflanze geschlüpft sein, um den Menschen zu dienen und sie zu schützen. Tulsi-Basilikum wird deshalb in seiner ursprünglichen Heimat manchmal in Form eines Basilikumstängels um den Hals getragen oder an den Hauseingängen gepflanzt. Gleichzeitig wehren die ätherischen Öle des Basilikums Stechinsekten ab, sodass die Pflanze in mehrfacher Hinsicht schützt.

Tulsi ist fester Bestandteil vieler Rituale, mit denen Vishnu verehrt wird. Als Glücksbringer und zum Schutz vor ungebetenen Energien findet man Tulsi am Eingang oder im Hof vieler hinduistischer Häuser in Indien. Traditionell lässt man in der Morgen- und Abenddämmerung ein Licht am Fuß der Pflanze brennen.

Tulsi ist in den Tropen beheimatet und wächst sowohl wild als auch kultiviert. Es ist eng verwandt mit dem Basilikum, den wir in der Küche verwenden. Gemeinsam gehören sie zur

Gattung *Ocimum*, die Teil der Minzfamilie ist. Die zarten Blätter erinnern an das gewöhnliche Basilikum, und die violetten Blüten bilden hohe Blütentürme.

Basilikum wirkt antibakteriell und stärkt das Immunsystem. So wird Tulsi als Tee, Juice oder Dekokt in seinen Heimatländern traditionell bei Erkältung, Grippe und fieberhaften Erkrankungen angewendet. Die immunstimulierende, antibakterielle und generell heilende Wirkung verdeutlicht eine Studie, die zeigte, dass sich unter Verwendung von Tulsi Wunden schneller schlossen und weniger Narbengewebe bildeten. In Indien verwendet man daher zerkaute oder zerstampfte Tulsiblätter, um sie auf Mückenstiche oder schlecht heilende Wunden zu legen.[33]

Besonders die antioxidative Wirkung des Indischen Basilikums fördert die körpereigenen Heilprozesse. So zeigte sich bereits vielfach in Studien, dass sich nach einer Basilikumbehandlung die Antioxidantienspiegel deutlich erhöhen, was auf einen guten Abwehrzustand des Körpers hinweist.[34]

Neben den bereits erwähnten positiven Eigenschaften könnte Basilikum sogar hilfreich in der Krebstherapie sein. In Untersuchungen zeigte das Tulsi-Basilikum sowohl zellschützende als auch konkret krebsbekämpfende Wirkung. Es aktivierte bereits bei einer Dosierung von 300 mg pro Kilo Körpergewicht verschiedene antioxidative Enzyme und entgiftende Stoffwechselvorgänge im Körper, welche die Krebszellen bekämpfen können.

Die immunstimulierende Wirkung des Basilikums scheint diesen krebshemmenden Prozess noch zu unterstützen. Dies ist für die natürliche Krebsbehandlung von Bedeutung, da dort das Immunsystem einen der Hauptfaktoren darstellt. Ein fittes Immunsystem ist bekanntlich auch essenziell in der Krebsabwehr.

Die Forscher um Nangia-Makker fanden 2007 in einer Studie heraus, dass ein Auszug aus Tulsi-Basilikum das

Wachstum von Brustkrebs stoppen kann, indem es gezielt die Neubildung von Zellen verhindert und die Blutversorgung des Tumors hemmt. Auf diese Weise könnte eine Metastasierung des Krebses eventuell verhindert werden.[35] In Europa ist das Tulsi-Basilikum vor allem als Tee bekannt geworden, aus ihm lässt sich aber auch ein leckerer Sirup zubereiten. In Teemischungen schmeckt es aromatisch süßlich und wird sowohl frisch als auch getrocknet verwendet.

Tulsi-Tee

Wer einen Tulsi-Tee trinkt, begegnet der Pflanzenkraft ganz direkt, sei es um Verdauungsbeschwerden zu lindern oder um sich auf eine Meditation einzustimmen.

Zubereitung
Geben Sie einen Teelöffel Tulsi-Tee in eine Tasse und übergießen Sie die Blätter mit kochendem Wasser. Decken Sie die Tasse ab und lassen Sie den Tee mindestens 10 Minuten ziehen.
Es ist empfehlenswert, mit einem Teelöffel Tulsi pro Tasse zu starten und dann die Dosis bei Bedarf zu erhöhen.

Tulsi-Dekokt

Ein Dekokt aus Tulis wird im Ayurveda zur Behandlung von grippalen Infekten und Grippe empfohlen.

Zubereitung und Einnahme
Kochen Sie 40 Tulsiblätter in ½ Liter Wasser, bis die Hälfte verdampft ist. Nehmen Sie dieses Dekokt dreimal täglich warm und mit einer Messerspitze Salz ein.

Tulsi-Ingwer-Sirup

Zutaten
2 TL getrocknete Tulsiblätter (z. B. aus dem Teeladen)
1½ TL klein gehackter Ingwer
150 g Honig – Agavendicksaft eignet sich gut als vegane Alternative
1 großes Marmeladenglas
1 Flasche zum Aufbewahren

Zubereitung
Bringen Sie eine halbe Tasse Wasser (ca. 150 ml) zum Kochen. Vermischen Sie die Tulsiblätter und den Ingwer im Marmeladenglas miteinander. Übergießen Sie die Mischung mit dem kochenden Wasser. Filtern Sie anschließend die Mischung durch ein Sieb oder Küchentuch, um die Pflanzenbestandteile zu entfernen. Verrühren Sie danach den Honig mit der warmen Flüssigkeit, bis er sich aufgelöst hat. Den fertigen Sirup füllen Sie in eine Flasche ab.
Er hält sich im Kühlschrank zwei Wochen.
Ein Teelöffel davon hilft bei Husten und Halsschmerzen und pimpt Tee oder Limonade.

Worauf ist zu achten?

Grundsätzlich ist das Indische Basilikum sehr verträglich. Da über die Langzeitanwendung des Krauts jedoch nicht viel bekannt ist, wird empfohlen, Tulsi nicht länger als sechs Wochen zu konsumieren. Bei akuten Verletzungen, vor und nach chirurgischen Operationen, sicherheitshalber auch in der Schwangerschaft und Stillzeit sollte Tulsi ebenfalls nicht eingenommen werden. Einige Inhaltsstoffe der Pflanze können womöglich die Blutgerinnung verlangsamen und somit die Wundheilung verzögern.

Vitalpilze

Die Heilkunde Asiens, besonders die chinesische und die indische, setzt schon lange Vitalpilze ein.[36] Die Wurzeln der Mykotherapie liegen aber möglicherweise in Europa. So hatte Ötzi, die rund 5300 Jahre alte Mumie aus dem Gletscher in den Ötztaler Alpen, zwei verschiedene Vitalpilze dabei: den Birkenporling und den Zunderschwamm. Wir wissen außerdem, dass die Ärzte in der Antike ebenfalls die heilende Wirkung von Medizinalpilzen nutzten.

Auch die Äbtissin Hildegard von Bingen befasste sich im 12. Jahrhundert mit Vitalpilzen, nämlich dem Lackporling. Unter anderem notierte sie die antibiotischen Effekte, Extraktionsverfahren und Wirkungen auf das Immunsystem in ihrem Buch *Physica*.

Was Vitalpilze besonders macht, ist ihre adaptogene Wirkung, sie sind sozusagen Magic Mushrooms für den Alltag. Doch auch Speisepilze bieten ein ungeheures Potenzial an gesundheitlichen Wirkungen. Ein Grund dafür ist, dass die Vertreter dieser Lebensform sich an fast alle Umweltbedingungen anpassen können. Sie behaupten sich unter extremen Klimabedingungen in jedem Ökosystem, sogar in der Antarktis. Diese erstaunliche Anpassungsfähigkeit können sie an den Menschen weitergeben.

Wirkweisen von Vitalpilzen

Die adaptogene Wirkung beim Menschen verdanken Vitalpilze ihren wertvollen Inhaltsstoffen, insbesondere den wichtigen *Polysacchariden* und *Triterpenen*.

Polysaccharide sind Mehrfachzucker, die wir auch in bestimmten Getreidesorten wiederfinden. Sie spielen im menschlichen Organismus eine wichtige Rolle als Energiespeicher, als Bestandteile in Proteinen und bei der Unterstützung des Immunsystems.

Triterpene sind sekundäre Pflanzenstoffe, die vor allem in Harzen und Pflanzenölen enthalten sind. Sie wirken entzündungshemmend, antiviral und immunregulierend.

Neben den Polysacchariden und Triterpenen besitzen Vitalpilze noch andere wichtige Vitamine, Mineralstoffe, Spurenelemente und Aminosäuren und sind somit unter die Kategorie »Superfood« einzuordnen.

Pilze haben in der Regel folgende Haupteffekte in Bezug auf Gesundheit und Wohlbefinden: Sie helfen bei Stress, unterstützen das Immunsystem und haben entzündungshemmende Eigenschaften. Sogar Champignons verfügen über einige medizinische Vorteile, und viele weit weniger bekannte Pilzsorten haben erhebliche ernährungsphysiologische und gesundheitliche Vorteile. Im Prinzip können wir also alle Pilze, selbst die Zuchtchampignons im Supermarkt, als Vitalpilze bezeichnen, denn sie liefern einen wahren Schatz an Nährstoffen. Deshalb nutzen viele Verfahren der Naturheilkunde Vitalpilze, die übrigens auch Heilpilze genannt werden. Experten schätzen die Zahl der Vitalpilze auf 240 Arten. Bisher haben Wissenschaftler allerdings nur wenige Heilpilze untersucht, und groß angelegte klinische Studien fehlen. Erkenntnisse wissenschaftlicher Forschung stützen sich in der Regel auf Experimente im Labor, Tierversuche oder klinische Versuche mit geringen Teilnehmerzahlen. Das gilt hierzulande nicht als wissenschaftlicher Beweis der höchsten Evidenzstufe, weshalb Pilze als Arzneimittel in Deutschland nicht anerkannt sind. Einer der führenden Mykologen, Christopher Hobbs, veröffentlichte 2017 eine umfassende Übersicht über medizinische Pilze, die immerhin 122 klinische Studien zitiert.[37] In diesem Buch finden Sie umfassende Praxisinfos aus der langjährigen Arbeit des Autors mit Heilpilzen, Erfahrungsberichte über Pilzmedizin bei Patienten und die wichtigsten Ergebnisse der Forschung über medizinisch wirksame Pilze. Sein Werk ist verständlich für Laien und dient gleichzeitig als Fachbuch für Spezialisten.

Maitake, Shiitake und Reishi

Hier finden Sie nun drei wichtige Vitalpilze, die seit Jahrhunderten ihre positive Wirkung auf die Gesundheit und besonders im Hinblick auf das Immunsystem entfalten. Die Wirkung natürlicher Heilmittel wie der Vitalpilze beruht mit auf dem Zusammenwirken einzelner Substanzen. Selbst wenn sich das mit den aktuell gängigen wissenschaftlichen Methoden nur schwer beweisen lässt, ist dieser Effekt mittlerweile als sogenannter Synergieeffekt durchaus bekannt.[38]

Maitake

Der Maitake *(Grifola frondosa)* oder Gemeine Klapperschwamm ist in ganz Asien für seinen einzigartigen Geschmack bekannt. Die Falten seines Fruchtkörpers erinnern entfernt an Elfen, die tanzen. In Japan benutzte man den Pilz vor langer Zeit als Zahlungsmittel. Seit rund 30 Jahren kann der Maitake gezüchtet werden. In der traditionellen chinesischen Medizin gilt er als Pilz, der das Immunsystem unterstützt. Seine Polysaccharide aktivieren Makrophagen (Fresszellen) und T-Zellen (Lymphozyten). In China wurde dieser Heilpilz 2010 sogar für die Behandlung von Krebs zugelassen.[39]

Shiitake

Der Shiitake *(Lentinula edodes)* ist ein Pilz aus der Familie der Schwindlingsartigen und wächst auf dem Pasaniabaum, einer Art Buche. In China wird er bereits seit mehr als 1000 Jahren gezüchtet. Chinesen nennen ihn *Xianggu*, was wir mit »gut duftender Pilz« übersetzen können. Mittlerweile ist der Shiitake auch in Deutschland ein beliebter Speisepilz und sogar in Supermärkten zu bekommen. Er enthält esssenzielle Aminosäuren, Kalium, Kalzium, Zink sowie Folsäure und ist außerdem eine gute Quelle für Vitamin D. Der Shiitake gilt als Tausendsassa, der sich seit Urzeiten bei den verschiedensten Beschwerden bewährt hat.[40]

In der chinesischen Medizin nutzen ihn Ärzte, um den Cholesterinspiegel zu senken und Blutfettwerte zu regulieren. Er soll bei Magenbeschwerden helfen und die Darmflora verbessern. Darüber hinaus enthält er den Ballaststoff Lentinan, der bei Prostatakrebs mit gutem Erfolg eingesetzt werden kann. So hat sich gezeigt, dass Erkrankte wesentlich länger überleben können, wenn sie täglich 2–4 mg Lentinan einnehmen. Diese Wirkung beruht vermutlich auf der Aktivierung von Immunzellen.[41]

Reishi

In Japan *Reishi,* in China *Ling Zhi,* im deutschsprachigen Raum Glänzender Lackporling und von Biologen *Ganoderma lucidum* genannt, wird dieser Vitalpilz seit über 4000 Jahren in der chinesischen und japanischen Volksheilkunde eingesetzt. Ihm werden dort so große Heilkräfte zugeschrieben, dass man ihn auch Pilz der Unsterblichkeit nennt. Bis heute spielt er eine große Rolle in der traditionellen chinesischen Medizin. Bereits in Chinas berühmtestem und frühestem Arzneimittelbuch *Shennongs Klassiker der Drogenkunde (Shennong bencao jing)* aus der Zeit um 20–220 n. Chr. ist von der Wirkung des Pilzes die Rede. Ihm zufolge soll der andauernde Gebrauch von Ling Zhi das Gewicht verringern und die Lebenserwartung erhöhen, indem er altersbedingten Erkrankungen vorbeugt – daher rührt seine Verbindung zur Unsterblichkeit. Er wird dort als allerhöchste Heilpflanze klassifiziert, steht also noch vor dem Ginseng.

Anders als der Shiitake oder der Austernseitling, die sowohl als Speise- als auch als Heilpilze in der traditionellen chinesischen Medizin eingesetzt werden, ist Ling Zhi ausschließlich ein Heilpilz. Dies könnte daher rühren, dass er äußerst bitter schmeckt und eine sehr harte Konsistenz aufweist. Sein deutscher Name »Glänzender Lackporling« beschreibt seine Hutoberseite, die konzentrisch gefurcht und mit einer dünnen Lackkruste überzogen ist. Erwärmt man diese Lackschicht mit der Flamme eines Streichholzes oder Feuerzeugs, schmilzt sie. Der Reishi enthält mindestens 400 verschiedene bioaktive Substanzen, darunter rund 150 Triterpene und 100 Polysaccharide, die medizinisch relevant sein können.[42]

Während er früher sehr selten war, kann er seit den 1970er-Jahren gezüchtet werden. Produkte mit Reishi sind so beliebt, dass sie mittlerweile rund 2 % der weltweiten Verkäufe mit Nahrungsergänzungsmitteln ausmachen.[43]

Eine in diesem Kontext besonders interessante Fähigkeit ist die immunmodulierende Wirkung des Pilzes. So zeigte bereits 1997 eine Studie von taiwanesischen Forschern, dass einige Inhaltsstoffe des Reishi die Fresszellen und die T-Lymphozyten des Immunsystems aktivieren können.[44]

Unter den Hunderten Inhaltsstoffen gelten drei als besonders wichtig: die *Polysaccharide,* die *Peptidoglykane* und die *Triterpene*. Sie sind für die erstaunlichen Wirkungen dieses Vitalpilzes verantwortlich und könnten Studien zufolge als Adaptogene auf das Immunsystem wirken. Das heißt, die Immunabwehr wird gestärkt, und Krebszellen würden daran gehindert, sich zu teilen.

Wirkungen des Reishi

In der jahrtausendealten Verwendung des Reishi werden dem Heilpilz die folgenden Wirkungen zugeschrieben (die wissenschaftlich nicht alle eindeutig gesichert sind):
- ausgleichend (aufgrund seiner adaptogenen Eigenschaften)
- immunmodulierend
- entzündungshemmend
- herzstärkend
- blutdrucksenkend
- antiallergisch
- tonisierend und leistungssteigernd
- die Leber entgiftend
- tumorhemmend
- Linderung von Altersflecken
- Einfluss auf Blutzucker und Cholesterinwerte
- positive Auswirkung auf die Schlafqualität
- mögliche Linderung von Depressionen und Verbesserung der Stimmung[45]

Worauf ist zu achten?

Der Reishi verdünnt das Blut und verringert die Gerinnung der Blutplättchen. Ansonsten ist über Nebenwirkungen wenig bekannt. Studien zeigen, dass selbst Krebspatienten den Vitalpilz gut zu vertragen scheinen. Schwangere und stillende Frauen und Mütter sollten jedoch vorsichtshalber auf den Reishi verzichten, da hierzu keinerlei wissenschaftliche Daten existieren.

Wechselwirkungen mit zahlreichen Medikamenten sind nicht auszuschließen. Da Reishi den Blutdruck senkt, ist bei der gleichzeitigen Einnahme von blutdrucksenkenden Arzneimitteln der Blutdruck engmaschig zu kontrollieren. Bei der Einnahme blutverdünnender Medikamente ist der behandelnde Arzt zu informieren.

Exkurs: Vitalpilze als mögliches Therapeutikum bei COVID-19

Es konnte bereits vielfach belegt werden, dass einige Pilzarten sowohl eine antivirale als auch eine entzündungshemmende Wirkung haben. Beides hat bei COVID-19 eine zentrale Bedeutung. Ein Artikel aus dem Jahr 2020, der sich speziell mit Kräutern und Pilzen als komplementäre Behandlung von COVID-19 beschäftigt, betont dabei vor allem die vielversprechenden Wirkungen des Chaga (Schiefer Schillerporling, *Inonotus obliquus*).[46]

Schon in der traditionellen Medizin Asiens und einiger Teile Europas wurde der Chaga häufig verwendet, um das Atmen zu erleichtern, da der Pilz zu einer Verringerung der Entzündung im Nasen-Rachen-Raum beiträgt.[47]

Antivirale Wirkungen konnten sowohl in Tier- als auch in Zellstudien nachgewiesen werden. Diese waren unter anderem bei Herpesviren und Influenzaviren zu beobachten. Der Chaga konnte RNA- und DNA-Viren hemmen, die Infektiosität unterdrücken und verhindern, dass Viren in die Zellen eindringen.[48]

Gerade bei COVID-19 ist auch die entzündungshemmende Wirkung des Chaga wichtig, um das Risiko des gefürchteten Zytokinsturms zu reduzieren, also jener überschießenden Immunreaktionen, die zu schweren Verläufen führen.[49]

Darreichungsformen von Vitalpilzen

Vitalpilze als Arzneimittel werden in verschiedenen Darreichungsformen angeboten. Eine davon ist Pilzpulver, das durch feinste Vermahlung des getrockneten Pilzes gewonnen wird. Um höhere Konzentrationen der Wirkstoffe zu erhalten, werden mittels Extraktionsverfahren Extrakte aus den Pilzen gewonnen. Praktisch alle klinischen Studien zu Vitalpilzen haben auf Extrakte zurückgegriffen. Einem Extrakt ähnlich ist die Extraktion durch heißes Wasser, also die Verabreichung von Vitalpilzen in Form von Tee, wie sie beispielsweise die chinesische Medizin kennt. Insbesondere für den Reishi ist die Einnahme als Extrakt bzw. Tee historisch belegt.

Auf der anderen Seite beklagen Anhänger der Vitalpilz-Pulver bei der Extraktion den Verlust der ursprünglichen und natürlichen Zusammensetzung der Inhaltsstoffe sowie von hitzeempfindlichen Bestandteilen wie etwa Aminosäuren.

Sowohl Pilzpulver als auch Extrakte haben ihre Berechtigung. Extrakte kommen vor allem bei bereits bestehenden oder schwerwiegenden Erkrankungen zum Einsatz, während Pilzpulver in der Regel zur Prävention eingesetzt wird.

Es ist durchaus möglich, die Pulver mit Extrakten zu kombinieren und somit die natürliche stoffliche Zusammensetzung der Vitalpilze zu sich zu nehmen und gleichzeitig mit Extrakten einzelne Wirkstoffe in hoher Konzentration zu ergänzen. Sollten noch Unsicherheiten bezüglich Dosierung, Anwendungsdauer oder Wechselwirkungen bestehen, dann ziehen Sie am besten einen erfahrenen Mykotherapeuten zurate.

Achten Sie beim Kauf von Vitalpilzen auf Bioqualität.

Lebensfreude und Dankbarkeit

*Nicht die Glücklichen und Zufriedenen sind dankbar,
es sind die Dankbaren, die glücklich und zufrieden sind.*
NACH FRANCIS BACON

Positives Denken stärkt das Immunsystem

Die Art und Weise, wie wir denken und fühlen, wirkt sich auf unseren organischen Gesundheitszustand aus. Positives Denken hat einen direkten Einfluss auf das Immunsystem, also quasi darauf, wie leicht wir uns etwa mit einem Schnupfen anstecken – und auch auf unser Leben.

Zwar sind heutzutage viele Menschen alleine, doch im Grunde ist der Mensch ein soziales Wesen. Er kann dauerhaft nur in einer Gemeinschaft mit anderen überleben, und so ist es völlig normal, dass sich Menschen gegenseitig unterstützen und Hilfe anbieten. Zwar haben viele Menschen das Bild des Einzelkämpfers im Kopf, des »lonesome cowboy«, der in jeder Situation ganz alleine zurechtkommt. Mit der Realität unserer hochkomplexen Gesellschaft hat dies jedoch nichts zu tun. Kein Mensch kann alles und schon gar nicht alles gleich gut. Ohne Arbeitsteilung wäre unser Leben nicht denkbar. Es ist daher völlig logisch, dass wir vielfältige Situationen nicht alleine bewältigen können, sondern auf Unterstützung anderer angewiesen sind.

Es lohnt sich gleich mehrfach, optimistisch durch das Leben zu gehen. Denn nicht nur das Immunsystem wird dadurch gestärkt. Auch das soziale Umfeld reagiert positiver auf optimistische Menschen, sowohl im beruflichen wie im privaten, familiären Bereich.

Emotionen aktivieren gezielt bestimmte Körperzellen

Diese sehr allgemeine Sicht auf die gegenseitige Beeinflussung des körperlichen und des psychischen Gesundheitszustands ist im Volksmund fest verankert. »Sich krank ärgern« ist so ein Begriff, der diese Zusammenhänge griffig umschreibt. Dennoch blieb lange unklar, wie diese Effekte sich ganz praktisch im Organismus vollziehen. Was passiert konkret, wenn wir guter Laune sind und optimistisch in die Zukunft blicken, und zu welchen organischen Reaktionen kommt es bei Sorgen, Ängsten und Niedergeschlagenheit?

Mittlerweile ist vieles davon zumindest ansatzweise erforscht. Welchen positiven Einfluss die Gedanken- und Gefühlswelt auf unsere Körperabwehr haben kann, konnte nun eine Studie des Israelischen Instituts für Technologie in Haifa zeigen. Demnach aktiviert das »Glücklichmacher-Hormon« *Dopamin* bestimmte Teile des Immunsystems. Schüttet das Gehirn eine größere Menge dieses Hormons aus, sind deutlich mehr Fresszellen, die Krankheitserreger bekämpfen, unterwegs. Auch die Zahl der Antikörper im Blut erhöht sich deutlich.[1]

Ist Gesundheit also Kopfsache? Und was hat es eigentlich mit dem Pacebo-Effekt auf sich? Zwar stützen sich die oben genannten Ergebnisse bislang »nur« auf eine Studie mit Mäusen. Dennoch sind sich die Wissenschaftler sicher, dass beim Menschen die gleichen oder zumindest sehr ähnliche Mechanismen wirken. Die Forschergruppe um Tamar Ben-Shaanan geht daher fest davon aus, damit ein wichtiges Verbindungsglied zwischen Körper und Geist gefunden zu haben und somit sogar eine mögliche Erklärung für den sogenannten Placeboeffekt. Aus zahlreichen klinischen Studien ist bekannt, dass schon allein die Gabe einer Tablette ohne jegliche Wirkstoffe eine Heilwirkung haben kann, solange der Patient davon überzeugt ist, dass es sich um ein wirksames Medikament handelt. Bereits die Hoffnung auf die Wirksamkeit der Behandlung löst eine positive Erwartungshaltung und damit ein optimistisches Gefühl beim Patienten aus. Das wiederum aktiviert das Belohnungszentrum im Gehirn, wodurch Dopamin ausgeschüttet wird.[2]

Es ist also lohnenswert, grundsätzlich positiv zu denken. Natürlich wird einem dies in bestimmten Situationen nicht leichtfallen – beispielsweise nach einem schweren Schicksalsschlag. Umso wichtiger ist es daher, eine positive und optimistische Lebenseinstellung im Alltag einzuüben.

Egal, ob es Behördengänge sind oder ein klärendes Gespräch mit dem Vorgesetzten oder im privaten Umfeld ansteht, es gehört erfahrungsgemäß zu den allzu menschlichen Eigenschaften, Dinge, die einem unliebsam oder unangenehm sind, auf die lange Bank zu schieben. Das trübt jedoch ganz erheblich die Stimmung ein, schließlich lasten die unerledigten Probleme bewusst und unbewusst auf einem. Ein negatives Lebensgefühl führt zu Stress im Körper, der seinerseits unser Immunsystem schwächt. Weitaus besser ist es, solche Dinge möglichst schnell anzupacken und hinter sich zu bringen. Bewältigte Probleme stärken unser Selbstbewusstsein, Dopamin wird freigesetzt und wir blicken wieder optimistischer und glücklicher in die Zukunft.[3]

Während seelische Beschwerden das Immunsystem schwächen, kann eine optimistische Lebenseinstellung die Abwehrkräfte ankurbeln und helfen, Krankheiten zu verhindern. Das mit Zuversicht verbundene psychische Wohlgefühl aktiviert den Stoffwechsel, Glückshormone im Blut nehmen zu, und Stresshormone werden abgebaut. Gute Laune und eine positive Stimmung können erlernt und gefördert werden. Hilfreich sind beispielsweise Spaziergänge in der Natur, die den Stresshormonspiegel und den Blutdruck senken und das Selbstwertgefühl steigen lassen. An der frischen Luft können

Sie sich erholen und entspannen. Ihr Geist wird erfrischt und Ihre Konzentrationsfähigkeit angekurbelt.[4]

Dankbarkeit

Stress, Ärger, schlechtes Wetter, nichts Richtiges zum Essen – manche Tage haben es in sich und sollten aus dem Kalender gestrichen werden. Dass solche Tage auf lange Sicht nicht die Erfüllung in unser Leben bringen, ist jedem klar. Im Grunde genommen geht es den meisten Menschen ja trotz allem gut. Den meisten sogar sehr gut. Wir machen es uns nur nie oder zu selten bewusst. Wie können wir solche Tage und Stimmungen einfangen und positiver bewerten? Ganz einfach: mit Dankbarkeit und einem Dankbarkeitstagebuch als zusätzlicher Hilfe könnte es klappen.

Eine Studie zum Thema Dankbarkeit

Eine bekannte Studie des Psychologen Robert Emmons[5] machte Dankbarkeit zu ihrem Thema, indem drei Gruppen über einen Zeitraum von zehn Wochen aufschreiben sollten:
- wofür sie dankbar sind (Gruppe 1),
- was schlecht lief und (Gruppe 2)
- welche Ereignisse sie beeinflusst hatten (Gruppe 3).

Hier exemplarisch einige Antworten der Teilnehmer:

Aus der ersten (Dankbarkeits-)Gruppe gab es Antworten wie »heute Morgen aufwachen«, »wundervolle Eltern« oder »die Rolling Stones«.

Die zweite (Ärger-)Gruppe erwähnte beispielsweise eine »unordentliche Küche, die niemand sauber macht«, »dumme Leute, die Auto fahren« und »einen Gefallen für einen Freund tun, der das nicht zu schätzen weiß«.

Die dritte (Ereignis-)Gruppe gab unter anderem an, mit »einem Arzt über das Medizinstudium gesprochen« oder auch »am Whole Earth Festival teilgenommen« zu haben.

Die detaillierten qualitativen Auswertungen brachten erstaunliche Ergebnisse. So hatten die Probanden mit dem Dankbarkeitstagebuch messbar mehr Optimismus, verspürten mehr Lebensfreude und fühlten sich vitaler. Auch physisch zeigten sich Veränderungen. Die Probanden schliefen etwas länger und besser, sie hatten außerdem weniger körperliche Beschwerden und weniger Krankheitstage.

Eine andere Studie von dem Psychologieprofessor Sheung-Tak Cheng am Hong Kong Institute of Education mit Krankenhausmitarbeitern brachte ähnliche Ergebnisse. Stress, Infektanfälligkeit und auch depressive Symptome reduzierten sich deutlich bei praktizierter Dankbarkeit.[6]

Eine wunderbare Erkenntnis für uns ist, dass wir dies ganz einfach selber tun und für uns nutzen können.

Ein Dankbarkeitstagebuch führen

Sie brauchen ein schönes Notizheft, Journal oder einfach eine Kladde, einen Stift und etwas Zeit.

Reservieren Sie sich am Abend fünf Minuten, entweder direkt nach der Arbeit oder kurz vor dem Schlafengehen, wie es am besten passt. Setzen Sie sich dann zu Ihrem Termin mit Ihnen selbst und dem Buch hin und überlegen Sie, wofür Sie heute dankbar sind.

Schreiben Sie etwa drei bis fünf Dinge auf, auf die das zutrifft.

Bleiben Sie am Ball. Erwarten Sie keine Wunder von heute auf morgen, die Probanden in den Studien machten diese Übung ja ebenfalls über mehrere Wochen. Wenn Sie merken, dass Ihnen dieses Ritual guttut, können Sie es beliebig lange weiterführen.

Für den Anfang reicht es, wenn Sie drei Dinge aufschreiben. Zudem können Sie die Übung erweitern und sich zusätzlich morgens Zeit nehmen und drei Dinge aufschreiben, die Sie sich für diesen Tag wünschen. Auf diese Weise regen Sie Ihre innere Zufriedenheit an.

Bei einer Blockade, wenn Ihnen rein gar nichts einfällt, nehmen Sie sich einfach die nachfolgenden Fragen als Hilfestellung:

- Was ist mir (heute) Gutes widerfahren?
- Was hat mich glücklich gemacht?
- Hat mir jemand (heute) ein Lächeln geschenkt?
- Wer gibt mir ein gutes Gefühl?
- Welche guten Eigenschaften habe ich (und hat sich heute eine davon gezeigt)?
- Habe ich alles, was ich wirklich brauche?
- Was gibt mir Sicherheit?
- Was ist Glück für mich?
- Was habe ich für mein Glück getan?
- Was schätze ich an meinen Freunden/an meiner Familie?

Was Sie in Ihr Dankbarkeitstagebuch schreiben, bleibt Ihnen selbst überlassen. Wichtig ist allein, dass Sie wirklich dankbar sind, Ihr Gefühl der Dankbarkeit. Wofür Sie dankbar sind, ist weniger wichtig, und es gibt nichts Spezielles, für das Sie dankbar sein sollten. Alles, was Ihnen in den Sinn kommt, ist es wert, aufgeschrieben zu werden.

Anregungen für das Dankbarkeitstagebuch
Ich bin dankbar ...
... für meine Schwester.
... für meinen Kollegen, der mir heute unter die Arme gegriffen hat.
... dafür, dass mir jemand seinen Sitzplatz im vollen Zug angeboten hat.

> ... dafür, dass ich beim Streit mit meinem Freund gelassen geblieben bin.
> ... dafür, dass ich heute auf der Arbeit Projekt XY beendet habe.
> ... dafür, dass meine beste Freundin immer ein offenes Ohr für mich hat.
> ... für meinen Lieblingssessel.
> ... für meinen morgendlichen Kaffee.
> ... für die wundervolle Kette von meiner Tante.
> ... für Sonnenschein.
> ... für Schnee.
> ... für mein Lieblingsgericht, das es heute in der Kantine gab.
> ... für dieses inspirierende Buch, das ich gerade lese.
> ... für Videotelefonie.
> ... für Blumen.
> ... für Liebe.

Es muss also nicht gleich der berühmte Lottogewinn sein, der erwiesenermaßen ja nicht glücklicher macht, sondern es sind – wie meistens – die vielen kleinen Dinge des Alltags, die uns Dankbarkeit spüren lassen.

»Heute nichts erlebt. Auch schön.« – Das soll Wolfgang Amadeus Mozart sinngemäß in sein Tagebuch geschrieben haben. Meistens passiert aber eine ganze Menge. Wenn man ein Tagebuch führt, schreibt man vermutlich alles Mögliche an Gedanken hinein, was man am Tag alles erlebt hat, was einen bedrückt oder auch, was am nächsten Tag bzw. in der nahen Zukunft noch auf einen zukommen könnte. Einfach alles, was einen so beschäftigt. Oftmals fallen einem die negativen Dinge dabei eher auf. Beim Dankbarkeitstagebuch soll es hingegen ausschließlich um Positives im Leben gehen.

Woran liegt es eigentlich, dass uns Negatives eher auffällt? Jeder von uns kennt Menschen, die sich über alles aufregen, oder den Chef, der eher über Fehler als über die Erfolge spricht. Dass Menschen negative Dinge stärker wahrnehmen als positive, hat evolutionsbiologische Gründe, wie der Glücksforscher Karlheinz Ruckriegel erklärte. In früheren Zeiten waren wir um des Überlebens willen viel stärker auf potenzielle Gefahren ausgerichtet – etwa auf die Gefahr, von einem wilden Tier gefressen zu werden –, und dafür ist das limbische System im Gehirn verantwortlich. Heute sind die Gefahren zwar nicht mehr so groß, doch das Wahrnehmungssystem hat sich noch nicht an die neue Situation angepasst, und so kommt es, dass uns auch heute nach wie vor eher das Negative haften bleibt.

Dieser Fokus lässt sich jedoch mit einem Dankbarkeitstagebuch verändern. Das Dankbarkeitstagebuch gibt uns die Chance, unsere Welt und unser Leben positiv wahrzunehmen, unsere Beziehungen und Lebensumstände wieder schätzen zu lernen, und es zeigt uns, dass wir selbst einiges zu unserem eigenen Glück beitragen können. Fangen wir gleich damit an.

Lachen und Humor als Lebenskraft

Wussten Sie, dass eine Minute Lachen 30 Minuten Entspannungstraining ersetzt?

Die Gelotologie (griechisch *gelos,* »Lachen«) ist die Wissenschaft der Auswirkungen des Lachens. Sie beschäftigt sich mit den körperlichen und psychischen Aspekten des Lachens. Ihr Begründer ist der Psychiater William F. Fry, der 1964 an der Stanford University erstmals über die Auswirkungen des Lachens auf körperliche Vorgänge zu forschen begann. Als therapeutische Anwendung der mittlerweile bestehenden gelotologischen Erkenntnisse gelten unter anderem Lachtherapien.

Gerade in Krisenzeiten ist der Humor unverzichtbar. Lachen im täglichen Leben und auch innerhalb einer Unternehmenskultur wirkt Wunder hinsichtlich Gesundheit, Gruppengefühl und Motivation. Humorvoll eingestellte Menschen gewinnen dem Leben positive Seiten ab. Die Lachforschung bestätigt, dass sie gesünder, zufriedener, lösungsorientierter und entspannter sind, denn Lachen ist der größte Stressfeind.

Wer lacht, lebt gesünder, weiß schon der Volksmund: »Lachen ist die beste Medizin.« Deshalb setzen auch Psychotherapeuten zunehmend bei der Behandlung von depressiven Patienten auf die heilende Wirkung von Humor. Humor kann helfen, die eigene Situation aus einem anderen Blickwinkel zu sehen.

Lachen und Humor gehören zwar irgendwie zusammen, sind aber nicht dasselbe. Ersteres ist eine Reaktion unseres Körpers, die wir nicht steuern können. Reflexartig läuft ein standardisiertes Muster ab.

In der Humorforschung ist das Lachen über einen Witz, den wir hören, am besten untersucht: Nachdem das Sprachzentrum seine Arbeit getan hat, kommen die Hirnareale ins Spiel, die etwas mit unseren Erwartungen an die Welt und unserem Wissen über die Welt zu tun haben. Denn das Typische an einem Witz ist, dass er uns zunächst einmal auf eine falsche Fährte führt. Wir bilden dann eine Hypothese, stellen also eine Vermutung auf, was jetzt wohl als Nächstes passieren könnte.

Dann kommt die Pointe und wirft unsere Hypothese komplett über den Haufen. Das ist nun der Moment, in dem wir bestenfalls die Kurve kriegen und kapieren, was tatsächlich gemeint ist. Dieses Begreifen der Pointe läuft an der Außenseite des linken Stirnhirns ab. Gefällt uns diese unerwartete Wendung, die die Pointe offenbart, werden Teile des limbischen Systems aktiv, also des Bereichs des Gehirns, der Emotionen verarbeitet. Die sogenannten Mandelkerne vermitteln uns dann die Emotion der Erheiterung.

Genehmigt schließlich noch die Kontrollregion im Gehirn, die normalerweise unsere Gefühlsausbrüche blockiert, die Emotion der Erheiterung, dann kommen Stimmbänder, Zwerchfell und Gesichtsmuskulatur ins Spiel, und es darf, hoffentlich herzlich, gelacht werden. Das Ganze passiert in Bruchteilen von Millisekunden.

> **Ein Witz**
> Ein hochbetagtes Ehepaar geht in einen Schnellimbiss, wo sich beide einen Hamburger und eine Portion Pommes frites gerecht aufteilen. Ein Lkw-Fahrer hat Mitleid mit ihnen und bietet an, der Frau eine eigene Mahlzeit zu spendieren. »Nein, danke«, sagt der Ehemann. »Wir teilen alles.«
> Der Lkw-Fahrer bietet der Frau erneut eine Mahlzeit an, weil sie noch keinen Bissen gegessen hat. »Sie wird noch essen«, versichert ihm der Ehemann. »Wir teilen alles.« »Und warum essen Sie dann noch nicht?«, fragt der Lkw-Fahrer die Frau. Darauf sie genervt: »Weil ich auf die Zähne warte!«

In diesem Sinne lachen Sie sich gesund. Außerdem gilt: Schmunzeln beseitigt Runzeln. Beim Lachen werden sogenannte Glückshormone *(Endorphine)* freigesetzt. In diese Gruppe gehören *Serotonin, Dopamin* und *Oxytocin*. Serotonin und Dopamin haben eine stimmungsaufhellende Wirkung. Die Ausschüttung von Oxytocin vermittelt ein Gefühl von Ausgeglichenheit und Wohlbehagen. Spannungen des Körpers und Spannungen seelischer Art können sich lösen.

Humor ist die Medizin, die am wenigsten kostet und am sichersten hilft. Anders als der motorische Vorgang des Lachens ist Humor eine Charaktereigenschaft, eine innere Haltung oder auch so eine Art Lebenseinstellung. Von Mensch zu Mensch unterschiedlich, sagt sie etwas über die

Art und Weise aus, wie wir mit Ereignissen in unserer Umgebung umgehen. Frustrieren uns Situationen, in denen es mal schlechter läuft, oder können wir sie mit einer gewissen heiteren, kompetenten Gelassenheit betrachten und im Nachhinein vielleicht sogar darüber schmunzeln? Humor sagt auch etwas über die Art aus, wie wir anderen Menschen begegnen und mit ihnen kommunizieren. Schaffen wir es auch mal, andere Menschen in positive Stimmung zu versetzen oder gar zum Lachen zu bringen? Jeder Mensch hat Humor, auch wenn das nicht immer offensichtlich ist.

Die Humorforschung definiert vier unterschiedliche Humorarten:

Positive Humorstile	verbindend
	selbststärkend
Negative Humorstile	aggressiv
	selbstentwertend

Beim verbindenden Humor handelt es sich also um einen positiven Humorstil: Man möchte den Umgang mit anderen Menschen möglichst angenehm und entspannt gestalten. Dazu zählt auch die selbststärkende Variante. Sie hilft, in stressigen Momenten nicht die Nerven zu verlieren, sondern der Situation humorvoll zu begegnen und auf diese Weise irgendwie den Überblick zu behalten.

Dann gibt es natürlich diejenigen Zeitgenossen, die gerne Witze auf Kosten anderer machen. Wenn sie dadurch andere Menschen bloßstellen, um sich selber zu erhöhen, dann haben sie einen aggressiven Humor. Diese Spielart wird ebenso dem negativen Humorstil zugerechnet wie der selbstentwertende Humor, der auf die Verspottung der eigenen Person ausgerichtet ist. Das Ziel hinter Scherzen über persönliche Unzulänglichkeiten oder Schwächen ist, in der Gunst der Mitmenschen aufzusteigen.

Die positive Wirkung von Humor auf die Genesung von Patienten ist mittlerweile bekannt. Seit mehr als 20 Jahren sind in Deutschland Clowns in Krankenhäusern unterwegs und bringen körperlich kranke Menschen zum Lachen. Aber auch Psychiater und Psychotherapeuten haben erkannt, dass sie Humor zur Behandlung von seelischen Erkrankungen einsetzen können. Die Humorforscherin, Psychiaterin und Neurologin Barbara Wild hat darüber ein Buch geschrieben, in dem sie ausführt, wie Humor und Lachen trainierbar sind, was Humor als Charaktermerkmal bedeutet, wie Ironie funktioniert, ob psychische Erkrankungen den Humor beeinträchtigen und welche Unterschiede es im Humor bei Kindern und alten Menschen gibt.[7]

Von 2014 bis 2016 lief im Robert-Bosch-Krankenhaus in Stuttgart eine Pilotstudie zum Thema Humortraining mit Herzpatienten. Barbara Wild untersuchte zusammen mit Eckart von Hirschhausen, ob Stress, den die Testpersonen in bestimmten Alltagssituationen erleben, durch Humor sinken kann. Dazu übten die Patienten in einem siebenwöchigen Humortraining, ihren Ärger mit Humor zu verarbeiten anstatt wie gewohnt mit Wut oder anderen negativen Emotionen. Vor und nach der Studie wurden ausführliche Stressfragebogen ausgefüllt sowie das Stresshormon Cortisol bestimmt.

Das Ergebnis: »Es war faszinierend zu beobachten, wie sich die Menschen im Laufe der Sitzungen weiterentwickelten«, sagt Prof. Barbara Wild. Das Humortraining scheint also bei kardiologischen Patienten zu funktionieren. Sie sind danach weniger depressiv und leichter erheiterbar, zeigte die Studie. Das belegten auch die kardiologischen Messwerte.

Lach-Yoga und Gute-Laune-Atmen

Lachen stellt tatsächlich eine wirkungsvolle Medizin dar und bewirkt viel Positives in uns.[8] Es ist nicht nur ein Zeichen dafür, dass wir uns glücklich fühlen und das auch nach außen hin zeigen können, sondern nimmt Einfluss auf unsere Gesundheit. Beispielsweise verbrennen wir beim Lachen Kalorien. Laut einer Studie der Vanderbilt University in den USA soll man bei 10 bis 15 Minuten Lachen etwa 40 Kalorien verbrennen. Lachen soll außerdem dabei helfen, Stress zu lindern. Und das wirkt sich wiederum positiv auf Krankheiten wie Bluthochdruck, Diabetes, Übergewicht, Tinnitus oder auch auf Herzinfarkte aus.[9]

Außerdem stärkt Lachen das Immunsystem. Beim Vorgang des Lachens werden mehrere Abwehrzellen, wie etwa die sogenannten T-Zellen und Stoffe wie *Gamma-Interferon* aktiviert, wodurch wir weniger anfällig für Infektionskrankheiten werden.[10]

Forscher haben außerdem gezeigt, dass unser Körper nicht zwischen natürlichem Lachen und falschem Lachen unterscheiden kann, was sich beispielsweise beim Lach-Yoga positiv nutzen lässt. Lach-Yoga ist übrigens eine wahre Wohltat für unseren Körper. Wir entspannen uns, Stress fällt von uns ab, und das Immunsystem gewinnt an Kraft. Mittlerweile gibt es über 100 Lach-Yoga-Übungen, wie das Löwenlachen, das Scharfe-Suppe-Lachen oder das Handy-Lachen.

Der indische Arzt Dr. Madan Kataria schrieb 1995 einen Artikel zum Thema »Lachen ist die beste Medizin«. Dafür setzte er sich intensiv mit Forschungsergebnissen über die Wirkung des Lachens auf den Menschen auseinander. Diese faszinierten den Arzt so sehr, dass er in Mumbai einen Lachklub ins Leben rief. Anfangs erzählten sich die Mitglieder des Lachklubs Witze, um zu lachen. Doch dabei blieb es bei den Treffen nicht. Mit seiner Ehefrau, der Yoga-Lehrerin

Madhuri Kataria, entwickelte der Arzt spezielle Lach-Yoga-Übungen, die schnell eine positive Lachstimmung erzeugen.

Eine Lach-Yoga-Einheit ist in der Regel in vier Phasen aufgeteilt:

1. Aufwärmphase
Die Teilnehmer klatschen dafür nach einem bestimmten Rhythmus in die Hände und rufen dabei »Hoho Hahaha«. Diese Aufwärmübung erfolgt zunächst im Stehen. Dabei lächeln sich die Teilnehmer der Gruppe gegenseitig an. Danach gehen sie im Kreis oder tanzen, während sie klatschen und lachen.

2. Atemübungen
Im Anschluss werden verschiedene Atemübungen aus dem Yoga eingesetzt.

3. Ausdrucksübungen kindlicher Verspieltheit
In der dritten Phase ahmen die Teilnehmer unterschiedliche Formen kindlicher Verspieltheit nach und verbinden sie mit Lachen. Eine bekannte Lach-Yoga-Übung heißt »Sehr gut, sehr gut, Yeah!«. Dabei wird bei »Sehr gut« jeweils in die Hände geklatscht, und bei »Yeah!« werden die Arme weit nach oben ausgestreckt.

4. Die eigentlichen Lach-Yoga-Übungen
Dr. Madan Kataria hat über 100 Lach-Yoga-Übungen entwickelt. Darin enthalten sind Yoga-Atemübungen *(Pranayama)* und Elemente bestimmter Yoga-Körperstellungen *(Asanas)*. Drei der Übungen möchte ich Ihnen nun vorstellen.

Löwenlachen
Das Löwenlachen geht aus der Löwen-Asana *(Simhasana)* hervor. Im Stehen werden dabei die Hände wie Löwenpranken neben dem Kopf gehalten. Der Mund wird aufgerissen. Dann strecken die Teilnehmer ihre Zunge weit heraus, und gleichzeitig brüllen sie laut.

Scharfe-Suppe-Lachen
Das Scharfe-Suppe-Lachen basiert auf der Vorstellung, eine sehr scharfe Suppe gegessen zu haben. Die Teilnehmer fächern sich mit den Händen Luft zu, atmen ein und aus und lachen dabei.

Handy-Lachen
Beim Handy-Lachen halten die Teilnehmer ein imaginäres Handy in der Hand und stellen sich vor, jemand erzählt ihnen etwas Witziges. Daraufhin lachen sie.

Der Blickkontakt zu den anderen Kursteilnehmern spielt bei allen Lach-Yoga-Übungen eine wichtige Rolle, denn dadurch wird aus dem grundlosen Lachen ein natürliches, befreiendes Lachen. Nach den Übungen bieten einige Trainer am Ende der Lach-Yoga-Einheit eine geführte Tiefenentspannung an. Die Teilnehmer legen sich entspannt auf die Yoga-Matte und spüren nach, was sich in ihrem Körper durch das Lachen verändert hat.

Die positive Wirkung von Lach-Yoga
Durch die Senkung des Stresslevels im Körper kann das Immunsystem gestärkt werden. Mit den Lach-Yoga-Übungen geht ein intensives Luftholen einher. Dadurch bekommt das Gehirn mehr Sauerstoff zugeführt, wodurch sich die Konzentrationsfähigkeit und die Vitalität verbessern können. Außer-

dem verbindet das Lachen in der Gruppe die Teilnehmer. Es kann ein angenehmes Zugehörigkeitsgefühl entstehen, und Beziehungen zu anderen Menschen können aufgebaut werden.

Lach-Yoga steigert das Wohlbefinden. Es gibt inzwischen weltweit mehr als 6000 Lachklubs in über 100 Ländern. Der erste Sonntag im Mai wurde von Dr. Kataria als Weltlachtag ins Leben gerufen. Um 14 Uhr deutscher Zeit wird an dem Tag weltweit gemeinsam eine Minute gelacht. Spezielle Kenntnisse sind für das Lach-Yoga nicht erforderlich. Unter der Anleitung eines qualifizierten Lach-Yoga-Trainers kann jeder jederzeit damit beginnen."

Nur bei bestimmten Beschwerden, darunter Angina Pectoris, Zwerchfellbruch, Bluthochdruck, Glaukom, Bandscheibenvorfall, Aneurysma, schwere Depressionen und die Einnahme von Psychopharmaka, ist Vorsicht geboten. Am besten besprechen Sie sich im Vorfeld mit Ihrem behandelnden Arzt.

Für gute Laune sorgen

Diese einfache, aber effektive Übung können Sie jederzeit in Ihren Alltag integrieren:

Gute-Laune-Atmen

Setzen Sie sich aufrecht und mit geradem Rücken hin.
Konzentrieren Sie sich zunächst für 4 bis 5 Minuten ausschließlich auf Ihren Atem.
Atmen Sie locker ein und aus.
Atmen Sie etwas tiefer als normal und achten Sie darauf, nicht zu verkrampfen.
Stellen Sie sich beim Einatmen vor, dass frische Energie Ihren Körper durchströmt.

Beim Ausatmen stellen Sie sich vor, wie alles, was Sie bedrückt und ärgert, Ihren Körper mit dem Atem verlässt. Tauchen andere Gedanken auf, kommen Sie mit Ihrem Denken und Fühlen wieder zurück zur Ihrer Atmung.

Bereits nach wenigen Minuten dürfte Ihre Laune besser sein als vor der Atemübung. Unterstützen können Sie den Effekt zusätzlich durch eine Duftlampe mit ätherischen Ölen. Gegen Stress helfen beispielsweise Lavendel, Sandelholz, Weihrauch, Mandarine, Grapefruit, Ylang-Ylang oder Geranie, während sich Ärger mit Orange, Rose, Bergamotte und Jasmin vertreiben lässt.

Spiritualität, Beten und Achtsamkeit

Wir versuchen nicht, irgendwo hinzugelangen, sondern arbeiten daran, vollkommen dort zu sein, wo wir schon sind.
JON KABAT-ZINN

Spiritualität – heilender Geist?

Seit Menschengedenken ist bekannt, dass bestimmte Glaubenshaltungen oder Lebenseinstellungen dabei helfen können, Erkrankungsphasen besser bewältigen zu können.[1] Diese Erkenntnis hat auch Eingang in das Gesundheitswesen gefunden. *Spiritual Care* bedeutet, dass sich Ärzte, Therapeuten, Pflegende oder Seelsorger um die religiösen oder spirituellen Bedürfnisse und Anliegen der Patienten kümmern. Ist der Glauben nun so eine Art Wunderdroge?

»Spiritualität« stammt von dem lateinischen Wort *spiritus* ab, das »Atem« oder »Geist« bedeutet. Eine allgemein gültige Definition von Spiritualität gibt es nicht. In der Religion versteht man unter Spiritualität die Suche nach dem Heiligen. Im erweiterten Sinne ist es die individuelle Suche nach Bedeutung und Sinn im Leben. In der säkularisierten und individualisierten Lebenswirklichkeit unserer westlichen Welt geht es längst nicht mehr um die Zugehörigkeit zu einer Glaubensgemeinschaft, Spiritualität wird viel weiter gefasst. Jeder Mensch ist spirituell oder besitzt die Anlage zur Spiritualität. Für den einen ist es der Glaube an Gott, für andere ist es die Natur, die Liebe, die Musik. Die Bedeutung von Religiosität und Beten für unser Immunsystem wurde wissenschaftlich erforscht – mit erstaunlichen Ergebnissen.

Glaube und Beten

Die Forschung belegt, dass regelmäßige Kirchgänger eine um fast 30 % erhöhte Lebenserwartung haben.[2] Beten reduziert Stress und stärkt das Immunsystem. Neuere Studien aus den USA, die den Zusammenhang zwischen Religiosität und Lebenserwartung untersucht haben, legen nahe, dass gläubige Menschen eine deutlich höhere Lebenserwartung haben.

Der Studienleiter Prof. Marino Bruce von der renommierten Vanderbilt University in Nashville, Tennessee, hat in einer breit angelegten Untersuchung Zusammenhänge zwischen Krankheit und dem sozialen Umfeld der betroffenen Menschen erforscht. Er und sein Team untersuchten dazu zehn biologische Stressmarker bei 5500 Erwachsenen zwischen dem fünften und siebten Lebensjahrzehnt. Dabei wurden die Studienteilnehmer nach sozialem Status, Krankenversicherung, aber auch nach ihrer Haltung zu Gott und Kirche befragt. Das Ergebnis überraschte die Wissenschaftler wegen seiner Eindeutigkeit. Demnach sind »Nicht-Gläubige« doppelt so häufig gefährdet, früher zu sterben, als religiöse Menschen. Diese Zahlen bestätigen die aus früheren Studien abgeleitete These, nach der religiöse Menschen weniger unter Stress leiden und deshalb ihr Todesdatum womöglich nach hinten verschieben können. Die Geborgenheit einer Glaubensgemeinschaft hilft offensichtlich, Stress zu vermindern.[3]

Der Studienleiter ist nicht nur Wissenschaftler, sondern auch Baptisten-Pfarrer und legt besonderen Wert darauf, dass diese Ergebnisse nicht nur für Christen zutreffen, sondern auch für andere Glaubensgemeinschaften. Es gehe nicht um einen bestimmten Glauben, sondern um Glauben generell. Auch Muslime, Juden, Buddhisten oder Hindus sind als Mitglieder ihrer Religionsgemeinschaft sozial gefestigter als nicht gläubige Individualisten. Die soziale Unterstützung in der Gemeinschaft, das Mitgefühl mit anderen und auch die Erkenntnis, Teil von etwas Größerem zu sein, wirke beruhigend auf das Immunsystem und baue Stress ab.[4]

In einer bereits 2013 publizierten Studie hatten Wissenschaftler aus North Carolina die deutlich engeren sozialen Kontakte zwischen regelmäßigen Kirchgängern als gesundheitsfördernd identifiziert. Für beste Voraussetzungen, um ein biblisches Alter zu erreichen, sind jedoch noch weitere Faktoren wichtig. Der durchschnittlich religiös lebende Mensch trinkt statistisch weniger, raucht weniger, hält sich mit Drogenkonsum zurück und lebt sexuell häufiger in monogamen Beziehungen als nicht religiöse Menschen. Das beschreiben Anthropologen der Stanford University in ihren Veröffentlichungen.[5]

Siebenten-Tags-Adventisten etwa sind schon alleine deshalb gesünder, weil sich viele von ihnen vegetarisch ernähren und den Sonnabend wirklich besinnlich verbringen.

Die Macht der positiven Erwartung

Eltern benutzen diese Kraft, die auch Teil des sogenannten Placeboeffektes ist, meist ganz instinktiv. (Der Begriff *Placebo* stammt übrigens aus dem Lateinischen und bedeutet so viel wie »Ich werde gefallen«.) Dem kleinen Kind wird der Schmerz, den es sich vielleicht bei einem Sturz zugefügt hat, ganz einfach weggepustet. Da das Kind seinen Eltern vertraut und somit fest daran glaubt, dass Mama oder Papa seinen Schmerz in Luft auflösen können, lässt der Schmerz dann tatsächlich nach. Beim Thema Glauben könnten solche Mechanismen ebenfalls eine Rolle spielen. Durch die Fähigkeit, auf etwas zu vertrauen, von dem man glaubt, es sei gut für einen – auch wenn die Medikamente tatsächlich keinerlei krankheitsmindernde Substanzen enthalten und es ein quasi symbolischer Akt ist –, können bekanntlich tatsächlich messbare Auswirkungen erzielt werden.[6]

Manche Menschen sind für solche Effekte empfänglicher als andere. Die Erwartungshaltung des Patienten spielt hierbei die entscheidende Rolle. Es ist wichtig, welche Erfahrungen ein Mensch in der Vergangenheit mit der Einnahme von Medikamenten oder beim Beten gemacht hat, aber auch wie groß sein Vertrauen in die Medizin oder eben die Glaubensgemeinschaft ist.[7]

Während meiner Ausbildung als Arzt habe ich einige Zeit als Landarzt verbracht. In die Praxis kamen viele Kinder, und die litten immer mal wieder unter Warzen. Neben chemischen und chirurgischen Methoden gab es da noch eine Methode, die zum Teil phänomenale Ergebnisse zeitigte. Man wartete, bis es Vollmond war, dann brachte das Kind einen Apfel in die Praxis. Der wurde halbiert: Mit der einen Hälfte wurde die Warze eingerieben, die andere sollte das Kind essen (bloß nicht verwechseln!). Anschließend erhielt das Kind den Auftrag, nach Sonnenuntergang, wenn der Mond aufgegangen war, die »warzenverseuchte« Hälfte im Garten zu vergraben. Drei Wochen später waren bei den meisten Kindern die Warzen abgefallen. Bei unseren eigenen Kindern hat es beizeiten glücklicherweise auch funktioniert.

Ob Kirche gesund macht oder Kirchgänger länger leben, ist schon seit vielen Jahren Gegenstand der Forschung. Menschen gehen aus allen möglichen Gründen in die Kirche, und es könnte sein, dass allein schon wegen der sozialen Kontakte oder weil es Kaffee und Kuchen gibt, ein Effekt entsteht – ganz unabhängig vom Beten.

Könnten also Strickkreise und Skatrunden ebenfalls Aussicht auf ein längeres Leben verheißen, oder sollten Ärzte ihren Patienten tatsächlich einen wöchentlichen Kirchgang verschreiben? Manchmal gibt es ganz simple Erklärungen für den gesundheitlichen Vorteil von religiösen Handlungen. So wurde von Forschern der New Yorker Universität Binghamton festgestellt, dass die Bewegungen, die Muslime während des täglichen Gebets machen, gegen Rückenschmerzen helfen. Wichtig war dabei die korrekte Ausführung.[8]

Sind Gläubige schmerzfrei?

Ein viel zitiertes Experiment an der Universität Oxford legt zudem nahe, dass auch ein Zusammenhang zwischen Glauben und subjektiver Schmerzwahrnehmung besteht. Wissenschaftler zeigten gläubigen Katholiken und Nicht-Gläubigen ein Bild der Jungfrau Maria. Währenddessen wurde ihnen Schmerz zugefügt, das Gehirn mittels MRT *(Magnetresonanztomografie)* überwacht. Das Ergebnis war, dass die gläubigen Probanden berichteten, der Schmerz habe beim Anblick des Marienbildes nachgelassen. Auch hier unterstützte die Aktivität bestimmter Hirnareale diese Aussage. Weil sie abgelenkt waren, konnten die Gläubigen den Schmerz emotional anders, also weniger negativ bewerten, vermuten die Forscher.

Effekte des Glaubens sowie religiöser oder spiritueller Techniken sind in diesen Untersuchungen in gewissem Umfang erkennbar. Aber ob und wie Glaube oder Spiritualität generell Schmerzen lindert oder gar Krankheiten schneller heilt, lässt sich mit dieser Untersuchung nicht abschließend erklären.

Einigkeit herrscht dagegen weitgehend bei der Frage, ob Glauben oder Spiritualität beim Umgang mit einer Krankheit helfen können.[9] Frauen mit Brustkrebs wurden nach ihrer Lebensqualität befragt. Eine religiöse Orientierung, aber auch der Glaube an gewisse Werte wie Familie halfen den Patientinnen offenbar, die Krise besser durchzustehen. Sie konnten teilweise sogar einen positiven Sinn in ihrer Erkrankung erkennen, waren zum Beispiel dankbar, aufgrund der schlimmen Diagnose angefangen zu haben, über das eigene Leben intensiver nachzudenken.[10]

Dieser positive Effekt stellte sich allerdings nur unter bestimmten Bedingungen ein. Sehr religiöse Frauen fanden Hilfe in ihrem Glauben, wenn sie ein liebevolles, mitfühlendes, vergebendes Bild von Gott hatten. Patientinnen, die ihren Gott als strafend verinnerlicht hatten, gaben an, verstärkt unter Ängsten zu leiden, und gerieten eher in depressive Zustände. Sie machten sich quasi Vorwürfe, der Krebs müsse eine Strafe sein für ein früheres Fehlverhalten, berichten die Forscher.

Wenn Religion oder Spiritualität in einer Krise helfen sollen, müssen sie also positiven Rückhalt bieten.[11]

Fünf Wirkmechanismen

Man spricht von fünf religionspsychologischen Wirkmechanismen, die für alle gleich sind, egal, ob evangelischer Christ, Sufi, Zeuge Jehovas oder Yogi. Trägt der Glaube dazu bei, sich gesundheitsfördernd oder -mindernd zu verhalten? Fördert er den Selbstwert, oder wird man bei Fehlern verdammt? Ist die Gemeinschaft ein Netzwerk, das unterstützt, oder herrschen soziale Kontrolle und Anpassungsdruck? Hilft der Glaube, die Welt zu verstehen, Ereignisse wie den Tod einzuordnen? Gerade dieser letztere Mechanismus, das sogenannte *Coping* (Bewältigung), ist sehr wichtig. Beeinflussen Glaube oder Spiritualität den Umgang mit unseren Problemen?

Auf die Fragen gibt es sehr unterschiedliche Antworten. So kann beispielsweise eine Krebserkrankung positiv als Herausforderung gedeutet werden, der man sich stellen muss, oder aber die Aussage »Jetzt hilft nur noch Beten« verhindert womöglich einen Arztbesuch. Das heißt, Spiritualität und Glauben können entweder hilfreich oder schädlich sein, und in Glaubensfragen ist es wie bei allem im Leben: Viel hilft nicht immer viel. Übertriebene religiöse Hingabe kann das Gegenteil bewirken, nämlich Krankheit, geistige Not und Depression.

Die Religion sagt: »Du sollst« – die Spiritualität sagt: »Du darfst«! Insgesamt jedoch lässt sich das alte englische Sprichwort »Ich bin zu gesegnet, um gestresst zu sein!« durch die zunehmende Zahl hochwertiger wissenschaftlicher Studien recht gut absichern. Gesundbeten geht also doch.

10 Gebote der Gelassenheit

Die »10 Gebote der Gelassenheit« verfasste Papst Johannes Paul XXIII. Er bewältigte mit diesen guten Vorsätzen, obwohl er schwer krank war, seinen Alltag. Kaum ein Text eines Papstes hat so große Verbreitung gefunden wie der »Dekalog für jeden Tag« von Johannes XXIII. – eine Aufforderung zur Gelassenheit.

Nur für heute werde ich mich bemühen, den Tag zu erleben, ohne das Problem meines Lebens auf einmal lösen zu wollen.
Nur für heute werde ich mich den Gegebenheiten anpassen, ohne zu verlangen, dass sich die Gegebenheiten an meine Wünsche anpassen.
Nur für heute werde ich etwas tun, wozu ich eigentlich keine Lust habe.
Nur für heute werde ich nicht danach streben, die anderen zu kritisieren oder zu verbessern – nur mich selbst.
Nur für heute werde ich in der Gewissheit glücklich sein, dass ich für das Glück geschaffen bin.
Nur für heute werde ich eine gute Tat vollbringen.
Nur für heute werde ich zehn Minuten meiner Zeit einem guten Buch widmen.
Nur für heute werde ich keine Angst haben.
Nur für heute werde ich ein genaues Programm aufstellen. Vielleicht halte ich mich nicht genau daran, aber ich werde es aufsetzen. Und ich werde mich vor

zwei Übeln hüten: vor der Hetze und der Unentschlossenheit.

Nur für heute werde ich glauben – selbst wenn die Umstände das Gegenteil zeigen sollten –, dass Gott für mich da ist, als gäbe es sonst niemanden in der Welt.

Ich will mich nicht entmutigen lassen durch den Gedanken, ich müsste dies alles mein ganzes Leben lang durchhalten. Heute ist es mir gegeben, das Gute während zwölf Stunden zu wirken.[12]

Achtsamkeit und Stressreduktion

Die Achtsamkeit – eigentlich eine uralte Sache – ist in den letzten Jahrzehnten immer mehr in unser Bewusstsein gerückt. Unter anderem ist dies Prof. Dr. Jon Kabat-Zinn zu verdanken. Der Molekularbiologe entwickelte 1979 an der Stressreduktionsklinik der Universität von Massachusetts (USA) die MBSR-Methode, die inzwischen weltweit eingesetzt wird. MBSR steht für *Mindfulness Based Stress Reduction* und wird auf Deutsch oft mit »Stressreduktion durch Achtsamkeit« übersetzt. MBSR umfasst ein achtwöchiges Achtsamkeitsprogramm, bei welchem Achtsamkeit *(mindfulness)* systematisch trainiert wird.[13] Ursprünglich für den Gesundheitssektor konzipiert, wird das Programm darüber hinaus heutzutage in vielen beruflichen und privaten Kontexten angewandt. Es gilt dabei als das Grundprogramm, von welchem andere achtsamkeitsbasierende Methoden abgeleitet wurden.

Ziel der MBSR-Methode ist es, die eigenen Ressourcen zu entdecken und besser mit körperlichem und emotionalem Stress umgehen zu lernen. Die Teilnehmer finden mehr innere Ruhe und Klarheit, auch wenn die äußeren Umstände herausfordernd sind.

MBSR ist die weltweit am häufigsten erforschte Technik

im Zusammenhang mit Achtsamkeit,[14] und wissenschaftlich belegt sind folgende Effekte:
- Stärkung des Immunsystems
- Verminderung von Ängsten und depressiven Verstimmungen
- Reduktion des Schmerzempfindens
- effektivere Bewältigung von Stresssituationen
- bessere Entspannungsfähigkeit
- mehr Lebensfreude

Was ist Achtsamkeit?

Achtsamkeit kann als nicht-wertendes Wahrnehmen des jetzigen Augenblicks bezeichnet werden. Es handelt sich dabei nicht um ein abstraktes Konzept, sondern um einen Geisteszustand, den wir trainieren können. Das Üben der Achtsamkeit ist förderlich für Menschen aller Altersgruppen und Bildungsniveaus. Ziel sind das Verständnis und die Schulung des eigenen Geistes – Geist im Sinne von Urheber des Denkens, wie im Englischen *mind*.

Normalerweise ist unser Leben auf Automatik geschaltet. Wir machen vieles, ohne wirklich innerlich dabei zu sein. Mit der Praxis der Achtsamkeit kann es uns gelingen, aus diesem Automatismus förmlich aufzuwachen und möglichst jeden Moment des Lebens mit allen Gedanken, Emotionen und Körperempfindungen bewusst wahrzunehmen. Achtsamkeit hilft auch dabei, eine neue Einstellung zu schwierigen Lebensumständen zu entwickeln. Diese wiederum fördert langfristig Konzentration, Wohlbefinden, Gesundheit und Glück.

Das Gute ist, dass Achtsamkeit gar nicht erst erworben werden muss, da sie schon in jedem Menschen angelegt ist. Man kann Achtsamkeit auch mit einem Muskel vergleichen, der von Geburt an vorhanden ist, jedoch selten oder nie trainiert wurde.

Ihre Grundlage hat die Besinnung auf die Achtsamkeit in jahrhundertealten buddhistischen Meditationstechniken. In den 1970er-Jahren passte Jon Kabat-Zinn diese Meditationstechniken für die westliche Welt an und entwickelte MBSR als eine Methode für alle Menschen, die aktiv an der Verbesserung ihrer aktuellen Situation arbeiten möchten.

Im Laufe der Zeit erbrachten zahlreiche Forschungen in diesem Zusammenhang interessante Erkenntnisse über die Zusammenhänge zwischen unserem Körper und unseren geistigen Aktivitäten. So können wir heute Achtsamkeit trainieren und meditieren, ganz frei von religiöser Anhaftung oder esoterischem Beigeschmack. MBSR ist keine Religion und weltanschaulich völlig unabhängig. Daher können Menschen aller Glaubensrichtungen wie auch Agnostiker an den Kursen teilnehmen und von Achtsamkeit profitieren.

Achtsamkeit im täglichen Leben

Inwieweit Achtsamkeitsmethoden unser Leben und unsere Gesundheit verändern und verbessern können, hängt von unserer Motivation ab und der Zeit, die wir investieren. Je mehr wir die Achtsamkeitsübungen in unser tägliches Leben integrieren, desto intensiver werden sich auch die positiven Wirkungen zeigen. Schlussendlich ist Achtsamkeit keine bloße Technik, sondern eher eine innere Haltung, die es uns ermöglicht, im eigenen Leben präsenter zu sein und dieses bewusster zu leben.

Achtsamkeitstraining besteht aus verschiedenen Übungen zur mentalen Präsenz, Selbsterkenntnis und Körperwahrnehmung. Ziel ist es, immer mehr im Hier und Jetzt zu leben.

Der Bodyscan aus dem MBSR-Programm ist ein hervorragender Einstieg in die Achtsamkeit – und in die Entspannung.

Der Bodyscan
- Legen Sie sich auf eine Matte oder Decke auf dem Boden und achten Sie darauf, dass Sie während der Übung nicht einschlafen.
- Schließen Sie die Augen – allerdings nur, wenn Sie nicht dazu neigen, schnell einzuschlafen. Sonst lassen Sie sie offen. Spüren Sie Ihren gesamten Körper vom Kopf bis zu den Zehen und nehmen Sie ihn als Ganzes wahr.
- Lassen Sie nun Ihre Aufmerksamkeit zu den Zehen des linken Fußes gleiten und beschäftigen Sie sich mit allem, was Sie dabei wahrnehmen: Wie warm oder kalt fühlt es sich an? Kribbelt es irgendwo? Wohin zeigen die Zehen? Es kann auch helfen, sich vorzustellen, den eigenen Atem an die zu spürende Stelle zu lenken: In diesem Fall schicken Sie also einen ruhigen Atemzug von der Nase durch Brust, Bauch und Bein bis hin zu den Zehen. Tipp: Es ist nicht schlimm, wenn man nichts spürt – auch das ist eine »intensive« Wahrnehmung.
- Richten Sie die Aufmerksamkeit für einen Moment auf den eigenen Atem und darauf, wie er durch den Körper fließt.
- Nun geht das Spüren des Körpers nach und nach weiter zu den Fußsohlen, Fersen und Knöcheln. Lassen Sie auch diesmal die Atmung in den jeweiligen Körperteil wandern, registrieren Sie, wie es sich anfühlt, und lassen Sie diese Empfindung anschließend direkt wieder los.
- Achten Sie darauf, zwischen jedem einzelnen Körperteil die Aufmerksamkeit erneut kurz zurück zur Atmung zu lenken.
- Tauchen bei Ihnen von der Übung abweichende Gedanken auf, konzentrieren Sie sich immer wieder auf die Atmung, bis sich diese Gedanken verflüchtigen.
- Nach dem Fuß tasten Sie sich mit der gleichen Methode nach und nach vollständig durch den Körper, über das linke und rechte Bein zum Rumpf, zu den Armen, zu Hals und Schultern und schließlich über den Kopf bis zum Scheitel. Richten Sie Ihre Aufmerksamkeit ausschließlich auf den

Atem und die Empfindungen der verschiedenen Körperregionen. Lassen Sie die Gefühle anschließend bewusst los.

Beenden Sie den Bodyscan, indem Sie die letzten Minuten des Bodyscans möglichst entspannt verbringen. Sie müssen sich nicht mehr aktiv auf etwas konzentrieren, sondern können einfach ruhen.
Dann richten Sie sich langsam auf. Vielleicht möchten Sie sich zuerst einmal aufsetzen und einen Moment im Sitzen verharren, damit Ihnen beim Aufstehen nicht schwindlig wird.

Hinweise zum Bodyscan
Der Bodyscan ist eine sehr sichere Übung. Es können jedoch zuweilen unangenehme Gefühle, Gedanken oder emotional belastete Momente, die schon länger im Unterbewusstsein schlummern, auftauchen und sich mehr oder weniger hartnäckig in den Vordergrund schieben. Lassen Sie sie zu und betrachten Sie jeden Gedanken, jede Empfindung, jede Emotion völlig wertfrei. Es gibt also keine »falschen« und »richtigen« Gedanken, Emotionen und Empfindungen.

Damit der Bodyscan seine volle Wirkung entfalten kann, sollte er idealerweise mindestens einmal täglich, je nach Übungsstand für 15 bis 45 Minuten praktiziert werden.

Meditation

Achtsamkeit und Meditation sind eng miteinander verwoben. Die Gedanken werden auf eigene körperliche, geistige und emotionale Erscheinungen gerichtet, ohne zu bewerten, man konzentriert sich nur auf das Hier und Jetzt. Dabei wird der Geist in eine innere Ruhe versetzt, ein Zustand, der Stress auf geistiger und körperlicher Ebene abpuffert.

Welche Auswirkungen die Achtsamkeit und Meditation auf die Prozesse des Alterns und das Entstehen von Krankheiten hat, ist bisher nicht vollständig geklärt. Mittlerweile belegen aber zahlreiche Beispiele aus 50 Jahren der Meditationsforschung, dass Meditieren positive Effekte auf körperliche Beschwerden wie Bluthochdruck, Herzprobleme, chronische Schmerzen, Nebenwirkungen einer Chemotherapie und die Symptomatik chronischer Krankheiten wie Krebs und Aids haben kann, also auch positiv auf das Immunsystem wirkt.[15]

Wissenschaftler bewerteten im Rahmen einer umfassenden Übersichtsarbeit die Auswirkungen von Achtsamkeitsmeditationen auf messbare Parameter des Immunsystems wie Entzündungsproteine, immunreaktive Zellzahlen, Zellalterung und Antikörperreaktion. 20 Studien mit einer Gesamtzahl von mehr als 1600 Patienten wurden bewertet. Danach könnte Achtsamkeitsmeditation einzelne Immunparameter wie das Entzündungsgeschehen, die zellvermittelte Immunantwort und die Enzymaktivität im Hinblick auf die Zellalterung positiv beeinflussen. Einige Effekte waren davon abhängig, wie intensiv bzw. wie oft die Probanden meditiert hatten.

Wir können also festhalten, dass regelmäßige Meditationsübungen das Immunsystem stärken, auch wenn die erforderlichen Bedingungen sowie Wirkweisen noch nicht zureichend geklärt sind. Moderne Formate wie Apps für das Smartphone wie zum Beispiel 7Mind unterstützen den interessierten Selbstanwender bei der Umsetzung im Alltag. Eine Form der Meditation, die Sie gleich ausprobieren können, ist die Atemmeditation.

Atemmeditation

Bei der Atemmeditation begleitet unser Geist den rhythmischen Fluss des Atems, möglichst ohne ihn zu beeinflussen. Die in den Körperraum gerichtete Aufmerksamkeit führt aus einer gelassenen Haltung heraus zu einer langsamen und tiefen Atmung. Zugleich werden die Fähigkeiten der Selbstwahrnehmung und der achtsamen Präsenz geschult.

Eine Atemmeditation hilft dabei, sich seinen eigenen Atem wieder bewusst zu machen und zurückzufinden zu einer tiefen und lockeren Bauchatmung. Der Geist hat im Atem ein Meditationsobjekt, worauf er sich konzentrieren kann, und wird daher nicht so schnell von Gedanken und äußeren Reizen abgelenkt. Das hilft den Meditierenden dabei, tief in der Meditation zu versinken.

Diese Art der Meditation ist einfach zu erlernen, es sind keine Voraussetzungen nötig. Die Atemmeditation eignet sich deswegen sehr gut als Einstieg für Meditationsanfänger, um zunächst zu lernen, den Geist zu beruhigen und einen Weg in die meditative Versenkung zu finden.

Besonders Menschen, die schnell gestresst und angespannt sind und Probleme damit haben, loszulassen, sei die Atemmeditation ans Herz gelegt. Auch in Lebensphasen, in denen große Veränderungen anstehen, die Angst machen oder Sorgen bereiten, ist die Atemmeditation ein wunderbares Mittel, um zur Ruhe zu finden.

Die Atemmeditation erlernen

- Suchen Sie sich einen ruhigen Ort, an dem Sie während der nächsten Minuten nicht gestört werden.
- Setzen Sie sich entspannt hin, auf den Boden, auf einen Stuhl oder ein Meditationskissen. Hauptsache, es ist bequem und Sie haben in der Haltung keine Schmerzen.
- Achten Sie auf eine aufrechte Körperhaltung. So verhindern Sie, dass Sie schläfrig werden. Außerdem unterstützt die auf-

rechte Körperhaltung die tiefe Bauchatmung. Ihre Hände liegen locker im Schoß. Ihre Augen sind geschlossen, oder Sie lassen sie offen, jedoch ohne einen Punkt zu fokussieren.
- Anfänger können zunächst mit 5 Minuten beginnen und sich allmählich steigern. Sind Sie schon fortgeschritten, dann planen Sie zwischen 15 und 60 Minuten Zeit für die Atemmeditation ein.
- Um in der Situation anzukommen und sich zu entspannen, atmen Sie zunächst ein paarmal ganz bewusst durch die Nase ein und aus. Atmen Sie dabei tief in den Bauch hinein.
- Richten Sie dann die Aufmerksamkeit auf den Atem und beobachten Sie, wie er fließt, ohne ihn in irgendeiner Weise zu kontrollieren.
- Wenn Sie den Drang verspüren, den Atem kontrollieren zu wollen, konzentrieren Sie sich einfach auf das Heben und Senken des Brustkorbes oder der Bauchdecke.

Es ist normal, dass einem während der Meditation Gedanken in den Kopf kommen und einen ablenken. Sobald Sie dies bemerken, nehmen Sie den Gedanken kurz wahr und lassen ihn dann gehen. Konzentrieren Sie sich wieder auf die Atmung.
Sie werden mit der Zeit merken, wie sich der Atem beruhigt und tiefer wird. Nehmen Sie dies einfach zur Kenntnis.

Um die Meditation zu beenden, kehren Sie mit dem Geist wieder in die Gegenwart zurück und spüren Sie in Ihren Körper hinein. Lassen Sie die Augen noch für einen Moment geschlossen, spüren Sie nach.

Variation für Erfahrene
Eine Variation der Atemmeditation für Fortgeschrittene besteht darin, jeden Atemzug so genau zu beobachten, dass man lernt, den Anfang und das Ende eines jeden Atemzugs zu erkennen und auch die Pause zwischen den Atemzügen wahr-

zunehmen. Es geht dabei nicht darum, absichtlich Pausen zwischen den Atemzügen herbeizuführen, sondern darum, die natürliche Pause zu erspüren und in diesem kurzen Moment genau auf den eigenen Körper zu achten. Denn während der Atem pausiert, kommt auch alles andere zum Stillstand.

Wie fühlt sich Ihr Körper zwischen den Atemzügen an? Was spüren Sie gerade in diesem Moment? Sie werden durch die Konzentration auf Ihren Atem und Ihren Körper viel Neues über sich erfahren.

Eine regelmäßige Praxis der Atemmeditation sorgt für geistige und körperliche Gesundheit. Die Konzentrationsfähigkeit verbessert sich, wodurch Aufgaben im Alltag schneller und effizienter erledigt werden können. Der Herzschlag beruhigt und verlangsamt sich, und der Blutdruck sinkt. Durch die tiefe und entspannte Bauchatmung verbessert sich die Lungenkapazität, und das Immunsystem wird gestärkt.

Wer lernt, wieder locker in den Bauch zu atmen, kann sich in aufregenden und stressigen Situationen durch bewusste Atmung selbst beruhigen. Und wer regelmäßig meditiert, wird merken, dass einen nichts mehr so schnell aus der Ruhe bringt und dass man allgemein besser mit Stress umgehen kann und im Alltag gelassener ist.

Entspannung und Schlaf

Was ohne Ruhepausen geschieht,
ist nicht von Dauer.
OVID

Entspannung

Entspannung ist ein evolutionär angelegtes (über-)lebenswichtiges Prinzip und zugleich ein physiopsychologischer Prozess, der in allen lebenden Systemen vorkommt und als Gegenpol zu einem Zustand von Aktiviertheit oder Anspannung beschrieben werden kann. Grundlegend für diese Beobachtung ist, dass alle körperlichen Vorgänge sich als zyklische bzw. rhythmische Abläufe auf einem gedachten Kontinuum abwechselnder Aktivierung und Desaktivierung beschreiben lassen. Beispiele dafür sind das Zusammenziehen und Lockern von Muskelgewebe oder die Systole und Diastole in der Herzaktivität.

In diesem Zusammenhang ist es wichtig zu betonen, dass Über- und Unterforderung gleichermaßen als Stressoren wirken können. Zu lang andauernde oder zu häufig wiederkehrende chronische Anspannung oder Belastung, etwa in Form von Alltagsstress, wie auch immerwährende Entspannung oder Passivitätsphasen, etwa in Form von Monotonie oder psychischer Sättigung, sind gleichermaßen unnatürlich und deshalb auf Dauer schädlich. Insofern strebt der Organismus grundsätzlich nach einer dynamischen Balance bzw. nach einem ständigen Ausgleich zwischen Anspannung und Entspannung. Die *Salutogenese* (lateinisch *salus*, »Gesundheit«, »Wohlbefinden«, *genese*, »Entstehung«) geht auf den Medizinsoziologen Aaron Antonovsky (1923–1994) zurück. Sie beschäftigt sich mit der Frage, wie Gesundheit entsteht und welche Prozesse an Gesundheit beteiligt sind. Aus ihrer Sicht wird Gesundheit als Produkt von zahlreichen belastenden und entlastenden Faktoren definiert.[1] Gesundheit muss deshalb immer wieder neu hergestellt oder erhalten werden – auch durch Entspannung, die in diesem Zusammenhang eine wichtige Ressource zur Gesundheitsfürsorge ist, da sie stressregulierend wirkt und zur Entfaltung der Selbstheilungskräfte des Organismus beiträgt.[2]

Therapeutisch genutzte Entspannungsverfahren sind diesbezüglich eine große Hilfe, da sie die Aufmerksamkeit nach innen lenken und die Sensibilität, die Wahrnehmungsfähigkeit für psychische und somatische Vorgänge schulen. Dies eröffnet die Möglichkeit, bei Überbeanspruchung oder einem Ungleichgewicht früh- oder rechtzeitig regulierend einzugreifen.

Entspannung als Teil von Lebensqualität zu verstehen ist ein Konzept, das den Überlegungen einer Autorengruppe im Zentrum für Gesundheitsförderung der Universität Toronto folgt.[3] Lebensqualität wird hier als das Ausmaß verstanden, in dem ein Individuum sein Leben genießen kann.

Wenn wir Entspannung alltagssprachlich auffassen wollen, dann bezeichnen wir damit alle Aktivitäten, die der persönlichen Erholung dienlich sind, wie ein Nickerchen zu machen, im Wald spazieren zu gehen, mit Freunden zu reden, einzukaufen, Musik zu hören oder ein Bad zu nehmen. Diese meist unsystematischen und informellen Entspannungsmöglichkeiten können abgegrenzt werden zu den spezifischen und systematischen Entspannungsverfahren. Beide haben eine Gemeinsamkeit: Sie können zu einer unspezifischen Verringerung des Aktivierungszustandes des zentralen und peripheren Nervensystems führen.

Den therapeutisch eingesetzten Entspannungsverfahren ist zu eigen, dass sie der systematischen und gezielten Induktion eines als angenehm erlebten psychophysiologischen Zustandes – der Entspannungsreaktion – dienen. Sie geben Strukturen vor, mittels derer die Entspannungsreaktion gezielt ausgelöst werden kann. Darüber hinaus soll dieser Ablauf durch Übung, also wiederholtes Praktizieren, automatisiert werden. Dadurch soll sich der entspannte Zielzustand allmählich schneller, deutlicher und vollständiger einstellen und auf wenige Schlüsselreize hin erfolgen.[4] Am Ende hilft nur, auszuprobieren, was einem selbst am besten hilft, denn der höchste Grad der Wahrheit ist bekanntlich die Selbsterfahrung.

Methoden zur Entspannung

Es gibt zahlreiche Entspannungsmethoden, die jeweils unterschiedlich wirken. Die mentalen Verfahren lösen eine Entspannungsreaktion auf neuromuskulärer, vegetativer und hirnphysiologischer Ebene aus *(top-down)*, indem Aufmerksamkeit und Wahrnehmung gezielt gelenkt werden. Dies passiert unter anderem beim autogenen Training, bei der Atemmeditation und bei meditativen Verfahren mit Mantras und Fantasiereisen. Das gezielte Entspannen der Willkürmuskulatur, gekoppelt mit bewusster Wahrnehmung dagegen wirkt sich auf die vegetative, hirnphysiologische und kortikale Ebene aus *(bottom-up)*. Nach diesem Prinzip wirken beispielsweise die progressive Muskelentspannung und Yoga.

Probieren Sie am besten Verschiedenes aus, um das für Sie und Ihre derzeitige Situation Passende zu finden. Das Angebot an Entspannungsverfahren ist sehr groß, und es gibt zahlreiche Kurse und Kursanbieter. Methoden wie autogenes Training, Qigong, Tai-Chi, Feldenkrais, Yoga oder progressive Muskelentspannung lernen Sie am besten in kleinen Gruppen, zum Beispiel in einem von den gesetzlichen Krankenkassen geförderten Gesundheitskurs oder bei speziell ausgebildeten ärztlichen oder psychologischen Therapeutinnen oder Therapeuten.

Einen einfachen Einstieg in die Entspannung zu Hause bietet die nachfolgende Grundübung der progressiven Muskelentspannung. Ursprünglich umfassten die Übungen zur progressiven Muskelentspannung nach Jacobsen 30 Muskelgruppen. Inzwischen haben sich deutlich kürzere Anwendungen etabliert, deren grundlegende Wirkung jedoch die gleiche ist. Versuchen Sie die Übung einfach einmal und verschaffen Sie sich einen Eindruck, wie wohltuend und entspannend die progressive Muskelentspannung bei Ihnen wirkt.

Grundübung der progressiven Muskelentspannung[5]
- Setzen Sie sich bequem auf einen Stuhl. Lehnen Sie Ihren Rücken an. Stellen Sie beide Füße fest auf den Boden. Schließen Sie Ihre Augen. Legen Sie Ihre Hände locker auf die Oberschenkel.
- Atmen Sie ruhig ein und aus und beobachten Sie, wie sich Ihre Bauchdecke beim Einatmen hebt und beim Ausatmen wieder senkt.
- Ballen Sie die rechte Hand zur Faust, bis Sie die Muskeln deutlich spüren. Atmen Sie auch beim Anspannen der Muskeln ruhig weiter, verkrampfen Sie nicht. Halten Sie die Anspannung für 5 bis 10 Sekunden. Falls Sie möchten, ertasten Sie mit der anderen Hand die gespannten Muskeln der Faust und des Unterarms.
- Lösen Sie mit der Ausatmung die Spannung. Öffnen Sie die Faust. Lassen Sie die Hand und den Arm etwa 30 Sekunden ruhig liegen.
- Achten Sie auf den Unterschied zwischen der Anspannung vorher und der jetzigen Entspannung. Bleiben Sie mit Ihrer inneren Aufmerksamkeit bei den Muskeln, die Sie gerade angespannt hatten.

- Wenden Sie sich nun dem linken Arm zu und verfahren Sie genauso.
- Nach der Übung bleiben Sie noch eine Weile in Ihrer Position. Erlauben Sie sich, der abwechselnden An- und Entspannung etwas nachzuspüren.

Benson und die Entspannungsreaktion

Das Konzept der Entspannungsreaktion *(Relaxation Response)* wurde von dem amerikanischen Kardiologen Herbert Benson in die Medizin eingeführt. Er bezeichnet mit diesem Begriff die Fähigkeit des Menschen, sich physiologisch zu entspannen, das sympathische Nervensystem herunterzufahren und das parasympathische Nervensystem zu aktivieren. So ist die Entspannungsreaktion der physiologische Gegenspieler der Kampf-oder-Flucht-Reaktion *(Fight-or-Flight Response)*.

Im Rahmen seiner Forschungen zur Wirkung von Meditation gewann Benson wichtige Erkenntnisse darüber, wie die sogenannte meditative Entspannungsreaktion wirkt: Auf körperlicher Ebene verändert sie langfristig die Biochemie des Körpers und bremst die negativen Wirkungen des Stresshormons *Noradrenalin* auf Blutdruck und Herzfrequenz. Im psychischen Bereich vermindert sie Angst, depressive Zustände und die Bereitschaft zu Ärger und Feindseligkeit.

Diese Entspannungsreaktion ist so tief in uns verankert, dass sie sehr einfach aktiviert werden kann, ohne dass ein Glaube daran notwendig wäre. Es genügt schon, sich wiederholt auf ein Wort, einen Satz oder auch auf einen Ton oder eine einfache Handlung zu konzentrieren. Diese Konzentration auf eine Aktivität, die stetig wiederholt wird, löst zuverlässig die Entspannungsreaktion aus. Probieren Sie es aus!

Die Entspannungsreaktion aktivieren
Wählen Sie als geistigen Fokus ein Wort, einen Laut, ein Gebet, einen Satz oder auch eine Körperbewegung und wiederholen Sie diese etwa 10 bis 20 Minuten lang.
Wenn währenddessen ablenkende Gedanken auftreten, bewerten Sie diese nicht. Schenken Sie den Gedanken keine Beachtung und lenken Sie die Aufmerksamkeit sanft, aber bestimmt und ohne jeden Zwang immer wieder auf den gewählten Fokus zurück.

Benson entwickelte in diesem Zusammenhang eine einfache Technik bewusster Atmung, die jeder einfach für sich selbst durchführen kann.

Atementspannung mit der Benson-Methode
- Setzen Sie sich ruhig in einer bequemen Haltung hin.
- Schließen Sie die Augen.
- Entspannen Sie all Ihre Muskeln; fangen Sie bei Ihren Füßen an und fahren Sie bis zum Gesicht fort. Halten Sie Ihre Muskeln entspannt.
- Atmen Sie durch die Nase und machen Sie sich Ihren Atem bewusst. Wenn Sie ausatmen, sagen Sie das Wort »eins« still zu sich selbst (d. h., Sie denken es nur). Also einatmen – ausatmen und dabei »eins« denken, einatmen – ausatmen und dabei »eins« denken etc. Atmen Sie leicht und natürlich. Sie können sich auch selbst ein Mantra aussuchen – am besten einen beruhigenden, fließenden Klang ohne Bedeutung, damit nicht unnötige Denkprozesse angestoßen werden.
- Führen Sie dies für 10 bis 20 Minuten fort. Sie dürfen Ihre Augen öffnen, um auf die Uhr zu sehen, aber verwenden Sie nach Möglichkeit keinen Timer oder Wecker. Wenn Sie fertig sind, bleiben Sie noch ein paar Minuten sitzen, erst mit geschlossenen, dann mit geöffneten Augen.
- Denken Sie nicht weiter darüber nach, ob Sie erfolgreich

darin waren, einen tiefen Entspannungszustand zu erreichen. Nehmen Sie eine passive Haltung ein und lassen Sie die Entspannung in Ihrem eigenen Tempo entstehen. Wenn ablenkende Gedanken aufkommen, versuchen Sie, diese freundlich, aber bestimmt beiseitezuschieben, und kehren Sie immer wieder zu Ihrem »eins« (oder dem von Ihnen gewählten Mantra) zurück.

Übrigens werden am Benson Mind-Body-Institute sogenannte Biodots® als Echtzeit-Biofeedback eingesetzt, um negative Stresswirkungen und die Effizienz von Entspannungsübungen zu erkennen und weiter zu optimieren. Biodots® sind kleine selbstklebende Sensoren, an denen man indirekt über die Hauttemperatur und mithilfe einer Biodot®-Farbskala das eigene Stresslevel bzw. den aktuellen Entspannungszustand ablesen kann.[6]

Die Fähigkeit, sich zu erholen und Ruhe zu finden, gehört zu unserem natürlichen Verhaltensrepertoire. Ruhe und Entspannung sind wichtige Faktoren für ein starkes Immunsystem und für unsere Gesundheit, nur lassen sich diese nicht ein- und ausschalten wie ein Lichtschalter. Achten Sie daher immer darauf, im turbulenten Alltag auch Momente zu finden, in denen Sie sich entspannen und zur Ruhe kommen können. Manchmal ist es sehr hilfreich, dafür eine gezielte Methode zu erlernen, vor allem wenn einem Entspannung schwerfällt. Aber auch sogenannte Zwischenrituale, also Handlungen, die immer wiederkehren und über die man nicht großartig nachdenken muss, wie spülen, Unkraut zupfen oder bügeln, können uns helfen, im Alltag Ruhe zu finden.

Schlaf

Wir alle kennen die Redewendung »Schlaf dich gesund«. Tatsächlich ist etwas Wahres daran, denn guter Schlaf kann unser Immunsystem stärken, wohingegen zu wenig Schlaf dessen Aktivität bremst. Schon nach drei Stunden Schlafentzug arbeitet das Immunsystem deutlich ineffektiver. So reduziert sich beispielsweise die Fähigkeit von Killerzellen, sich an infizierte Zellen anzuheften und diese unschädlich zu machen, deutlich.

Forscher der Universität Lübeck machten folgendes Experiment: Sie impften eine Gruppe von Studenten gegen Hepatitis A (eine Virusinfektion, die zur Leberentzündung führt). In der folgenden Nacht durfte die eine Hälfte der Gruppe ganz normal schlafen, die andere Hälfte musste noch bis zum nächsten Abend wach bleiben. Einige Wochen später wurde kontrolliert, wie gut sich bei den einzelnen Probanden Antikörper gebildet hatten. Im Blut der Nichtschläfer fanden sich nur halb so viele Antikörper gegen den Hepatitis-Erreger wie bei den Schläfern. Das ist ein Hinweis darauf, dass hormonelle Vorgänge im Schlaf einen wichtigen Einfluss auf immunologische Funktionen haben und die Bildung von Antikörpern verbessern.

Wie genau wird das Abwehrsystem im Schlaf unterstützt? Wissenschaftler gehen seit Langem dieser wichtigen Frage nach.

Ausreichend Schlaf ist für unser Immunsystem und die Abwehr von Krankheitserregern wichtig, wie genau Schlaf jedoch bestimmte Immunfunktionen beeinflusst, ist noch nicht in Gänze wissenschaftlich aufgeklärt. Wissenschaftler der Universität Tübingen und der Universität Lübeck haben nun in einer Studie einen neuen Mechanismus nachgewiesen, über den Schlaf das Immunsystem positiv unterstützt.

Dazu führten sie mit Probanden ein 24-stündiges Experiment durch: Eine Gruppe konnte nachts für acht Stunden schlafen, eine zweite Gruppe blieb über den gesamten Zeitraum wach. Während des Experiments wurde den Teilnehmern regelmäßig Blut abgenommen. Dabei überprüfte das Forschungsteam vor allem die Bindungsstärke der T-Zellen an ein Molekül namens ICAM-1 *(intercellular adhesion molecule-1)*, das es ihnen ermöglicht, sich an andere Zellen anzuheften. Diese Adhäsion ist für ihre Funktion wichtig, denn wie zuvor beschrieben, patrouillieren T-Zellen ständig im Blutkreislauf und suchen nach Erregern. Die Adhäsion an andere Zellen erlaubt ihnen dabei, im Körper zu wandern und beispielsweise an infizierte Zellen anzudocken, um diese unschädlich zu machen. Wie die Studie zeigt, war die Adhäsionsfähigkeit der T-Zellen, also ihre Fähigkeit anzudocken, bei den Probanden ohne Schlaf sichtlich reduziert. Um weiter zu untersuchen, wie Schlaf die T-Zellfunktion beeinflusst, wurde zudem Blutplasma von schlafenden sowie von wach gebliebenen Probanden entnommen. Dieses Plasma wurde für wenige Minuten auf isolierte T-Zellen gegeben. Stammte es von den Probanden ohne Schlaf, senkte es signifikant die Adhäsionsfähigkeit, verglichen mit dem Plasma der Probanden, die geschlafen hatten.

Aus welche Weise dies geschieht, welche Substanzen und Vorgänge daran beteiligt sind, dass die Adhäsionsfähigkeit der T-Zellen eingeschränkt wird, zeigten die Forscher in weiteren Experimenten. Dabei wurde deutlich, dass einige der dafür verantwortlichen Substanzen im Körper bei chronischem Stress und Krebs ebenfalls deutlich erhöht sind. Das belegt eindrucksvoll, dass diese wichtigen Erkenntnisse auch außerhalb der Schlafforschung klinische Relevanz haben. Sie könnten erklären, warum das Immunsystem bei manchen Erkrankungen unterdrückt ist. Insgesamt zeigen die Ergebnisse einen möglichen, grundlegenden Mechanismus, über den der Schlaf uns beim alltäglichen Kampf gegen Infektionen unterstützt.[7]

Schlafhygiene

Rund ein Drittel der deutschen Bevölkerung leidet an Schlafmangel oder Schlafstörungen. Die Betroffenen finden keinen erholsamen Schlaf, sind tagsüber müde und abgeschlagen. Schlecht einschlafen, nicht durchschlafen, endloses Grübeln, ruhelose Beine, Müdigkeit am Tag – Schlaflosigkeit kann viele Gesichter haben. Ebenso zahlreich sind die Ursachen, darunter Stress, beruflicher Ärger, private Probleme, Geldsorgen, Zukunftsängste oder Aufregung.

Im Hinblick auf einen guten Schlaf spielen Gewohnheiten eine große Rolle. Studien haben gezeigt, dass die Aneignung guter Gewohnheiten ein zentraler Bestandteil der Gesundheit ist. Die Entwicklung nachhaltiger und vorteilhafter Routinen führt dazu, dass sich gesunde Verhaltensweisen fast automatisch einstellen und einen kontinuierlichen Prozess mit positiver Verstärkung erzeugen. Im Gegensatz dazu können sich schlechte Gewohnheiten verfestigen, selbst wenn sie spürbar negative Folgen haben.

Glücklicherweise haben wir Menschen die besondere Fähigkeit, unsere Gewohnheiten in den Dienst unserer langfristigen Interessen zu stellen. Der Aufbau einer Umgebung und einer Reihe von Routinen, die unsere Ziele fördern, zahlt sich dabei wirklich aus. Das betrifft auch die Schlafhygiene, die Umgebung und Gewohnheiten mit einschließt. Hier etwas zu verändern, kann den Weg für eine höhere Schlafqualität und eine bessere allgemeine Gesundheit ebnen. Dies ist meistens einfacher als gedacht. Die folgenden Schlafhygiene-Tipps helfen Ihnen dabei, zu einem gesunden Schlafrhythmus und zu besserem Schlaf zu finden.

Tipps zur Schlafhygiene
Tipp 1: Machen Sie es sich bequem.
Dazu tragen ein bequemes Bett, bequeme, angepasste Schlafkleidung sowie eine Schlafzimmertemperatur von etwa 18 Grad Celsius bei.

Tipp 2: Entdecken Sie die dunkle Seite der Nacht.
Wenn frühmorgens die Sonne rauskommt, könnte ein dunkler Vorhang oder eine Schlafbrille den Schlaf verlängern.

Tipp 3: Stellen Sie Ihr Smartphone in den Nachtmodus.
Das Licht von Smartphones und Tablets ist genauso hinderlich wie Tageslicht. Grund ist der hohe Blaulichtanteil in den Displays, der die Produktion von Melatonin im Gehirn hemmt.

Tipp 4: Kommen Sie zur Ruhe.
Aufwühlende Tätigkeiten vor dem Schlafengehen können ebenfalls kontraproduktiv sein. Dazu zählen sportliche Aktivitäten, mitreißende Computerspiele oder spannende Filme.

Tipp 5: Schaffen Sie sich ein Einschlafritual.
Das können etwa regelmäßige Bettgehzeiten, Entspannungsübungen oder eine Tasse beruhigender Hopfentee sein.

Tipp 6: Verzichten Sie vor dem Schlafengehen auf Alkohol, Koffein und schweres Essen.
Ein gelegentliches Glas Wein am Abend kann dem Einschlafen durchaus zuträglich sein. Zu viel Alkohol verhindert allerdings das Durchschlafen, zudem stört schweres Essen den Schlaf, weil der Körper viel arbeiten muss, um zu verdauen.
Koffein ist der Gegenspieler des schlaffördernden Adenosins, weil Koffein die gleichen Rezeptoren belegt wie Adenosin und dadurch die Müdigkeit hemmt.

Tipp 7: Verzichten Sie auf den Mittagsschlaf.
Ein kleiner Powernap von zehn Minuten ist erlaubt.

Tipp 8: Bewegen Sie sich an der frischen Luft.
Schlafprobleme können auch entstehen, wenn tagsüber durch Bewegungsmangel die Ausschüttung des schlaffördernden Adenosins nicht genug gefördert wird.

Nachwort

Wir haben gesehen, wie sich das Immunsystem des Menschen über viele Jahrtausende im ständigen Austausch und Widerstreit mit der Natur entwickelt hat. Wie es dadurch immer effektiver und besser geworden ist und wie es sich an ständig neue Erfordernisse anpassen konnte. Diese biologische Meisterleistung sollten wir mit großer Hochachtung und Demut betrachten. In jeder Schwangerschaft, bei jedem Neugeborenen und Kleinkind findet dieser Prozess sozusagen im Zeitraffer statt, und am Ende entsteht idealerweise dieses komplexe und vielschichtige Wunderwerk der Natur, unser Immunsystem.

Im Kindes- und Jugendalter bildet sich das Kernstück des Immunsystems, die spezifische Immunabwehr. Ob durch die Kontakte mit Geschwistern, in der Krabbelgruppe, Kindertagesstätte oder Schule, neue Erreger bestürmen permanent das noch reifende Immunsystem der Kinder. Dieses lernt beständig und speichert das Erlernte sorgfältig ab. Wenn ein Kind zehn Jahre alt ist, erkennt sein Immunsystem bereits die am häufigsten vertretenen Erreger der Umwelt, die »üblichen Verdächtigen«, und die Infekte reduzieren sich allmählich auf Erwachsenenniveau.

Doch bleibt das ohne unser Zutun bis ins hohe Alter so? Die ersten Veränderungen beginnen schon mit dem Ende der Pubertät. Dann fängt die Thymusdrüse an, sich langsam zurückzubilden, obwohl das Immunsystem dieser jungen Erwachsenen meist noch sehr leistungsfähig ist. Insgesamt lassen die Abwehrkräfte in den folgenden Jahren langsam nach, wobei dieser Prozess individuell sehr unterschiedlich verlaufen kann. Wie wir aus Studien wissen, steht der Zustand unseres Immunsystems mit anderen Gesundheitsparametern in wechselseitiger Beziehung. Ein fitter 60-Jähriger kann demnach über bessere Abwehrkräfte verfügen als ein unfitter 40-Jähriger. Abhängig vom Lebensstil kann das Immunsystem sozusagen vor uns altern. Wenn ein Mensch mit einem vergleichsweise geschwächten Immunsystem in den Alterungsprozess startet, wird sich das Nachlassen der Abwehrkräfte entsprechend früh bemerkbar machen. Das beruht auch darauf, ob jemand in jungen Jahren viele oder nur wenige Infektionen überstanden hat.

Bei einigen Menschen altert das Immunsystem schneller, wohingegen es bei anderen erstaunlich lange fit bleibt. Immer mehr 100-Jährige sind ein lebender Beweis dafür, dass ein relativ robustes Immunsystem selbst im Alter möglich ist. Das Geheimnis ihrer vergleichsweise jugendlichen Helferzellen ist aber noch nicht gelüftet. Die Welt des alternden Immunsystems bleibt also weiterhin eine wundersam komplizierte. Trotzdem sollten wir nach Möglichkeit unser Immunsystem pflegen und das unserer Kinder und Enkel trainieren. Im Alter profitieren alle davon.

Danksagung

Danken möchte ich zuallererst meiner tollen Familie, meiner Frau und meinen Kindern, die mich beim Schreiben des Buches stets unterstützt und motiviert haben. Auch danken möchte ich allen Personen, die mich in meinem Berufsleben als Arzt in die Geheimnisse des Immunsystems eingeweiht und mir dessen Bedeutung bewusst gemacht haben. Das schließt auch meine Patienten ein, die sich mir anvertraut haben mit ihren gesundheitlichen Problemen und die mich immer wieder herausgefordert haben, mich mit immunologischen Themen zu beschäftigen. Mein ausdrücklicher Dank gilt dem Verlag, der mir dieses spannende und wichtige Thema anvertraut hat, in Person der Programmleiterin Sabine Jaenicke und des Lektors Andreas Klaus. Durch das sehr engagierte und empathische Lektorat meiner Redakteurin Martina Darga hat das Manuskript die erforderliche Dichte und Stringenz erhalten, und deshalb gebührt ihr mein ganz besonderer Dank.

Anmerkungen

Das Immunsystem verstehen

Entwicklung und Aufbau des Immunsystems

1 Mölling, Karin: *Supermacht des Lebens. Reisen in die erstaunliche Welt der Viren.* München 2021.
2 Murphy, K.M., Travers, P., Walport, M.: *Janeway Immunologie.* Heidelberg 2014.
3 Klein, L. et. al.: »Autophagy in Thymic epithelium shapes T-cell repertoire and is essential for tolerance«. *Nature.* Advance Online Publication, DOI: 10.1038/nature07208
4 Gollwitzer, E.S., Marsland, B.J.: »Impact of Early-Life Exposures on Immune Maturation and Susceptibility to Disease«. *Trends in Immunology* 36 (2015) 684–696.
5 Guleria, I., Sayegh, M.H.: »Maternal acceptance of the fetus: true human tolerance«. *Journal of Immunology.* 178 (2007) 3345–3351.
6 Gollwitzer, E.S., Marsland, B.J.: »Impact of Early-Life Exposures on Immune Maturation and Susceptibility to Disease«. *Trends in Immunology* 36 (2015) 684–696.
7 Simon, A.K., Hollander, G.A., McMichael, A.: »Evolution of the immune system in humans from infancy to old age«. *Proceedings of the Royal Society of London Biology* 282 (2015) 1–9.
8 Gollwitzer, E.S., Marsland, B.J.: »Impact of Early-Life Exposures on Immune Maturation and Susceptibility to Disease«. *Trends in Immunology* 36 (2015) 684–696.
Goenka, A., Kollmann, T.R.: »Development of immunity in early life«. *Journal of Infection* 71 (2015) 112–120.
9 Basha, S., Surendran, N., Pichicero, M.: »Immune Response in Neonates«. *Expert Review of Clinical Immunology* 10 (2014) 1171–1184.
Edmond, K.M. et al.: »Delayed breastfeeding initiation increases risk of neonatal mortality«. *Pediatrics* 117 (2006) 380–386.
10 Wang, J., Sampson, H.A.: »Food allergy«. *Journal of Clinical Investigation* 121 (2011) 827–835.

Immunsystem und Darm

1 Möndel, M. et al.: »Probiotic E. coli treatment mediates antimicrobial human ß-Defensin synthesis and fecal excretion in humans«. *Mucosal Immunology* 2 (2009) 166.

2 Gutiérrez-Castrellón, P., Gandara-Martí, T., Abreu, Y., Abreu, A.T., Nieto-Rufino, C.D., López-Orduña. E., Jiménez-Escobar, I., Jiménez-Gutiérrez, C., López-Velazquez, G., Espadaler-Mazo, J.: »Probiotic improves symptomatic and viral clearance in Covid19 outpatients: a randomized, quadruple-blinded, placebo-controlled trial«. *Gut Microbes* 14(1) (Jan.–Dez. 2022) 2018899. DOI: 10.1080/19490976.2021.2018899

3 Round, J.L., Mazmanian, S.K.: »The gut microbiome shapes intestinal immune responses during health and disease«. *Nature Reviews Immunology* 9 (2009) 313–323.

Gilbert, J.A. et al.: »Current understanding of the human microbiome«. *Nature Medicine* 24(4) (10. Apr. 2018) 392–400.

4 Gensollen, T. et al.: »How colonization by microbiota in early life shapes the immune system«. *Science* 352 (2016) 539–544.

5 Round, J.L., Mazmanian, S.K.: »The gut microbiome shapes intestinal immune responses during health and disease«. *Nature Reviews Immunology* 9 (2009) 313–323.

Gensollen, T. et al.: »How colonization by microbiota in early life shapes the immune system«. *Science* 352 (2016) 539–544.

6 Gensollen, T. et al.: »How colonization by microbiota in early life shapes the immune system«. *Science* 352 (2016) 539–544.

Lax, S. et al.: »Longitudinal analysis of microbial interaction between humans and the indoor environment«. *Science* 345 (2014) 1048–1052.

7 Blalock, J.E.: »The immune system as the sixth sense«. *Journal of Internal Medicine* 257(2) (Febr. 2005) 126–38. DOI: 10.1111/j.1365-2796.2004.01441.x

Kipnis, J.: »Immune system: the ›seventh sense‹«. *Journal of Experimental Medicine* 215 (2018) 397–398.

8 Liang, S., Wu, X., Hu, X., Wang, T., Jin, F.: »Recognizing Depression from the Microbiota-Gut-Brain Axis«. *International Journal of Molecular Sciences* 19(6) (2018) 1592. DOI: 10.3390/ijms19061592

9 Bayliss, W.M., Starling, E.H.: »The movements and innervation

of the small intestine«. *The Journal of Physiology* 24(2) (1899) 99–143. DOI: 10.1113/jphysiol.1899.sp000752

10 Goyal, R.K., Hirano, I.: »The enteric nervous system«. *New England Journal of Medicine.* 334(17) (25.Apr. 1996) 1106–15. DOI: 10.1056/NEJM199604253341707. Erratum in: *New England Journal of Medicine* 335(3) (18.Juli 1996) 215.

Teamarbeit und Training

1 Slavich, G.M.: »Psychoneuroimmunology of stress and mental health«. In: Harkness, K.L., Hayden, E.P. (Hrsg.): *The Oxford Handbook of Stress and Mental Health.* New York 2020, S.519–546.
2 Schaller, M. et al.: »Mere visual perception of other people's disease symptoms facilitates a more aggressive immune response«. *Psychological Science* 21 (2010) 649–652.
3 Walburn, J. et al.: »Psychological stress and wound healing in humans: a systematic review and meta-analysis«. *The Journal of Psychosomatic Research* 67 (2009) 253–271.

Viren, Gene und Immunsystem

1 Ryan, F.: *Virolution – Die Macht der Viren in der Evolution.* Heidelberg 2010.
2 Zhang, L. et al.: »Reverse-transcribed SARS-CoV-2 RNA can integrate into the genome of cultured human cells and can be expressed in patient-derived tissues«. *Proceedings of the National Academy of Sciences* 118(21) (Mai 2021) e2105968118. DOI: 10.1073/pnas.2105968118
3 Cagliani, R., Mozzi, A., Pontremoli, C., Sironi, M.: »Evolution and Origin of Human Viruses«. *Virology* (2021), Kap. 8. DOI: 10.1002/9781119818526.ch8
4 Bosch, T.C.G.: »Komplexe Lebensgemeinschaften mit Bakterien: Das Prinzip Metaorganismus«. *CAS* 15 (2019).
Baedke, J., Fábregas-Tejeda, A., Nieves Delgado, A.: »The holobiont concept before Margulis«. *Journal of Experimental Zoology*, Part B: »Molecular and Developmental Evolution«, 334(3) (2020) 149–155.
Guerrero, R., Margulis, L., Berlanga, M.: »Symbiogenesis: the holobiont as a unit of evolution«. *International Microbiology*, 16(3) (2013) 133–143.

Im Zeitalter der Pandemien

1 »Alexandre Yersin, Entdecker des Pesterregers« (Geburtstag 22.09.1863). WDR ZeitZeichen am 22.09.2013, WDR 5. Verfügbar bis 20.09.2053.
https://wdrmedien-a.akamaihd.net/medp/podcast/weltweit/fsk0/21/217608/wdrzeitzeichen_2013-09-22_alexandreyersinentdeckerdespesterregersgeburtstag22091863_wdr5.mp3

2 Mendelsohn, J.A.: »From eradication to equilibrium: How epidemics became complex after World War I«. In: Lawrence, C., Weisz, G. (Hrsg.): *Greater than the parts: Holism in biomedicine, 1921–1950*. Oxford 1998, S. 303–331.

3 Institute of Medicine (US) Committee on Emerging Microbial Threats to Health, Lederberg, J., Shope, R.E., Oaks, S.C.Jr. (Hrsg.): *Emerging Infections: Microbial Threats to Health in the United States*. Washington 1992. DOI: 10.17226/2008

4 Honigsbaum, M.: »›Tipping the Balance‹: Karl Friedrich Meyer, latent infections, and the birth of modern ideas of disease ecology«. *Journal of the History of Biology* 49(2) (2016) 261–309. DOI: 10.1007/s10739–015–9430–7

5 Dubos, R.J.: *Mirage of health: Utopias, progress, and biological change*. New Brunswick 1959/1996.

6 Dubos, R.J: »Symbiosis between the earth and humankind«. *Science* 193(4252) (1976) 459–462. DOI: 10.1126/science.193.4252.459

7 Dubos, R.J.: »The evolution of infectious diseases in the course of history«. *Canadian Medical Association Journal.* 79(6) (1958) 445–451.

8 Dubos, R.J.: »Pasteur's dilemma – The road not taken«. *ASM News.* 40(9)(1074) 703–709.

9 Schmiedel, V.: »Die Mikrobe ist nichts, das Milieu ist alles!«. *Erfahrungsheilkunde* 69(04) (2020) 193. DOI: 10.1055/a-1158-4256

10 Sangodeyi, F.: *René Dubos and the emerging science of human microbial ecology*. Research reports, Rockefeller Archive Center 2012.

11 https://www.gesundheitsforschung-bmbf.de/de/sars-und-mers-relevanz-fur-die-covid-19-pandemie-11152.php (abgerufen am 27.02.2022)

12 https://www.rki.de/DE/Content/Infekt/Krankenhaushygiene/

Erreger_ausgewaehlt/SARS/SARS_pdf_07.pdf?__blob=publicationFile (abgerufen am 27.02.2022)

https://www.bag.admin.ch/bag/de/home/krankheiten/ausbrueche-epidemien-pandemien/vergangene-epidemien-pandemien/sars-2003-04-weltweit.html (abgerufen am 27.02.2022)

13 Souilmi, Y. et al.: »An ancient viral epidemic involving host coronavirus interacting genes more than 20,000 years ago in East Asia«. *Current Biology* 31 (16) (2021) 3504–3514, R973-R1016.

Einfluss von Emotionen

1 Crook, J.M., Murphy, I., Carter, D.P. et al.: »Metagenomic identification of a new sarbecovirus from horseshoe bats in Europe«. *Scientific Reports* 11 (2021) 14723. https://doi.org/10.1038/s41598-021-94011-z

2 Honigsbaum, M.: *Das Jahrhundert der Pandemien. Eine Geschichte der Ansteckung von der Spanischen Grippe bis Covid-19*. München 2021.

Frauen, Männer und der Duft des Immunsystems

1 Boehm, T., Zufall, F.: »MHC peptides and the sensory evaluation of genotype«. *Trends in Neurosciences* 29 (2006) 100–107.
Leinders-Zufall, T., Ishii, T., Mombaerts, P., Zufall, F., Boehm, T.: »Structural requirements for the activation of vomeronasal sensory neurons by MHC peptides«. *Nature Neuroscience* 12 (2009) 1551–1558.

2 Milinski, M., Croy, I., Hummel, T., Boehm, T.: »Major histocompatibility complex peptide ligands as olfactory cues in human body odour assessment«. *Proceedings of the Royal Society B: Biological Sciences* 280 (2013) 20122889. https://doi.org/10.1098/rspb.2012.2889

3 Leinders-Zufall, T., Brennan, P., Widmayer, P., Chandramani, S.P., Maul-Pavicic, A., Jäger, M., Li, X.-H., Breer, H., Zufall, F., Boehm, T.: »MHC Class I Peptide as Chemosensory Signals in the Vomeronasal Organ«. *Science* 306 (2004) 1033–1037.

4 Spehr, M., Kelliher, K.R., Li, X.-H., Boehm, T., Leinders-Zufall, T., Zufall, F.: »Essential Role of the Main Olfactory System in Social Recognition of Major Histocompatibility Complex Peptide Ligands«. *The Journal of Neuroscience* 26 (2006) 1961–1970.

5 Boehm, T.: »Co-evolution of a primordial peptide-presentation system and cellular immunity«. *Nature Reviews Immunology* 6 (2006) 79–84.
6 Milinski, M., Griffiths, S., Wegner, K.M., Reusch, T.B.H., Haas-Assenbaum, A., Boehm, T.: »Mate choice decision of stickleback females predictably modified by MHC peptide ligands«. *Proceedings of the National Academy of Sciences of the United States of America* 102 (2005), 4414–4418.

Aeschlimann, P.B., Häberli, M.A., Reusch, T.B.H., Boehm, T., Milinski,M.: »Female sticklebacks Gasterosteus aculeatus use self-reference to optimize MHC allele number during mate selection«. *Behavioral Ecology and Sociobiology* 54(2) (2003) 119–126.

7 Boehm, T.: »Sensory Biology«. *Nature* 496 (2013) 304–305.
8 Milinski, M., Croy, I., Hummel, T., Boehm, T.: »Major histocompatibility complex peptide ligands as olfactory cues in human body odour assessment«. *Sciences* 280 (2013) 20122889.
9 Brodin, P., Davis, M.M.: »Human immune system variation«. *Nature Reviews Immunology*. 17(1) (Jan. 2017) 21–29. DOI: 10.1038/nri.2016.125
10 Buchenau, P., Lackerbauer, I.: *Männerschnupfen*. Berlin 2016.
11 Furman, D. et al.: »Biomarkers of sex differences in vaccine responses«. *Proceedings of the National Academy of Sciences* 111(2) (Jan 2014) 869–874. DOI: 10.1073/pnas.1321060111

Fink, A.L. et al.: »Biological sex affects vaccine efficacy and protection against influenza in mice«. *The Proceedings of the National Academy of Science* 115(49) (2018) 12477–12482. https://doi.org/10.1073/pnas.1805268115

12 Klein, S.L.: »Sex influences immune responses to viruses, and efficacy of prophylaxis and treatments for viral diseases.« *Bioessays* 34(12) (Dez. 2012) 1050–9. DOI: 10.1002/bies.201200099

Ruggieri, A., Anticoli, S., D'Ambrosio, A., Giordani, L., Viora, M.: »The influence of sex and gender on immunity, infection and vaccination«. *Annali dell'Istituto Superiore di Sanità* 52(2) (2016) 198–204. DOI: 10.4415/ANN_16_02_11

https://www.academia-net.org/news/appetite-suppressant-for-scavenger-cells/1172535 (abgerufen am 28.05.2022)

13 Özgör, L.: »Angeborene Störungen des Immunsystems – Es ist

nicht immer der krasse T-Zell-Defekt«. *Pädiatrie* 33 (2021) 54–55. https://doi.org/10.1007/s15014-021-3901-4

14 Durlanik, S., Thiel, A.: »Requirement of immune system heterogeneity for protective immunity«. *Vaccine* 33(40) (29. Sept. 2015) 5308–12. DOI: 10.1016/j.vaccine.2015.05.096

15 Brodin, P., Davis, M.M.: »Human immune system variation«. *Nature Reviews Immunology* 17(1) (2017) 21–29. DOI: 10.1038/nri.2016.125

Klein, S.L., Pekosz, A.: »Sex-based biology and the rational design of influenza vaccination strategies«. *The Journal of Infectious Diseases* 209 (Suppl 3) (2014) S114-S119. DOI: 10.1093/infdis/jiu066

16 Migliore, L., Nicolì, V., Stoccoro, A.: »Gender Specific Differences in Disease Susceptibility: The Role of Epigenetics«. *Biomedicines* 9(6) (2021) 652. DOI: 10.3390/biomedicines9060652

Viveiros, A., Rasmuson, J., Vu, J., Mulvagh, S.L., Yip, C.Y. Y, Norris, C.M., Oudit, G.Y.: »Sex differences in COVID-19: candidate pathways, genetics of ACE2, and sex hormones«. *The American Journal of Physiology – Heart and Circulatory Physiology.* 320(1) (2021) H296-H304. DOI: 10.1152/ajpheart.00755.2020

Das Immunsystem stärken

Bewegung

1 Proper, K.I. et al.: »Dose-response relation between physical activity and sick leave.« *British journal of sports medicine* 40(2) (2006) 173–8. DOI: 10.1136/bjsm.2005.022327

2 Baum, M., Liesen, H.: »Erschöpfende Intervallbelastung als Auslöser von Aktivierungen des Immun- und Gerinnungssystems«. *Deutsche Zeitschrift für Sportmedizin* 44 (1993) 423–428.

Baum, M., Liesen, H., Enneper, J.: »Leucocytes, lymphocytes, activation parameters and cell adhesion molecules in middle-distance runners under different training conditions«. *International Journal of Sports Medicine* 15 (1994) 122–126.

Baum, M., Liesen, H.: »Activation of the immune system by acute and repeated physical exercise«. *Immunobiology* 191 (1994) 172.

3 Drenth, J.P.H., Um van, S.H.M., Deuren van, M., Pesman, G.J., Ven-Jongekrieg van der, J., Meer van der, J.W.M.: »Endurance run increases circulating IL-6 and IL1ra but downregulates ex vivo

TNF-a and IL-1b production«. *Journal of Applied Physiology* 79 (1996) 1497–1503.

Dufaux, B., Order, U.: »Plasma elastase-alpha1-antitrypsin, neopterin, TNF, and s-IL2-R after prolonged exercise«. *International Journal of Sports Medicine* 10 (1989) 434–439.

Fehr, H.G., Lötzerich, H., Michna, H.: »Human macrophage function and physical exercise: phagocytic and histochemical studies«. *European Journal of Applied Physiology and Occupational Physiology* 58 (1989) 613–617.

4 Peters, E.M., Bateman, E.D.: »Ultramarathon running and upper respiratory tract infections«. *South African Medical Journal* 64 (1983) 582–584.

5 Schumann, U., Abendroth, D., Zügel, M., Bosnyák, E., Steinacker, J.M. (2015). »Erhöhte Kynureninspiegel in Patienten mit Übertrainingssyndrom«. *Deutsche Zeitschrift für Sportmedizin* 66(7–8) (2015) 178.

6 Hack, V., Strobel, G., Rau, J.P., Weicker, H.: »The effect of maximal exercise on the activity of neutrophil granulocytes in highly trained athletes in a moderate training period«. *European Journal of Applied Physiology* 65 (1992) 520–524.

Heath, G.W., Ford, E., Craven, T.E., Macera, C.A., Jackson, K.L., Pate, R.R.: »Exercise and the incidence of upper respiratory tract infections«. *Medicine and Science in Sports and Exercises* 23 (1991) 152–157.

7 Baum, M., Liesen, H.: »Sport und Immunsystem«. *Deutsches Ärzteblatt* 95 (Heft 10) (1998) A–538–541.

8 Churchill, W.: *My Early Life*. London 2013.

9 Mooren, F., Reimers, C.D. (Hrsg.): *Praxisbuch Sport in Prävention und Therapie*. München 2018.

10 Deutschlandfunk Kultur, aus der Sendung »Sport ist Mord« von Matthias Hanselmann am 09.04.2017. https://www.deutschlandfunkkultur.de/sport-ist-mord-no-sports-100.html (abgerufen am 14.03.2022)

Ernährung

1 Valles-Colomer, M., Bacigalupe, R., Vieira-Silva, S., Suzuki, S., Darzi, Y., Tito, R.Y., Yamada, T., Segata, N., Raes, J., Falony, G.: »Variation and transmission of the human gut microbiota across

multiple familial generations«. *Nature Microbiology* 7(1) (2022) 87–96. DOI: 10.1038/s41564-021-01021-8

Vandegrift, R., Bateman, A.C., Siemens, K.N., Nguyen, M., Wilson, H.E., Green, J.L., van den Wymelenberg, K.G., Hickey, R.J.: »Cleanliness in context: reconciling hygiene with a modern microbial perspective«. *Microbiome* 5(1) (14.Juli 2017) 76. DOI: 10.1186/s40168-017-0294-2. PMID: 28705228; PMCID: PMC5513348

2 Deleu, S., Machiels, K., Raes, J., Verbeke, K., Vermeire, S.: »Short chain fatty acids and its producing organisms: An overlooked therapy for IBD?«. *EBioMedicine* (April 2021) 66:103293. DOI: 10.1016/j.ebiom.2021.103293

3 Final Report Summary – NU-AGE (New dietary strategies addressing the specific needs of elderly population for an healthy ageing in Europe); https://cordis.europa.eu/project/id/266486/reporting (abgerufen 28.03.2022).

Power, S.E., Jeffery, I.B., Ross, R.P. et al.: »Food and nutrient intake of Irish community-dwelling elderly subjects: Who is at nutritional risk?«. *The Journal of Nutrition Health and Aging* 18 (2014) 561–572. https://doi.org/10.1007/s12603-014-0449-9

4 Mai, K.: »Mit mediterraner Ernährung sinkt das Diabetesrisiko«. *Info Diabetologie* 8 (2014) 21–22. https://doi.org/10.1007/s15034-014-0508-7

Kromhout, D., Menotti, A., Blackburn, H. (Hrsg.): *Prevention of coronary heart disease. Diet, lifestyle and risk factors in the Seven Countries Study*. Norwell MA 2002.

Koj, A., Dulak, J. (Hrsg.): »Potential new nutraceuticals and their current role in the Mediterranean diet«. *Journal of Physiology and Pharmacology* 56 (Suppl. 1) (2005) 3–231.

de Lorgeril, M., Salen, P., Martin, J.L. et al.: »Mediterranean diet, traditional risk factors, and the rate of cardiovascular complications after myocardial infarction: final report of the Lyon Diet Heart Study«. *Circulation* 99(6) (1999) 779–785.

Spiller, G.A. (Hrsg.): *The Mediterranean diet in health and disease*. New York 1991.

Keys, A. (Hrsg.): »Seven Countries Study«. *Circulation* XLI4, Suppl. 1 (1970) 3–198.

5 Park, Y., Subar, A.F., Hollenbeck, A., Schatzkin, A.: »Dietary

fiber intake and mortality in the NIH-AARP diet and health study«. *Archives of Internal Medicine* 171(12) (27.Juni 2011) 1061–8. DOI: 10.1001/archinternmed.2011.18

6 Bosman, S., Paul, A.: *Vegetarisch vollwertig kochen: Leichte und genussvolle Gerichte (Naturheilkunde für Zuhause).* Essen 2021. Dies.: *Vegetarisch vollwertig kochen (Naturheilkunde für Zuhause).* Essen 2014.

7 Willett, W., Rockström, J., Loken, B. et al.: »Food in the Anthropocene: the EAT–Lancet Commission on healthy diets from sustainable food systems«. *The Lancet* 2019. Online veröffentlicht am 16.Jan. 2019, http://dx.doi.org/10.1016/S0140-6736(18)31788-4

8 Whitmee, S., Haines, A., Beyrer, C. et al.: »Safeguarding human health in the Anthropocene epoch: report of The Rockefeller Foundation-Lancet Commission on planetary health«. *The Lancet* 386 (2015) 1973–2028.

9 Willett, W., Rockström, J., Loken, B. et al.: »Food in the Anthropocene: the EATLancet Commission on healthy diets from sustainable food systems«. *The Lancet* 393 (2019) 447–92.
Deutsche Gesellschaft für Ernährung e.V. (Hrsg.): *Vollwertig essen und trinken nach den 10 Regeln der DGE.* (Ausführliche Version). Bonn 2018.
von Koerber, K., Männle, T., Leitzmann, C.: *Vollwert-Ernährung.* Stuttgart 2004.
Spitzmüller, E.-M.; Pflug-Schönfelder, K., Leitzmann, C.: *Ernährungsökologie. Essen zwischen Genuss und Verantwortung.* Heidelberg 1993.
Leitzmann, C.: »Nutrition ecology«. *The American Journal for Clinical Nutrition* 78(3 Suppl.) 2003 657S–659S

10 https://www.global2000.at/sites/global/files/Superfoods_Test.pdf (abgerufen am 23.05.2022)

11 https://www.verbraucherzentrale.de/wissen/lebensmittel/gesundernaehren/superfood-diese-alternativen-sind-gesund-und-guenstig-28021 (abgerufen am 23.05.2022)

12 Rampp, T., Pork, S.: *Gesund durch Fasten.* München 2017.

13 Longo, V.D., Di Tano, M., Mattson, M.P., Guidi, N.: »Intermittent and periodic fasting, longevity and disease«. *Nature Aging* 1(1) (2021) 47–59. DOI: 10.1038/s43587–020–00013–3

14 https://gero.usc.edu/2020/04/22/fasting-mimicking-diet-immune-system-function/ (abgerufen am 30.05.2022)
15 https://gero.usc.edu/2019/04/18/eat-less-live-longer-the-science-of-fasting-and-longevity/ (abgerufen am 30.05.2022)
16 Kugelberg, E.: »Starving inflammation«. *Nature Reviews Immunology* 15 (2015) 199. https://doi.org/10.1038/nri3832
17 Youm, Y.H., Nguyen, K., Grant, R. et al.: »The ketone metabolite β-hydroxybutyrate blocks NLRP3 inflammasome–mediated inflammatory disease«. *Nature Medicine* 21 (2015) 263–269. https://doi.org/10.1038/nm.3804
18 Furman, D., Campisi, J., Verdin, E. et al.: »Chronic inflammation in the etiology of disease across the life span«. *Nature Medicine* 2 (2019) 1822–1832. https://doi.org/10.1038/s41591-019-0675-0

Atmung

1 Simona, S. et al.: »First-Breath-Induced Type 2 Pathways Shape the Lung Immune Environment«. *Cell Reports* 18(8) (2017) 1893–1905. https://doi.org/10.1016/j.celrep.2017.01.071. https://www.sciencedirect.com/science/article/pii/S2211124717301419
2 Song, P.: »Abnormal kynurenine pathway of tryptophan catabolism in cardiovascular diseases«. *Cellular and Molecular Life Science* 74(16) (2017) 2899–2916. DOI: 10.1007/s00018-017-2504-2
Wang, Q. et al.: »Deregulated tryptophan-kynurenine pathway is linked to inflammation, oxidative stress, and immune activation pathway in cardiovascular diseases«. *Frontiers in Bioscience* (Landmark Ed).; 20 (2016) 1116–1143.
3 Staats, R. et al.: »Der Einfluss schlafbezogener Atmungsstörungen auf das zytotoxische Immunsystem. Klinische Relevanz oder molekularbiologische Spielerei?«. *Pneumologie* (2006); 60 – A29. DOI: 10.1055/s-2006-943021
4 Paul, A., Kerckhoff, A.: *Bewusst atmen – besser leben! – Mit der Kraft des Atmens zu mehr Ruhe und Wohlbefinden.* Essen 2014.

Naturerleben und Waldbaden

1 https://www.schleswigholstein.de/DE/Fachinhalte/G/gesundheitsland/gesundheitsland_LubeckerModellBewegungswelten.html (abgerufen 14.03.2022)

2 Breitmaier, E.: *Terpene*. Stuttgart 1999.
3 Roth, L.: *Terpene, Terpentinöl*. Landsberg 2001.

Aromatherapie

1 Hansson, B.: *Die Nase vorn. Eine Reise in die Welt des Geruchssinns*. Frankfurt am Main 2021.
2 Hillert, G.: *Ätherische Öle. Duftende Begleiter für Gesundheit und Wohlbefinden*. Essen 2018.
3 Moriyama, M., Hugentobler, W.J., Iwasaki, A.: »Seasonality of Respiratory Viral Infections«. *Annual Revue of Virology* 7(1) (29. Sept. 2020) 83–101. DOI: 10.1146/annurev-virology-012420-022445
4 Cantorna, M.T., Snyder, L., Lin, Y.D., Yang, L.: »Vitamin D and 1, 25 (OH) 2D regulation of T cells«. *Nutrients* 7/4 (2015) 3011–3021.
5 Kalemba, D.A.A.K., Kunicka, A.: »Antibacterial and antifungal properties of essential oils«. *Current medicinal chemistry* 10(10) (2003) 813–829.
6 Peterfalvi, A., Miko, E., Nagy, T., Reger, B., Simon, D., Miseta, A., Czéh, B., Szereday, L.: »Much More Than a Pleasant Scent: A Review on Essential Oils Supporting the Immune System«. *Molecules* 24(24) (2019) 4530.
7 Rahimi, H., Nakhaei, M., Mehrpooya, N., Hatami, S.M., Vagharseyyedin, S.A.: »The Effect of Inhaling the Aroma of Rosemary Essential Oil on the Pre-Hospital Emergency Personnel Stress and Anxiety: A Quasi-Experimental Study«. *Modern Care Journal* 16(3) (2019) e95082. DOI: 10.5812/modernc.95082
8 Gelmini, F., Belotti, L., Vecchi, S., Testa, C., Beretta, G.: »Air dispersed essential oils combined with standard sanitization procedures for environmental microbiota control in nosocomial hospitalization rooms«. *Complementary Therapies in Medicine* 25 (2016) 113–119.
9 »Maßnahmen für ein starkes Immunsystem«, Redaktion Natur und Medizin e.V., veröffentlicht am 19.03.2020, https://www.naturundmedizin.de/massnahmen-fuer-ein-starkes-immunsystem (abgerufen am 30.5.2022).
10 Rovesti, P., Colombo, E.: »Aromatherapy and aerosols«. *Soap, Perfumery and Cosmetics* 46 (1973) 475–477.

Lehrner, J., Marwinski, G., Lehr, S., Jöhren, P., Deecke, L.: »Ambient odors of orange and Lavender reduce anxiety and improve mood in a dental office«. *Physiology & behavior*. 86 (2005) 92–5. DOI: 10.1016/j.physbeh.2005.06.031.

11 Serafino, A., Vallebona, P.S., Andreola, F., Zonfrillo, M., Mercuri, L., Federici, M., Raci, G., Garaci, E., Pierimarchi, P.: »Stimulatory effect of Eucalyptus essential oil on innate cell-mediated immune response«. *BMC Immunology* 9(1) (2009) 17.

12 Peterfalvi, A., Miko, E., Nagy, T., Reger, B., Simon, D., Miseta, A., Czéh, B., Szereday, L.: »Much More Than a Pleasant Scent: A Review on Essential Oils Supporting the Immune System«. *Molecules* 24(24) (2019) 4530.

13 Miguel, M.G., Gago, C., Antunes, M.D., Lagoas, S., Faleiro, M.L., Megías, C., Cortés-Giraldo, I., Vioque, J., Figueiredo, A.C.: »Antibacterial, antioxidant, and antiproliferative activities of Corymbia citriodora and the essential oils of eight Eucalyptus species«. *Medicines* 5(3) (2018) 61.

14 Tadtong, S., Kamkaen, N., Watthanachaiyingcharoen, R., Ruangrungsi, N.: »Chemical components of four essential oils in aromatherapy recipe«. *Natural Product Communications* 10(6) (2015) 1934578X1501000673.

https://anon.healthline.com/ (abgerufen am 14.04.2022)

15 Komiya, M., Takeuchi, T., Harada, E.: »Lemon oil vapor causes an anti-stress effect via modulating the 5-HT and DA activities in mice«. *Behavioural Brain Research* 172(2) (25. Sept. 2006) 240–9. DOI: 10.1016/j.bbr.2006.05.006

16 Peterfalvi, A., Miko, E., Nagy, T., Reger, B., Simon, D., Miseta, A., Czéh, B., Szereday, L.: »Much More Than a Pleasant Scent: A Review on Essential Oils Supporting the Immune System«. *Molecules* 24(24) (2019) 4530.

Ali, B., Al-Wabel, N. A., Shams, S., Ahamad, A., Khan, S. A., Anwar, F.: »Essential oils used in aromatherapy: A systemic review«. *Asian Pacific Journal of Tropical Biomedicine*, 5(8) (2015) 601–611.

17 Nascimento, N.R.F., Refosco, R.M.D.C., Vasconcelos, E.C.F., Kerntopf, M.R., Santos, C.F., Batista, F.J.A., de Sousa, C.M., Fonteles, M.C.: »1,8-Cineole induces relaxation in rat and guinea-pig airway smooth muscle«. *Journal of Pharmacy and Pharmacology* 61(3) (2009) 361–366.

Ali, B., Al-Wabel, N.A., Shams, S., Ahamad, A., Khan, S.A., Anwar, F.: »Essential oils used in aromatherapy: A systemic review. *Asian Pacific Journal of Tropical Biomedicine* 5(8) (2015) 601–611.
18 Rahimi, H., Nakhaei, M., Mehrpooya, N., Hatami, S.M., Vagharseyyedin, S.A.: »The Effect of Inhaling the Aroma of Rosemary Essential Oil on the Pre-Hospital Emergency Personnel Stress and Anxiety: A Quasi-Experimental Study«. *Modern Care Journal* 16(3) (2019) e95082. DOI: 10.5812/modernc.95082
19 Sandner, G., Heckmann, M., Weghuber, J.: »Immunomodulatory activities of selected essential oils«. *Biomolecules* 10(8) (2020) 1139.
Ali, B., Al-Wabel, N.A., Shams, S., Ahamad, A., Khan, S.A., & Anwar, F.: »Essential oils used in aromatherapy: A systemic review.« *Asian Pacific Journal of Tropical Biomedicine* 5(8) (2015) 601–611.
20 Nogueira, M.N.M., Aquino, S.G., Junior, C.R., Spolidório, D.M.P.: »Terpinen-4-ol and alpha-terpineol (tea tree oil components) inhibit the production of IL-1β, IL-6 and IL-10 on human macrophages«. *Inflammation research* 63(9) (2014) 769–778.

Gesundheitliche Abhärtung

1 Kneipp, Sebastian: *Meine Wasserkur*. Kempten 1886.
2 Knechtle, B., Waśkiewicz, Z., Sousa, C.V., Hill, L., Nikolaidis, P.T.: »Cold Water Swimming—Benefits and Risks: A Narrative Review«. *International Journal of Environmental Research and Public Health* 17(23) (2020) 8984. https://doi.org/10.3390/ijerph17238984
Kormanovski, A., Castañeda Ibarra, F., Lara Padilla, E., Campos Rodriguez, R.: »Resistance to respiratory illness and antibody response in open water swimmers during training and long distance swims«. *International Journal of Medical Sciences* 2 (2010) 80–87.
Siems, W.G., van Kuijk, F.J.G.M., Maass, R., Brenke, R.: »Uric acid and glutathione levels during short-term whole body cold exposure«. *Free Radical Biology & Medicine* 16 (1994) 299–305.
Siems, W., Brenke, R., Sommerburg, O., Grune, T.: »Improved antioxidative protection in winter swimmers«. *QJM : monthly journal of the Association of Physicians* 92 (1. Mai 1999) 193–8.
3 »Kneipp, Sebastian«. In: Gerabek, Werner E. u a.: *Enzyklopädie Medizingeschichte*. Berlin 2004, S. 766.

4 Kneipp, Sebastian: *So sollt ihr leben.* Kempten 1889.
Haug, C.: *Literaturübersicht und Beurteilung von Studien zum Wirksamkeitsnachweis der kneippschen Hydrotherapie* [Dissertation]. Ulm: Universität Ulm; 2003.
Stier-Jarmer, M., Throner, V., Kirschneck, M., Frisch, D., Schuh, A.: »Effects of Kneipp Therapy: A Systematic Review of Current Scientific Evidence (2000–2019) [Effekte der Kneipp-Therapie: Ein systematischer Review der aktuellen wissenschaftlichen Erkenntnisse (2000–2019)]. *Complementary Medicine Research* 28(2) (2021) 146–159. Deutsch: DOI: 10.1159/000510452

5 Goedsche, K., Forster, M., Kroegel, C., Uhlemann, C.: »Serielle Kaltwasserreize (Kneipp'scher Oberguss) bei Patienten mit chronisch obstruktiver Bronchitis (COPD)«. *Forschende Komplementärmedizin* 14(3) (2007) 158–66.

6 Hoekstra, S.P., Bishop, N.C., Faulkner, S.H., Bailey, S.J., Leicht, C.A.: »Acute and chronic effects of hot water immersion on inflammation and metabolism in sedentary, overweight adults«. *Journal of Applied Physiology* (1985). 125(6) (1. Dez. 2018) 2008–2018. DOI: 10.1152/japplphysiol.00407.2018

7 Behzadi, P., Ravanelli, N., Gravel, H., Barry, H., Debray, A., Chaseling, G.K., Jacquemet, V., Neagoe, P.-E., Nigam, A., Carpentier, A.C., Sirois, M.G., Gagnon, D.: »Acute effect of passive heat exposure on markers of cardiometabolic function in adults with type 2 diabetes mellitus«. *Journal of Applied Physiology* 132(5) (2022) 1154–1166.

Heilpflanzen

1 Winston, David, Maimes, Steven: *Adaptogene.* Rootenburg am Neckar 2019.
https://www.ema.europa.eu/en/documents/herbal-references/final-list-references-supporting-assessment-rhodiola-rosea-first-version_en.pdf (abgerufen am 30.05.2022).

2 https://www.ncbi.nlm.nih.gov/pubmed/30792375
https://www.ncbi.nlm.nih.gov/pmc/articles/PMC6402529/
(beide abgerufen am 30.05.2022).

3 https://www.ncbi.nlm.nih.gov/pubmed/10919970
(abgerufen am 22.05.2022).

4 https://scielo.conicyt.cl/scielo.php?pid=S0716-97602000000200004&script=sci_arttext&tlng=en
 (abgerufen am 22.05.2022).
5 https://www.sciencedirect.com/science/article/pii/S2210803314000633 (abgerufen am 30.05.2022).
6 https://www.ncbi.nlm.nih.gov/pmc/articles/PMC4909908/
 https://www.fasebj.org/doi/abs/10.1096/fj.05-4107com
 (beide abgerufen am 30.05.2022).
7 https://www.sciencedirect.com/science/article/pii/S0308814611013409
 https://pdfs.semanticscholar.org/51f1/7e3585e6ef2606782518e3fed3a1a82c376f.pdf
 http://www.phytojournal.com/archives/2015/vol4issue4/PartC/4-4-4.pdf
 https://www.ncbi.nlm.nih.gov/pubmed/15476301/
 https://www.ncbi.nlm.nih.gov/pmc/articles/PMC4378808/
 (alle abgerufen am 07.04.2022).
8 https://www.ncbi.nlm.nih.gov/pmc/articles/PMC3227803/
 https://www.ncbi.nlm.nih.gov/pubmed/768965
 https://www.ncbi.nlm.nih.gov/pubmed/19152656
 (alle abgerufen am 30.05.2022).
9 https://www.ncbi.nlm.nih.gov/pmc/articles/PMC4158298/ (abgerufen am 30.05.2022).
10 Cho, Y.K., Sung, H., Lee, H.J., Joo, C.H., Cho, G.J.: »Long-term intake of Korean red ginseng in HIV-1-infected patients: development of resistance mutation to zidovudine is delayed«. *International Immunopharmacology* 1(7) (2001) 1295–1305. https://doi.org/10.1016/S1567–5769(01)00061–3 (https://www.sciencedirect.com/science/article/pii/S1567576901000613)
11 https://www.florafarm.de/ginsengberatung (abgerufen am 04.04.2022).
12 http://www.itmonline.org/arts/hoshouwu.htm (abgerufen am 09.04.2022).
13 Hamburger, M., Hostettman, K.: »Bioactivity in plants: The link between phytochemistry and medicine«. *Phytochemistry* 30 (1991) 3864–74.
14 Bae, S.H., Kim, D.H., Bae, Y.S., Lee, K.J., Kim, D.W., Yoon, J.B., Hong, J.H., Kim, S.H.: »Toxische Hepatitis in Verbindung mit

Polygoni multiflori«. *The Korean Journal of Hepatology* 16(2) (2010) 182.

Wang, G.Q., Deng, Y.Q., Hou, F.Q.: »Overview of drug-induced liver injury in China«. *Clinical Liver Disease* 4 (2014) 26–9.

15 https://onlinelibrary.wiley.com/doi/abs/10.1111/j.1541-4337.2005.tb00073.x (abgerufen am 06.04.2022).

16 https://www.ncbi.nlm.nih.gov/pubmed/20378318 (abgerufen am 06.04.2022).

17 https://www.sciencedirect.com/science/article/pii/S0968089609008001 (abgerufen am 06.04.2022).

18 https://www.ncbi.nlm.nih.gov/pubmed/24813244
https://www.ncbi.nlm.nih.gov/pubmed/15247195
https://www.sciencedirect.com/science/article/pii/S0047637499000093
https://www.ncbi.nlm.nih.gov/pmc/articles/PMC1992441/
https://www.ncbi.nlm.nih.gov/pmc/articles/PMC3997989/
https://www.ncbi.nlm.nih.gov/pmc/articles/PMC3636390/
https://www.ncbi.nlm.nih.gov/pmc/articles/PMC3791471/
https://www.ncbi.nlm.nih.gov/pubmed/26063084
(alle abgerufen am 06.04.2022).

19 https://www.ncbi.nlm.nih.22gov/pubmed/1621681023 (abgerufen am 06.04.2022).
https://www.ncbi.nlm.nih.gov/pmc/articles/PMC6345333/ (abgerufen am 06.04.2022).

20 Schulz, H. et al.: »Rotbusch-Tee Inhaltsstoffe«. *DAZ* 33 (2000) 47.

21 Ajuwon, O.R., Ayeleso, A.O., Adefolaju, G.A.: »The Potential of South African Herbal Tisanes, Rooibos and Honeybush in the Management of Type 2 Diabetes Mellitus«. *Molecules* 23(12) (2018) 3207. DOI: 10.3390/molecules23123207

22 Sauter, Wiebke: *Comparison of antioxidative properties of extracts from Camellia sinensis, Rosmarinus officinalis, Cyclopia genistoides, Cyclopia sessiliflora and Aspalathus linearis.* Dissertation. Publikation der Technischen Universität München 2006.

23 Bhatt, A.K., Agrawal, H., Pratap, T.: *Seabuckthorn (Hippophae L.) and Sustainable Mountain Development. Himalayan Biodiversity Conservation Strategies.* Hrsg. von Dhar. U.G.B. Pant. Institute of Himalayan Environment and Development, Kosi, Almora 1993, S. 439–450.

24 Pandalis, G.: »(Ur-)Heimische Kräuter in unserer Ernährung und Medizin«. *Erfahrungsheilkunde* 57(5) (2008) 286–289. DOI: 10.1055/s-2008-1044058

25 Kirtikar, Basu: *Indian medicinal plants*. Dehradun 1985.

Bopana, N., Saxena, S.: »Asparagus racemosus – Ethnopharmacological evaluation and conservation needs«. *Journal of Ethnopharmacology* 110 (2007) 1–15.

Goyal, R., Singh, J.L.H.: »Asparagus racemosus – an update«. *Indian Journal of Medical Science* 57 (2003) 408–414.

26 Hayes, P.Y., Jahidin, A.H., Lehmann, R., Penman, K., Kitching, W., De Voss, J.J.: »Steroidal saponins from the roots of Asparagus racemosus«. *Phytochemistry* 69 (2008) 796–804.

Sharma, P., Chauhan, P.S., Dutt, P., Amina, M., Suri, K.A., Gupta, B.D., Suri, O.P., Dhar, K.L., Sharma, D., Gupta, V.: »A unique immuno-stimulant steroidal sapogenin acid from the roots of Asparagus racemosus«. *Steroids* 76 (2011) 358–64.

27 Kwon, Y.J., Son, D.H., Chung, T.H., Lee, Y.J.: »A Review of the Pharmacological Efficacy and Safety of Licorice Root from Corroborative Clinical Trial Findings«. *Journal of Medicinal Food* 23 (2020) 12–20.

28 Huang, W., Chen, X., Li, Q. et al.: »Inhibition of intercellular adhesion in herpex simplex virus infection by glycyrrhizin«. *Cell biochemistry and biophysics* 62 (2012) 37–140.

29 Schilcher, Heinz: *Phytotherapie in der Kinderheilkunde*. Stuttgart 1999.

30 Shamsa, F. et al.: »The Anti-inflammatory and Anti-viral Effects of an Ethnic Medicine: Glycyrrhizin«. *Journal of Medicinal Plants* 9 (2010) 1–28.

31 Räikkönen, K. et al.: »Maternal Licorice Consumption During Pregnancy and Pubertal, Cognitive, and Psychiatric Outcomes in Children«. *American Journal of Epidemiology* 185 (2017) 317–328. DOI: 10.1093/aje/kww172

32 van de Sand, L., Bormann, M., Alt, M., Schipper, L., Heilingloh, C.S., Todt, D., Dittmer, U., Elsner, C., Witzke, O., Krawczyk, A.: »Glycyrrhizin effectively neutralizes SARS-CoV-2 in vitro by inhibiting the viral main protease.« bioRxiv 2020.12.18.423104. DOI: https://doi.org/10.1101/2020.12.18.423104 DOI: 10.3390/v13040609

Ding, H., Deng, W., Ding, L., Ye, X., Yin, S., Huang, W.: »Glycyrrhetinic acid and its derivatives as potential alternative medicine to relieve symptoms in nonhospitalized COVID-19 patients«. *Journal of Medical Virology 92 (2020) 2200–2204.*

33 Shinde, V. et al.: »Phytochemical and antibacterial studies on Ocimum kilimandscharicum«. *Planta Medica* 76(12) (2010) 76-P412.

Shinde, V. et al.: »Comparative Phytochemical and Pharmacological Evaluations of Two Varieties of Ocimum basilicum for Antiarthritic Activity«. *Journal of Pharmacognosy und Phytochemistry* 2 (2013) 158–167.

34 Kalabharathi, H.L. et al.: »Antiinflammatory Activity of Fresh Tulsi Leaves (Ocimumm Sanctum) in Albino Rats«. *International Journal of Pharma and Bio Sciences* 2(4) (2011) 45–50.

35 Nangia-Makker, P., Tait, L., Hogan, V., Miller, F., Raz, A.: »Inhibition of breast tumor growth and angiogenesis by a medicinal herb: Ocimum sanctum«. *International Journal of Cancer* 121(4) (August 2007) 884–894.

36 Lee, K.H., Morris-Natschke, S.L., Yang, X., Huang, R., Zhou, T., Wu, S.F., Shi, Q., Itokawa, H.: »Recent progress of research on medicinal mushrooms, foods, and other herbal products used in traditional Chinese medicine«. *Journal of Traditional and Complementary Medicine* 2(2) (April 2012) 84–95. PMID: 24716120; PMCID: PMC3942920.

Pavithra, M., Sridhar, K.R., Greeshma, A.A., Tomita-Yokotani, K.: »Bioactive potential of the wild mushroom Astraeus hygrometricus in South-west India«. *Mycology* 7(4) (28.Nov. 2016) 191–202. DOI: 10.1080/21501203.2016.1260663

37 Hobbs, Christopher: *Ganzheitliche Anwendung von Heilpilzen – Vital und gesund mit Pilzen in Hausapotheke und Küche.* Aschaffenburg 2022.

Richter, Cora: *Heilpilze – Heilkraft oder Risiko?,* Sendung beim SWR am 06.10.2016. https://www.swr.de/odysso/heilpilze-heilkraft-oder-risiko/-/id=1046894/did=18025334/nid=1046894/lh7v1o/index.html (abgerufen am 29.01.2021).

38 Wagner, H., Ulrich-Merzenich, G.: »Synergy research: approaching a new generation of phytopharmaceuticals«. *Phytomedicine* 16(2–3) (2009) 97–110. DOI: 10.1016/j.phymed.2008.12.018

39 Nishihira, J., Sato, M., Tanaka, A., Okamatsu, M., Azuma, T., Tsutsumi, N., Yoneyama, S.: »Maitake mushrooms (Grifola frondosa) enhances antibody production in response to influenza vaccination in healthy adult volunteers concurrent with alleviation of common cold symptoms«. *Functional Foods in Health and Disease*. 7 (2017) 462. DOI: 10.31989/ffhd.v7i7.363

He, Y., Li, X., Hao, C., Zeng, P., Zhang, M., Liu, Y., Chang, Y., Zhang, L.: »Grifola frondosa polysaccharide: a review of antitumor and other biological activity studies in China«. *Discovery Medicine* 25(138) (Apr. 2018) 159–176. Review. PubMed PMID: 29723488

40 Rahman, M.A., Abdullah, N., Aminudin, N.: »Lentinula edodes (shiitake mushroom): An assessment of in vitro anti-jatherosclerotic bio-functionality«. *Saudi Journal of Biological Science* 25(8) (Dez. 2018) 1515–1523. DOI: 10.1016/j.sjbs.2016.01.021

41 Tari, K., Satake, I., Nakagomi, K. et al.: (jap. Artikel) [»Effect of Lentinan for Advanced Prostate Carcinoma«]. *Hinyokika Kiyo* 40(2) (1994) 119–123. (https://pubmed.ncbi.nlm.nih.gov/8128920/)

42 Zeng, P., Guo, Z., Zeng, X., Hao, C., Zhang, Y., Zhang, M., Liu, Y., Li, H., Li, J., Zhang, L.: »Chemical, biochemical, preclinical and clinical studies of Ganoderma lucidum polysaccharide as an approved drug for treating myopathy and other diseases in China«. *Journal of Cellular and Molecular Medicine* 22(7) (2018) 3278–3297. DOI: 10.1111/jcmm.13613

43 Loyd, A.L., Richter, B.S., Jusino, M.A. et al.: »Identifying the ›Mushroom of Immortality‹: Assessing the Ganoderma Species Composition in Commercial Reishi Products«. *Frontiers in Microbiology* 9 (16. Juli 2018) 1557. DOI: 10.3389/fmicb.2018.01557

44 Wang, S.Y., Hsu, M.L., Hsu, H.C., Tzeng, C.H., Lee, S.S., Shiao, M.S., Ho, C.K.: »The anti-tumor effect of Ganoderma lucidum is mediated by cytokines released from activated macrophages and T lymphocytes«. *International Journal of Cancer* 70(6) (17. März 1997) 699–705. DOI: 10.1002/(sici)1097-0215(19970317)70:6<699::aid-ijc12>3.0.co;2-5

45 Wachtel-Galor, S., Yuen, J., Buswell, J.A. et al.: »Ganoderma ucidum (Lingzhi or Reishi): A Medicinal Mushroom«. In:

Benzie, I.F.F., Wachtel-Galor, S. (Hrsg.): *Herbal Medicine: Biomolecular and Clinical Aspects*. Boca Raton, Florida 2011, Kap. 9. (https://www.ncbi.nlm.nih.gov/books/NBK92757/).

Meng, Q., Zhong, S., Xu, L., Wang, J., Zhang, Z., Gao, Y., Cui, X.: »Review on design strategies and considerations of polysaccharide-based smart drug delivery systems for cancer therapy«. *Carbohydrate Polymers* 279 (1. März 2022) 119013. DOI: 10.1016/j.carbpol.2021.119013

Rubel, R., Santa, H.S.D., Dos Santos, L.F., Fernandes, L.C., Figueiredo, B.C., Soccol, C.R.: »Immunomodulatory and Antitumoral Properties of Ganoderma lucidum and Agaricus brasiliensis (Agaricomycetes) Medicinal Mushrooms«. *International Journal of Medicinal Mushrooms* 20(4) (2018) 393–403. DOI: 10.1615/IntJMedMushrooms.2018025979

Unlu, A., Nayir, E., Kirca, O., Ozdogan, M.: »Ganoderma Lucidum (Reishi Mushroom) and cancer«. *Journal of BUON* 21(4) (Jul – Aug 2016) 792–798. PMID: 27685898

46 Shahzad, F., Anderson, D., Najafzadeh, M.: »The antiviral, anti-inflammatory effects of natural medicinal herbs and mushrooms and SARS-CoV-2 infection«. *Nutrients* 12(9) (2020) 2573.

47 Pan, H.H., Yu, X.T., Li, T., Wu, H.L., Jiao, C.W., Cai, M.-H., Li, X.-M., Xie, Y.-Z., Wang, Y., Peng, T.: »Aqueous extract from a Chaga medicinal mushroom, Inonotus obliquus (higher basidiomyetes), prevents herpes simplex virus entry through inhibition of viral-induced membrane fusion.« *International journal of medicinal mushrooms* 15(1) (2013) 29–38. DOI: 10.1615/intjmedmushr.v15.i1.40

48 Filippova, E.I., Mazurkova, N.A., Kabanov, A.S., Teplyakova, T.V., Ibragimova, Z.B., Makarevich, E.V., Mazurkov, O.Y., Shishkina, L.N.: »Antiviral Properties of Aqueous Extracts Isolated from Higher Basidiomycetes as Respect to Pandemic Influenza Virus A (ШШ) 2009«. *Scientic Review. Biological Science*. 1 (2014) 129–130.

49 Shahzad, F., Anderson, D., Najafzadeh, M.: »The antiviral, anti-inflammatory effects of natural medicinal herbs and mushrooms and SARS-CoV-2 infection«. *Nutrients*, 12(9) (2020) 2573.

Lebensfreude und Dankbarkeit

1 Ben-Shaanan, T., Azulay-Debby, H., Dubovik, T. et al.: »Activation of the reward system boosts innate and adaptive immunity«. *Nature Medicine* 22 (2026) 940–944. https://doi.org/10.1038/nm.4133 https://www.nature.com/articles/nm.4133

2 Tilburt, J.C., Emanuel, E.J., Kaptchuk, T.J., Curlin, F.A., Miller, F.G.: »Prescribing ›placebo treatments‹: results of national survey of US internists and rheumatologists«. *BMJ* 337 (2008) a1938.

Howick, J. et al.: »Placebo use in the United Kingdom: results from a national survey of primary care practitioners«. *PLoS One* 8 (2013) e58247.

3 Papa, I. et al.: »TFH-derived dopamine accelerates productive T: B synapses in human germinal centers«. *Nature* 547 (2017) 318–323.

4 Creswell, J.D.: »Mindfulness Interventions«. *Annual Review of Psychology* 68 (2017) 491–516.

5 Emmons, R.A., McCullough, M.E.: »Counting blessings versus burdens: an experimental investigation of gratitude and subjective well-being in daily life«. *Journal of Personality and Social Psychology* 84(2) (Febr. 2003) 377–89. DOI: 10.1037//0022-3514.84.2.377

6 Cheng, S.-T., Tsui, P.K., Lam, J.H.M.: »Improving mental health in health care practitioners: Randomized controlled trial of a gratitude intervention«. *Journal of Consulting and Clinical Psychology* 83(1) (2015) 177–186. https://doi.org/10.1037/a0037895

7 Wild, Barbara (Hrsg.): *Humor in Psychiatrie und Psychotherapie: Neurobiologie – Methoden – Praxis*. Stuttgart 2016.

8 https://www.lachverband.org/assets/pdf/Lachyoga/all_research_studies_kataria.pdf (abgerufen am 25.05.2022).

9 Toda, M., Kusakabe, S., Nagasawa, S., Kitamura, K., Morimoto, K.: »Effect of laughter on salivary endocrinological stress marker chromogranin A«. *Biomededical Research* 28(2) (Apr. 2007) 115–8.

10 Bennett, M.P., Lengacher, C.: »Humor and Laughter May Influence Health IV. Humor and Immune Function«. *Evidence-based Complementary and Alternative Medicine* 6(2) (2009) 159–64.

11 https://www.lachverband.org/assets/pdf/Lach-Yoga/all_research_studies_kataria.pdf (abgerufen am 17.04.2022).

Spiritualität, Beten und Achtsamkeit

1 Singer, M., Schubert, C.: »Kein Körper ohne Seele«. *UGBforum* 6 (2014) 270–273.
2 Fassbinder, K.: »Spiritualität und Gesundheit«. *Apothekenumschau*, 18.03.2020. https://www.apotheken-umschau.de/weitere-themen/spiritualitaet-und-gesundheit-722901.html (abgerufen am 21.05.2022).
3 Bruce, M.A., Martins, D., Duru, K., Beech, B.M., Sims, M., Harawa, N., Vargas, R., Kermah, D., Nicholas, S., Brown, A., Norris, K.C.: »Church Attendance, Allostatic Load, and Mortality«. *PLOS One* 12(5) (2017) e0177618. https://www.youtube.com/watch?v=IootorUR0gQ (abgerufen am 30.05.2022).
4 https://www.islamiq.de/2017/08/01/studie-beten-beruhigt-das-immunsystem/ (abgerufen am 21.05.2022).
5 Luhrmann, T.M.: »A hyper-real God and modern belief: towards an anthropological theory of mind«. *Current Anthropology* 2012 53(4) 371–395.
6 Bingel, Ulrike, Schedlowski, Manfred, Kessler, Helga: *Placebo 2.0 – Die Macht positiver Erwartung.* Zürich 2019.
7 Bingel, U.: »Placeboeffekte und ihre Implikationen in der Medizin«. *Schmerzmedizin* 36 (2020) 48–56. https://doi.org/10.1007/s00940-020-0593-8
8 https://www.islamiq.de/2017/03/08/beten-hilft-gegen-rueckenschmerzen/ (abgerufen am 21.05.2022).
9 Büssing, A: »Krankheitsbewertungen von Personen mit chronischen Schmerzerkrankungen und ihr Zusammenhang mit Indikatoren der Spiritualität«. *Spiritual Care* 6(3) (2017) 303–313. DOI: https://doi.org/10.1515/spircare-2016–0239
10 Appel, C., Müller, C., Murken, S.: »Subjektive Belastung und Religiosität bei chronischen Schmerzen und Brustkrebs«. *Der Schmerz* 24 (2010) 449–458. DOI: 10.1007/s00482-010-0942-y
11 Mehl, A., Reif, M., Zerm, R., Pranga, D., Friemel, D., Berger, B., Brinkhaus, B., Gutenbrunner, C., Büssing, A., Kröz, M.: »Impact of a Multimodal and Combination Therapy on Self-Regulation and Internal Coherence in German Breast Cancer Survivors With Chronic Cancer-Related Fatigue: A Mixed-Method Comprehensive Cohort Design Study«. *Integrative Cancer Therapies* 19 (2020) 1534735420935618. DOI: 10.1177/1534735420935618

12 Schlegel, Helmut: *Heute, nur heute: Zehn Gebote der Gelassenheit von Johannes XXIII.* Würzburg 2012.
13 Kabat-Zinn, Jon: *Im Alltag Ruhe finden.* München 2010.; Ders.: *Gesund durch Meditation.* München 2011.
14 Odgers, K., Dargue, N., Creswell, C., Jones, M.P., Hudson, J.L.: »The Limited Effect of Mindfulness-Based Interventions on Anxiety in Children and Adolescents: A Meta-Analysis«. *Clinical Child and Family Psychology Review* 23(3) (Sept. 2020) 407–426. DOI: 10.1007/s10567-020-00319-z
15 Black, D.S., Slavich, G.M.: »Mindfulness meditation and the immune system: a systematic review of randomized controlled trials«. *Annals of the New York Academy of Science* 2016. DOI: 10.1111/hyas.12998

Entspannung und Schlaf

1 Antonovsky, Aaron: *Salutogenese. Zur Entmystifizierung der Gesundheit.* Tübingen 1997. (erweiterte Ausgabe von Alexa Franke).
2 Allmer, Henning: *Erholung und Gesundheit: Grundlagen, Ergebnisse und Maßnahmen.* Göttingen 1996.
3 http://sites.utoronto.ca/qol/projects/adults.htm (abgerufen am 21.05.2022).
4 Maerker, Andreas: »Entspannungsverfahren«. In: Margraf, Jürgen (Hrsg.): *Lehrbuch der Verhaltenstherapie*, Band 1. Heidelberg 1996, S. 285–292.
5 https://www.aok.de/pk/magazin/wohlbefinden/entspannung/progressive-muskelentspannung/ (abgerufen am 21.05.2022).
6 http://www.relaxationresponse.org/steps/ (abgerufen am 17.03.2022).
Brown, R.P., Gerbarg, P.L., Muench, F.: »Breathing Practices for Treatment of Psychiatric and Stress-Related Medical Conditions«. *Psychiatric Clinics of North America* 36 (2013) 121–140.
7 Dimitrov, S., Lange, T., Gouttefangeas, C., Jensen, A.T.R., Szczepanski, M., Lehnnolz, J., Soekadar, S., Rammensee, H.-G., Born, J., Besedovsky, L: »Gαs-coupled receptor signaling and sleep regulate integrin activation of human antigen-specific T cells«. *Journal of Experimental Medicine* 216(3) (2019) 517–526. http://jem.rupress.org/cgi/doi/10.1084/jem.20181169

Zum Autor

Dr. med. Thomas Rampp ist Oberarzt an der Klinik für Naturheilkunde und Integrative Medizin und seit 2002 Leiter des Instituts für Naturheilkunde, Traditionelle Chinesische und Indische Medizin an den Evang. Kliniken Essen-Mitte, Akademisches Lehrkrankenhaus der Universität Duisburg-Essen. Seine Forschungs- und Arbeitsschwerpunkte sind traditionelle Heilverfahren, naturheilkundliche Schmerztherapie, medizinisches Heilfasten und aktuell postvirale Erschöpfungssyndrome. Dr. Rampp ist Facharzt für Allgemeinmedizin mit zahlreichen Zusatzqualifikationen sowie Dozent für diverse Ärztegesellschaften und Verfasser zahlreicher Veröffentlichungen.
www.kem-med.com

Von Dr. med. Thomas Rampp sind bei Knaur MensSana folgende Titel erschienen.
Immunbooster Atmen. Mit praktischen Übungen
  die Heilkraft des Atems entdecken (2021)
Wie Wasser heilt. Meine besten Tipps aus Forschung
  und ärztlicher Praxis (2019)
Hilfe bei Rückenschmerzen: selbst aktiv werden –
  Beschwerden lindern und heilen –
  Lebensqualität steigern (2018)
Frei von Kopfschmerzen: selbst aktiv werden –
  Beschwerden lindern und heilen –
  Lebensqualität steigern (2018)
Gesund durch Fasten. Heilfasten – Intervallfasten –
  Kurzzeitfasten (2017)

DR. MED. THOMAS RAMPP

IMMUNBOOSTER ATMEN

*Mit praktischen Übungen
die Heilkraft des Atems entdecken*

Durch Hektik und Stress im Alltag und im Job atmen die meisten Menschen zu hastig und zu flach. Dr. med. Thomas Rampp erklärt in diesem Immunbooster, warum eine bewusste Atmung das Entspannungsmittel schlechthin ist. Denn eine tiefe, entspannte und kontrollierte Atmung macht fokussierter, fitter und letztendlich gesünder und zufriedener.

Der Oberarzt der »Klinik für Naturheilkunde und Integrative Medizin« zeigt, wie man mit einem regelmäßigen Atem-Training nicht nur die inneren Organe stimuliert, sondern auch die Durchblutung verbessert und das Immunsystem nachhaltig kräftigt.

Im ersten Teil dieses Buchs beschreibt der Autor, wie die Atmung funktioniert und was die Wissenschaft zur Bedeutung der Atmung für das Immunsystem sagt. Im zweiten Teil gibt er verschiedene Atem-Techniken und Atem-Übungen an die Hand, die unter anderem aus den Bereichen Yoga, Qigong, MBSR und Mind-Body-Medizin stammen. Dazu kommen effektive »Mini«-Übungen, die jederzeit im Alltag angewandt werden können und für die ideale Immunstärkung sorgen.

KNAUR.LEBEN

DR. MED. THOMAS RAMPP

WIE WASSER HEILT

*Meine besten Tipps
aus Forschung und ärztlicher Praxis*

Dr. med. Thomas Rampp ist Oberarzt der »Klinik für Naturheilkunde und Integrative Medizin« und beschreibt in diesem erzählenden Sachbuch die umfassenden Heilkräfte des Wassers und wie diese jeder für sich selbst anwenden kann.

Neben traditionellen Anwendungen der Naturheilkunde geht es um die Fragen, weshalb Wasser so wichtig ist für Körper und Seele, wie sehr es zur Gesunderhaltung gebraucht wird, wie Wasser-Spülungen den Körper reinigen, bei welchen Beschwerden Kneipp-Anwendungen sinnvoll sind und wie Wasser unser Immunsystem und unsere Gesundheit stärkt.

Der erfahrene Arzt beschreibt die ganze Bandbreite naturheilkundlicher Wasser-Anwendungen: Was wirklich hilft und wie es gewinnbringend durchgeführt werden kann. Dabei verbindet er neueste Forschungsergebnisse zur Heilkraft des Wassers mit den reichhaltigen Erfahrungen aus seiner ärztlichen Praxis.

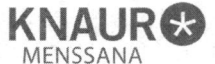